Un si beau métier

Claudine Schalck

Un si beau métier

Les professionnels de la naissance au risque de la mort périnatale

Préface de Dominique Lhuilier

L'Harmattan

5-7, rue de l'Ecole-Polytechnique, 75005 Paris

http://www.editions-harmattan.fr

ISBN : 978-2-343-18109-7
EAN : 9782343181097

À celles et ceux qui ont perdu leur tout-petit
À celles et ceux qui prennent soin

« Croyant percevoir le léger bouillonnement produit par le vivre et le mourir entortillés ensemble, elle eut les larmes aux yeux devant tant de bienfaits. Etait-ce le mourir qui succédait au vivre, ou le vivre qui succédait au mourir ? »

La mère Oryû, sage-femme - Nakagami Kenji, *Mille ans de plaisir*

Préface

Claudine Schalck, sage-femme et psychologue, nous présente ici une recherche de grande qualité, étayée sur une investigation d'ampleur, tant au plan des investigations de « terrain », ces nombreux entretiens réalisés auprès des professionnel-les en charge d'accompagner la naissance, qu'au plan bibliographique.

Le travail réalisé pour élaborer cet ouvrage doit être salué aussi pour la difficile mutation de posture exigée quand l'objet du travail devient l'objet de la recherche. Car l'expérience du métier n'est évidemment pas un sésame au travail scientifique. Ce peut être une ressource essentielle, mais à la condition exigeante et difficile d'un déplacement indispensable, difficile, coûteux, et jamais définitivement acquis. Quitter le registre du témoignage, se décentrer, se dégager de sa propre expérience de sage-femme pour entendre des pairs, des professionnels de la naissance, sans s'exposer au risque des confusions nées des processus d'identification, des projections, s'impose. L'objet de cet ouvrage, qui est aussi initialement une thèse, est ici extrêmement complexe et difficile, il faut le souligner.

Comment soutenir la confrontation à la mort au moment de cet acte si intensément chargé affectivement, souvent attendu et anticipé avec bonheur, celui de la mise au monde ? Comment reconnaître cette inversion du projet parental et professionnel (pour ces métiers en charge de l'accompagnement de la naissance) ? L'irruption de la mort est, sans doute, d'autant plus effractante que toutes les constructions sociales attachées à la naissance sont épurées du négatif pour ne retenir que la part souvent idéalisée de cet événement.

Affronter l'idée même de la mort, potentiellement au rendez-vous lors de la gestation, de l'accouchement, des heures et jours qui suivent, n'est pas sans susciter d'intenses émotions, et réactions (angoisses, malaise, terreur et fuite, évitement, occultation, dénégation). Ces mouvements contribuent à la fabrique d'un impensé, d'un relégué au service de l'épuration de la naissance et du travail des professionnels qui l'accompagnent de sa part maudite, du négatif toujours potentiellement présent. Comment rompre avec cette figure enchantée de la maternité et de la mise au monde ? Comment aborder un tel sujet, solliciter une parole, une réflexivité, une élaboration sur des sujets aussi sensibles que la confrontation à la mort, et ici à la mort impensable de celui qui meurt en naissant ?

Cet objet de recherche impose une investigation fine, respectueuse de la singularité des épreuves de la mort. Il exige aussi des contextualisations aux nombreuses déclinaisons, comme en témoigne ce livre.

Les contextes socio-historiques et juridiques sont précisément présentés, ceux dans lesquels se fabriquent des représentations et « dispositifs » (au sens ici de Foucault) pour neutraliser, effacer ou apprivoiser, humaniser la mort périnatale. Le contexte institutionnel hospitalier dans lequel s'est inscrit progressivement la naissance contribue à l'orientation des places et pratiques de ces professionnels en charge non pas ici de la lutte contre la maladie, mais du « donner la vie ». Le contexte organisationnel contemporain définit aujourd'hui trois types de maternités en fonction, *in fine*, de leur rapport aux risques de complications, voire de mort. Enfin, sont bien sûr au centre de l'analyse les contextes des métiers à partir et à travers desquels se réalisent les formes de confrontations à la mort, ses anticipations, ses prises en charge. Ils témoignent de la division du travail entre le normal et le pathologique, division qui masque sans doute d'autres délégations du « sale boulot ».

Le travail, sur ce que nous avons appelé le « négatif psychosocial » (Lhuilier, 2005 ; 2009), recouvre les activités déployées sur l'envers du décor, sur la face d'ombre du social, et dont il est attendu qu'elles contribuent à la préservation des pactes dénégatifs (Kaës, 1989). Alors, la mise en avant de la positivité des fonctions assurées, de la maîtrise des procès, de l'efficacité productive, de la qualité du service… s'accompagne de la remise dans les coulisses des « résidus » de cette figure enchantée du monde, des organisations et des métiers. Autrement dit, le réel, constitué par le négatif ainsi relégué.

La sécurité trouvée dans une représentation du monde, ordonné et prévisible, épuré des contradictions et conflits, est un puissant mobile à l'entretien de cette quête infinie d'ordonnancement et de maîtrise du réel. Est alors laissée dans l'ombre la part du travail qui ne coïncide pas avec la version policée, voire enchantée, de la fonction assurée.

Dans nos sociétés arc-boutées autour de cet immense effort pour dissocier la vie de la mort, voire pour abolir la mort au profit de la vie comme positivité, la mort doit être ôtée à la vie. C'est à la fois ce qui est, sans doute, attendu des professionnels de la naissance et ce qui les porte à choisir ces métiers. Mais l'épreuve du réel est toujours au rendez-vous, y compris dans ces espaces supposés être dédiés aux premiers souffles de vie.

Alors, et tout le travail de Claudine Schalck le montre avec une grande finesse, la vie rendue à la mort est l'opération même du symbolique. Et c'est bien ce mouvement qui permet de passer du « sale boulot », et ses épreuves, au « bel ouvrage » et sa possible reconnaissance.

Cet ouvrage analyse le travail des sages-femmes et des obstétricien(ne)s dans ces épreuves et montre que fondamentalement il s'agit bien d'un travail du symbolique, adressé à la fois aux parents et aux soignants. Il s'inscrit dans la lignée de ce que Freud conceptualise comme travail de culture, ou de civilisation, celui qui nous éloigne de nos ancêtres animaux. Humaniser la mort et la perte, par la parole échangée, la construction de rituels, une alliance intersubjective contractée entre parents et soignants, ce sont là les principales ressources et vecteurs de cette élaboration.

Et le cœur de ce livre porte sur les conditions de ce travail symbolique. On y rencontre centralement la question de la reconnaissance.

Pour l'ensemble de ces professionnel-les, la question du sens du travail et de la reconnaissance sociale des tâches assumées lors de ces épreuves se pose de façon singulière. En charge du traitement de ce qui est rejeté dans les coulisses, ils sont condamnés à une impossible occultation du réel que tente de masquer cette vision de la grossesse et de la naissance, à l'abri du risque de la mort. Et la signification, comme la valorisation sociale de leurs activités, telles qu'offertes à travers les représentations sociales de ces métiers dédiés à vie, buttent sur l'épreuve de la réalité : elles sont donc à réélaborer, à reconstruire au sein même des collectifs de travail et des communautés professionnelles. C'est dans ces espaces que peuvent se reconstruire le sens du travail et la validation-légitimation des pratiques de chacun. S'y « tricotent » les trames symboliques qui permettent de domestiquer les résonances fantasmatiques de la confrontation avec « l'objet » de travail, qui fait effraction, de la naissance à la mort. Le sens est toujours à réélaborer dans l'intersubjectivité née de la coactivité pour tenir une position professionnelle assurant délimitation et contenance. Cette construction intersubjective suppose l'existence d'une « aire de jeu », d'un « espace transitionnel » (Winnicott, 1971) où est mise au travail la question des limites : celles qui tracent les frontières mouvantes du possible et de l'impossible, celles qui différencient l'acceptable de l'inacceptable sur le plan des valeurs morales. Encore faut-il pouvoir construire et préserver ces espaces transitionnels, non seulement pour s'assurer d'une reconnaissance sociale, au moins entre pairs, mais aussi, et peut-être surtout, pour pouvoir se reconnaître dans le travail réalisé.

La portée de cet ouvrage, on l'aura compris, est puissante : il nous conduit à explorer les conditions, exigeantes et essentielles, d'une humanisation des épreuves de la vie, indissociablement liée à la mort, à la finitude, à la vulnérabilité du vivant.

La résistance à la reconnaissance de la vulnérabilité humaine et sa neutralisation passe par des opérations de projection et de clivage. Ces mécanismes de défense permettent de se défendre du négatif, la vulnérabilité étant une condition négative de la vie. Rompre avec ce modèle contemporain de l'Homme, ces images valorisées de la santé parfaite, de l'excellence, de la maîtrise de soi comme des procès, de l'autonomie… nous conduit à penser la portée politique de la question de la vulnérabilité et des obligations sociales qu'elle implique nécessairement.

La norme sociale, dans nos sociétés occidentales, tend à nier la fragilité et la mortalité. La reconnaissance de la vulnérabilité *a contrario*, permet d'éprouver le poids du réel, la fragilité des choses, celle des autres comme la sienne propre.

Et cette reconnaissance du réel nourrit la créativité et l'inventivité. Elle est aussi garante d'une certaine humanité. Car l'humanité de l'homme se loge dans le déficit même qui appartient essentiellement à sa condition. Chacun peut alors renouer avec ses propres zones de fragilité et l'échange s'inscrit dans cette vulnérabilité partagée, ontologique, susceptible de mieux nous confronter au monde réel, positivement.

Dominique Lhuilier

professeure émérite en psychologie du travail au CNAM

Acronymes

CCNE : Comité consultatif national d'éthique

CPDPN : Centre pluridisciplinaire de diagnostic prénatal

DAN : Diagnostic anténatal

DREES : Direction de la recherche, des études, de l'évaluation et des statistiques

DSM : Manuel diagnostique et statistique des troubles mentaux, en psychiatrie

EBM : Evidence based medicine

ECN : Examen classant national ou épreuves classantes nationales

EPTS : État de stress post-traumatique

OB : Obstétricien-ne (pour les entretiens)

IMG : Interruption médicale de grossesse

INED : Institut national des études démographiques

ITG : Interruption thérapeutique de grossesse

IVG : Interruption volontaire de grossesse

MFIU : Mort fœtale *in utero*

OMS : Organisation mondiale de la santé

PACES : Première année commune aux études de santé

PCEM1 : Première année du premier cycle des études de médecine

PIC : Ponction intra-cardiaque

PMA : Procréation médicalement assistée

PH : Praticien hospitalier

RMM : Revue de morbi-mortalité

SA : Semaines d'aménorrhées

SF : Sage-femme (pour les entretiens)

TSPT : Trouble de stress post-traumatique

Introduction

L'imaginaire social associe, généralement, la mise au monde d'un tout petit avec l'un des plus beaux jours de la vie. De tout temps, et dans toutes les civilisations, la naissance est avant tout une fête parce qu'elle célèbre la vie. Cette fête est d'autant plus belle, dans nos pays dits développés, qu'elle est soigneusement protégée par les progrès extraordinaires des connaissances et des techniques médicales. Le vieil adage *« qui va à la vie, va à la mort »,* semble résonner d'autres temps, définitivement révolus. En très peu d'années, la dialectique ancestrale entre la vie et la mort dans la naissance a changé, depuis que les femmes ne meurent quasiment plus en couches, et que le taux des morts périnatales les plus dramatiques s'est effondré avec celui de la mortalité infantile. L'enfant rêvé s'inscrit sous le signe du désir contrôlable, et sa vie, comme celle de sa mère, bénéficie de toutes les garanties offertes par la médicalisation de la naissance. En France, l'hôpital en est devenu la scène quasi exclusive. Tout est remis entre les mains de professionnels dédiés, avec les sages-femmes et les obstétricien(ne)s. Sans ombre jetée au tableau, pour eux aussi, la splendeur des naissances rejaillit avec d'autant plus d'éclat sur l'exercice de si beaux métiers, leur si beau métier.

Cette scène est inédite, alors que depuis des millénaires, l'ombre de la mort s'est toujours invitée à la fête pour la tourmenter. Si bien que l'activité des professionnels conviés a pu être connotée de connivence avec un « sale boulot »[1], relégué aux sages-femmes ou apparentées. Les victoires remportées contre la mort dans la naissance sont récentes, portées par l'œuvre d'une médecine genrée, qui a longtemps réservé aux hommes le savoir et les techniques médicales. Néanmoins, cette médecine aura reconfiguré le champ de la naissance et redistribué peu à peu le travail et les tâches de l'activité sage-femme en deux secteurs, relatifs au normal, pour celle-ci, et au pathologique pour l'obstétricien(ne), historiquement précédé du chirurgien et de l'accoucheur.

Pourtant, malgré toutes les protections établies, pour faire face au « risque » lié à chaque naissance, grâce à des maternités dotées d'un équipement et d'une organisation de travail *ad hoc*, la mort est toujours là. Des coulisses, elle peut ressurgir sur scène, heurtant parents et soignants, d'autant plus brutalement qu'elle en est constamment refoulée dans les pensées, par les attentes des uns ou les idéologies professionnelles des autres. Le changement est alors radical sur scène et s'ouvre sur un versant souvent occulté, qui fluctue entre

[1] Hughes, 1950 ; Lhuilier, 2005

l'indésirable et la tragédie. Au-delà de la naissance partagée avec la mise au monde d'un enfant, son non-avènement, avec la mort périnatale, expose les parents « désenfantés »[2] aux douloureuses répercussions du deuil périnatal sur leur santé mentale.

Mais les soignants ne sont pas épargnés. Une fois la vie éclipsée, ils s'occupent dès lors de la mort et doivent faire face à tout ce qu'elle peut charrier comme questionnements. Ils touchent à leur travail ou à leur métier et relèvent de questionnements plus intimes, lorsqu'ils sont existentiels. Le face à face avec la douleur des parents n'en fait que majorer l'impact. Ce renversement figure le comble du paradoxe avec l'interruption médicale de grossesse (IMG), pour une mort périnatale anticipée et programmée, où le devoir est de faire mourir dans un métier qui a pour cœur de faire vivre. Sous ses aspects les plus dramatiques, pour la mort *in utero*, *per partum* ou néonatale d'un enfant viable, les soignants n'ont de cesse de rechercher sa cause. Leur activité est mise sur la sellette, avec la question de l'erreur, de la faute ou d'un dysfonctionnement. La médicalisation forcée de la naissance, à son tour, rencontre ses limites alors qu'elle est, par ailleurs, de plus en plus critiquée par les usagers.

Pour les soignants la rencontre avec la mort occasionne des épreuves au travail variables, où leur subjectivité peut être profondément mise à mal. En particulier avec l'effritement de la reconnaissance, qu'elle soit sociale, professionnelle ou plus personnelle dans la relation de soin. Comment font-ils face, concrètement, aux épreuves de la mort ?

Comment font-ils pour rester capables d'accompagner les parents dans cette adversité ?

À quelles ressources, mobilisées ou construites, font-ils appel pour se maintenir au travail et affronter l'effraction de la mort dans l'exercice de la mise au monde ?

Dans l'exploration de tels questionnements, cet ouvrage s'appuie sur une enquête réalisée auprès des professionnels de la naissance[3], sages-femmes et obstétricien(ne)s, et sur l'expérience professionnelle de l'auteure, elle-même sage-femme et psychologue clinicienne. Il donne la parole à tous ceux qui œuvrent, dans le quotidien de leur exercice professionnel, à la mise au monde, mais aussi à l'humanisation de la mort quand elle survient. Là où, dans leur travail, la naissance comme la mort, se tissent dans la trame symbolique d'un événement profondément humanisé.

---

[2] Morel, 2001, p.17

[3] Voir note méthodologique page 130

Chapitre I : La scène de la naissance

« Un émerveillement à chaque fois. Vraiment, vraiment, et que je pouvais agir et cette espèce d'émerveillement que quelque part, grâce à moi, j'allais aider à ce que ça arrive, voilà, à ce moment merveilleux ; en fait y participer et dix fois par garde, neuf fois, deux fois par garde et ça c'était quelque chose de très merveilleux » - Sage-femme Pia -

1. La naissance et la révolution obstétricale

Le statut de l'enfant à naître

Actuellement, en France, le nombre des naissances avoisine les 800 000 par an. La contraception, les avancées dans le domaine de la fertilité humaine, avec la procréation médicalement assistée, permettent de réguler, de planifier, ou de provoquer une grossesse. L'INED[4] estime à deux tiers le nombre des grossesses « bien planifiées », par rapport aux grossesses « non prévues »[5], c'est-à-dire suivies d'un avortement, d'une naissance non désirée ou mal planifiée. La contraception est autorisée et légalisée depuis la loi Neuwirth en 1967[6], il y a à peine cinquante ans, et l'interruption volontaire de grossesse (IVG) est légale depuis 1975 avec la loi Veil[7], lorsqu'elle est pratiquée avant la fin de la dixième semaine de grossesse (12 SA). Revue en 2001, elle a été étendue jusqu'à la fin de la douzième semaine de grossesse (14 SA)[8] et rendue accessible aux mineures, pour un nombre d'IVG qui reste stable malgré le contrôle des naissances offert par la contraception. Toutefois, l'accès à la contraception ou à l'IVG retentit sur le projet d'enfant, fortement investi extrêmement tôt, avant même le début de la grossesse, tout en laissant entendre que son avènement peut être contrôlé.

Avant 1975, seule une grossesse qui mettait la vie de la mère en danger pouvait être avortée, d'où la dénomination « interruption thérapeutique de grossesse » (ITG). En même temps que la loi Veil légalisant l'IVG, l'ITG elle-même s'est transformée en IMG, interruption médicale de grossesse, autorisée

---

[4] Institut National des Etudes Démographiques

[5] Regnier-Loilier, Leridon, 2007

[6] Loi n°67-1176 du 28 décembre 1967 relative à la régulation des naissances

[7] Loi n°75-17 du 17 janvier 1975 relative à l'interruption volontaire de grossesse.

[8] Loi n°156 du 7 juillet 2001 relative à l'interruption volontaire de grossesse et à la contraception.

sur une indication médicale relative à la mère ou l'enfant à naître : *« L'interruption volontaire d'une grossesse peut, à toute époque, être pratiquée si deux médecins membres d'une équipe pluridisciplinaire attestent, après que cette équipe a rendu son avis consultatif, soit que la poursuite de la grossesse met en péril grave la santé de la femme, soit qu'il existe une forte probabilité que l'enfant à naître soit atteint d'une affection d'une particulière gravité reconnue comme incurable au moment du diagnostic ».* (Art. L.2213-1 du Code de la santé publique, modifiée par ordonnance n°2003-850 du 4 septembre 2003).

L'avortement est une pratique sociale ancienne et universelle[9]. L'IMG, cependant, est récente et son contexte se rapporte plus largement au pouvoir des progrès techniques et scientifiques de la médecine. Car le rapport à la technique s'est inversé pour l'homme, lui permettant d'intervenir toujours plus sur sa propre nature, avec l'essor de la technologie, jusqu'à créer chez lui, par là, une sorte de « seconde nature »[10]. Les possibilités d'expertise, apportées par l'imagerie médicale et les explorations biologiques et fonctionnelles, permettent de déceler extrêmement tôt, et durant toute la grossesse, les pathologies ou les handicaps fœtaux sévères. Elles établissent les répercussions possibles sur la vie fœtale, ou sur celle de l'enfant après sa naissance, dans leur confrontation aux moyens médicaux disponibles. Devant le constat de leur « particulière gravité », et de leur « incurabilité », signifiés par les experts médicaux, les parents peuvent solliciter le recours à l'interruption de la grossesse. En même temps, l'interruption provoquée de la grossesse, quel que soit son âge, peut se faire sans mettre la santé physique de la femme en danger.

Depuis 1994, et la loi dite de bioéthique[11], les spécialistes en médecine fœtale sont regroupés dans des centres pluridisciplinaires de diagnostic prénatal (CPDPN)[12]. Ces centres, à but non lucratif, rassemblent l'ensemble des compétences cliniques, biologiques et médicales, notamment en termes d'imagerie, nécessaires au diagnostic et au pronostic prénatal. L'activité principale des CPDPN consiste à diagnostiquer et prendre en charge les pathologies fœtales, dans le but de les traiter. Toutefois le recours au CPDPN devient obligatoire pour pratiquer une IMG. L'ensemble de la procédure médico-judiciaire ainsi que l'accomplissement de l'IMG y sont pris en charge. Les CPDPN font obligatoirement partie d'une unité d'obstétrique spécialisée pour les grossesses à hauts risques, soit des maternités de type 2 ou 3. Depuis 2004, l'Agence de la biomédecine, organisme public d'État, contrôle et centralise

---

[9] Boltanski L.2004. La condition fœtale. Une sociologie de l'engendrement et de l'avortement, Paris, Gallimard, NRF Essais.

[10] Jonas, 1979

[11] Loi n° 94-653 du 29 juillet 1994 relative au respect du corps humain, dite loi de bioéthique, modifiée en 2011 et 2013.

[12] La loi 97-578 du 28 mai 1997 en définit la composition, le fonctionnement, le rôle et l'agrément.

l'activité de la cinquantaine de centres existants en France. Dans son rapport d'activité 2015[13], ce sont environ 7500 attestations de gravité en vue d'une IMG qui ont été délivrées, dont 98 % pour motif fœtal. Avant les années 1980, le développement du diagnostic prénatal et l'essor de l'échographie fœtale, environ 80% des IMG étaient réalisées pour motif maternel. Elles ne représentent actuellement plus que 2 à 5%. L'IMG est un tournant dans l'intervention médicale dont le but n'est plus seulement de faire advenir et surveiller la grossesse. Elle soulève des questions d'ordre éthique considérables, ainsi que des retentissements psycho-affectifs, importants et reconnus, chez les parents. Cette mort périnatale singulière est celle d'un projet d'enfant fortement investi, auquel les parents doivent renoncer par une décision personnelle. La plupart d'entre elles sont consécutives à des pathologies ou des handicaps fœtaux identifiés et la majorité d'entre elles est réalisée à des termes inférieurs au seuil de viabilité fœtale. Au-delà de 22-24 SA, leur accomplissement nécessite un geste « d'arrêt de vie », dans la mesure où le fœtus est susceptible d'être en vie à la naissance, alors que la mort ne peut survenir qu'*in utero* puisque, d'après la loi, toute intervention létale ultérieure est qualifiée d'infanticide. Les soignants, quant à eux, gardent la possibilité de refuser de participer à sa mise en œuvre, au moyen du droit à la clause de conscience relative à l'IVG et à l'IMG. Inscrite dans la loi[14], elle est reconnue par une décision du Conseil constitutionnel de 2001 comme un principe fondamental de la liberté de conscience. Cette mesure témoigne d'une reconnaissance des retentissements, non moins importants, que ces pratiques peuvent avoir sur les soignants.

Le diagnostic prénatal et l'IMG ont néanmoins, eux aussi, participé à modifier la scène de la naissance, puisqu'elle s'en trouve généralement embellie. Car les grandes malformations ont disparu des naissances ordinaires pour des grossesses interrompues bien plus tôt, tandis que les progrès de la médecine fœtale et de la réanimation néonatale augmentent les chances de survie. Lorsque l'enfant attendu gardait une part d'imprévisibilité et de secret, quant à ses caractéristiques vitales, la naissance l'était tout autant, avec parfois de bien pénibles découvertes.

La grossesse, cependant, est détectée très tôt, dès le retard de règles. Son suivi prévoit sept consultations médicales et trois échographies systématiques, échelonnées. L'embryon puis le fœtus, sont dévoilés et visibles, le battement cardiaque est audible. Leur développement et leur santé sont surveillés. À partir de 14 SA l'image échographique renvoie une image de bébé en miniature. Un

---

[13] URL : https://www.agence-biomedecine.fr/annexes/bilan2015/accueil.htm, consulté le 30 septembre 2016.

[14] Article L.2212-8 du Code de la Santé Publique.

obstétricien évoque d'ailleurs[15] « *l'émerveillement face à l'échographie [...] quelque chose qu'aujourd'hui on a oublié* »[OBJules], où les bruits du cœur de l'embryon ou du fœtus sont ainsi devenus « *un peu le cœur du métier* ». Entendre, mais surtout voir, donne une réalité extérieure supplémentaire au projet d'enfant et participe à son investissement précoce par les parents, comme à la création du lien d'attachement. Dans une société de l'image et des nouvelles technologies, le rôle de l'échographie est devenu de plus en plus important. Elle propose aux parents une naissance « anticipée », avec une mise en relief des compétences précoces de l'enfant à naître, qui nourrissent activement les processus de parentalisation[16]. Cette vie, autrefois cachée, au développement invisible, de l'autre côté du ventre des femmes est aujourd'hui démystifiée, sondée, inspectée et d'une certaine manière contrôlée par les professionnels[17]. Avec la femme enceinte, le fœtus est, pour les soignants, le deuxième patient. Des contributions majeures ont modifié le statut du tout-petit pour le faire apparaître aux yeux de tous, avec des capacités relationnelles inédites jusqu'alors. En 1973 le pédiatre Terry Brazelton publie sa « Neonatal Behaviour Assesment Scale », une échelle d'évaluation du comportement néonatal, centrée sur les compétences insoupçonnées du nouveau-né. Elle est toujours d'actualité.

En 1984 un documentaire de Bruno Martino, Tony Lainé et Gilbert Lauzun passionne le public : *Le bébé est une personne*, lequel montre la vie prénatale avec un fœtus qui entend et réagit, tandis que dans le monde médical commence une lente prise de conscience. Le nouveau-né n'est pas cet être immature, au cerveau en développement, qui le laisse insensible à la douleur. La réalité scientifique apporte peu à peu la preuve du contraire. Autant d'éléments marquants qui participent à modifier radicalement le regard de la société, des parents et des professionnels sur le fœtus et le nouveau-né. Comme une valeur ajoutée, ils contribuent très tôt, pour les parents, à l'investissement d'un imaginaire d'enfant et sollicitent, chez les professionnels ou le public, la reconnaissance de celui-ci à hauteur de ces connaissances nouvelles. Dans l'imaginaire social, l'enfant désiré et attendu semble être sous contrôle, tout en alimentant des attentes de plus en plus conformes à celui rêvé, comme le rapporte une obstétricienne : « *je pense que c'est l'évolution de la société de plus en plus vers l'enfant extrêmement précieux puisqu'on en a deux, trois au maximum et que chaque fois qu'on le fait il faut qu'il soit parfait vers euh une espèce d'exigence aussi bien des gens que des médecins et du corps médical, d'être tout le temps parfait de tout vaincre et d'être dans une espèce de toute puissance* »[OBRose].

---

15 Par commodité d'écriture nous utiliserons, pour les extraits d'entretiens, les acronymes pour les professions, avec « SF » pour sage-femme, et « OB » pour obstétricien(ne), suivi d'un prénom fictif. La transcription du propos oral est littérale.

16 Soule, 2011

17 Cesbron, 2006

2. Les professionnels de la naissance

En France, à l'exception de quelques Maisons de Naissance, l'univers hospitalier est la scène ordinaire de toute naissance. Depuis 1998[18], la restructuration des maternités a conduit à fermer celles qui comptent moins de 300 naissances par an, mais surtout à établir un classement hiérarchique des soins entre elles. Elles sont désormais de trois types, offrant trois niveaux de soins, avec des normes de fonctionnement adaptées à des seuils de risques, et aux différentes pathologies mères-enfants qu'elles sont censées prendre en charge. Le type 1 concerne les grossesses dites normales. Le type 2 dispose d'une unité obstétricale, ainsi que d'une unité néonatale. Le type 3 dispose, en plus, d'une unité de réanimation néonatale pour les grossesses à hauts risques et les nouveau-nés présentant des détresses graves. Ces changements visent tous à organiser la médicalisation, afin qu'elle soit la plus adaptée aux soins nécessaires. Les professionnels de premier plan, à l'expertise dédiée, y reçoivent la promesse d'y tenir des rôles majeurs, sous l'horizon magnifié de la vie, dès lors que la mort s'en trouve quasiment extirpée. Il s'agit des sages-femmes, comme il en a été de tout temps pour la naissance, et des médecins dont l'expertise spécifique concerne l'obstétrique. Comment et pourquoi devient-on sage-femme ou gynécologue-obstétricien ? Si les formations associées préparent à œuvrer pour la vie, les préparent-elles aussi à affronter la mort lorsqu'elle survient ?

Les sages-femmes

Les sages-femmes exercent de façon autonome dans le cadre de la physiologie, soit la vie et les naissances sous leurs meilleurs auspices. De ce fait, leur activité fait parfois partie de l'exercice paramédical dans d'autres pays alors que, selon le Code de la santé publique, en France, les sages-femmes sont reconnues comme profession médicale, avec deux autres professions, les médecins et les chirurgiens-dentistes. Parmi les professions médicales, sage-femme tient la place la plus ambivalente, avec un droit de diagnostic et de prescription limité par des compétences définies. En principe, les statuts commandent à « ses obligations dans l'indépendance de ses décisions »[19], alors que la délégation de tâches n'est compatible qu'entre les professions médicales et paramédicales. En principe, aussi, elle travaille « sans hiérarchisation » avec les médecins, mais plutôt en complémentarité, en compétences partagées. Dans la réalité de la pratique hospitalière publique, l'organisation des soins et la

[18] Plan de périnatalité n°98-899 du 9 octobre 1998.
[19] Article R.4127-348 du Code de la santé publique et article 48 du Code de déontologie des sages-femmes.

proximité de son activité avec celle de l'obstétricien(ne) rendent cette indépendance et le cadre non hiérarchique beaucoup moins évidents, voire problématiques.

Depuis les années 1980, l'évolution de la profession va sensiblement vers l'acquisition de compétences élargies. La profession cherche à s'établir comme un véritable segment de la profession médicale, avec une spécificité liée à une expertise caractéristique : « les sciences maïeutiques[20] ». Ce terme récent, apparu en 2010 avec l'intégration complète de la formation dans le parcours universitaire, désigne un domaine d'études, de formation et de recherche, inédit dans le champ médical consacré aux pathologies.

La définition retenue par la commission de Terminologie et Néologie, siégeant auprès du ministère de la Santé, énonce que *« La maïeutique est la discipline médicale exercée par les sages-femmes »*[21]. Pour se différencier de l'activité gynéco-obstétrique du médecin, cette discipline se déclare concerner la gynécologie, l'obstétrique et la pédiatrie, dans leur dimension physiologique, ainsi que la santé génésique de la femme, ou la santé sexuelle et reproductive. Depuis 2002, la formation d'une sage-femme commence par une année commune avec la première année de médecine (PCEM1), devenue première année commune aux études de santé (PACES) en 2010. Elle se poursuit ensuite par 4 années d'études spécialisées, pour les SF rencontrées, lorsqu'elles voulaient devenir médecin au départ, soit 70% d'entre elles avant la réforme PACES[22], les motivations se reformulent peu à peu, avec la formation, pour se conjuguer avec l'attrait de l'activité autour des naissances. Entre prédispositions, choix et opportunités, les sages-femmes se construisent plutôt une *« vocation »,* au fur et à mesure, qui leur fait dire qu'elles aiment leur métier où le *« destin »* fait son œuvre pour mettre *« sur la bonne voie ».* La découverte du métier semble finalement générer, par la suite, une forte adhésion lorsque le choix a été fait par défaut, où la sage-femme ne serait qu'un médecin « raté »,

---

[20] « Maïeutique » est un terme de la philosophie antique, emprunté au grec *maieutikê (tekhnê),* soit « (art) d'accoucher quelqu'un ». Il est employé spécialement en parlant de la méthode d'enseignement de Socrate qui, d'après Platon, « faisait accoucher » l'esprit de ses interlocuteurs, en leur faisant trouver par eux-mêmes la vérité. *« Mon art de maïeutique a les mêmes attributions générales que celui des sages-femmes. La différence est qu'il délivre les hommes et non les femmes et que c'est les âmes qu'il surveille en leur travail d'enfantement, et non point les corps »*, Platon, *Théétète*, Dialogue VII, 150a-150e. Lors de l'entrée des hommes dans la profession, il fut question de proposer « maïeuticien » comme féminin de « sage-femme ». Cette dénomination ne s'est pas imposée. Le plus souvent l'usage est de parler d'un homme sage-femme.

[21] Dans les pays anglo-saxons cette discipline académique s'appelle « Midwifery ». La recherche en maïeutique y est largement développée.

[22] Charrier, 2011

comme l'écrit déjà joliment Louis Roux [23]: *« Le préjugé les condamne, à d'honorables exceptions près, à n'être que des diminutifs des médecins ».*

La grande majorité des sages-femmes exercent dans les maternités[24]. En France, 75% des 800 000 naissances annuelles relèvent du secteur public, alors que les sages-femmes elles-mêmes réalisent 80 % des accouchements par voie basse. La profession admet les hommes depuis 1982. Mais ils restent très peu représentés, avec 2 à 3% de la profession. Les hommes sages-femmes le deviennent généralement par un choix forcé au départ ; ce qui est le cas pour les trois hommes sages-femmes rencontrés.

Ce constat est valable pour les trois hommes sages-femmes, qui à défaut d'avoir réussi à être médecins, s'ajustent malgré tout au métier sans s'inscrire dans une segmentation professionnelle nouvelle[25], mais avec des efforts de restructuration plus intenses pour réduire une dissonance cognitive[26]. Sage-femme reste un métier de femmes. Les hommes aspirent peu à exercer des métiers féminins qui, par « nature », sont moins valorisés et bien moins bien rémunérés, comme le montrent les nombreuses recherches consacrées à cette question. La mixité peine à s'y établir pour un métier où le féminin se fait redondant, lorsqu'il renvoie exclusivement à des rôles, des qualités, ou des activités essentiellement considérées comme féminines et, qui plus est, dédiées aux femmes avec la naissance. Un métier qui porte les stigmates genrés actuels d'un passé proche, où la condition féminine se déclinait essentiellement en inégalités et soumissions, tant du point de vue privé que social, y compris dans le travail. Néanmoins, fait remarquable, depuis que les hommes sont entrés dans la profession sage-femme en 1982, celle-ci a suscité l'intérêt de travaux sociologiques, notamment consacrés au destin de ces derniers, là où auparavant les recherches brillent par leur absence, exception faite de celles consacrées à l'histoire de la naissance. Sans surprise, pour un métier consacré à la femme enceinte et à l'enfantement, la naissance est le point d'orgue qui donne une résonance générale aux autres intérêts trouvés dans l'activité pour les sages-femmes rencontrées, à travers cette dimension existentielle, *« l'arrivée d'un petit être humain »*[SFJane]. Elle rassemble l'essentiel de l'attrait, de la conviction du choix de métier ou de la satisfaction au travail. La participation à cet événement donne une intensité supplémentaire à ce *« super moment »* de la naissance, où la vie s'impose le plus souvent d'elle-même. L'activité toujours renouvelée lors de chaque naissance, ainsi que le caractère exceptionnel et unique de celle-ci, s'opposent à toute forme de routine. Elle est la figure de la vie toujours recommencée : *« il y a de l'émotion, ça c'est un métier émotionnel, on a toujours les larmes aux yeux quand un bébé naît et qu'on voit les*

[23] Roux, 1840, p. 178
[24] Sicart, 2014
[25] Charrier, 2007
[26] Festinger, 1957

parents »[SFAude]. Ainsi la composante émotionnelle est une part intégrante et incontournable de l'activité. Avec *« de la joie, oui de la joie »*[SFRomy], elle apparaît intense et fondamentalement positive.

L'action, dans le cadre de l'urgence, est également prisée, surtout par les trois hommes sages-femmes : *« j'aime bien quand il y a un peu de stress, des situations compliquées, qu'on doit y faire face, qu'on doit bien réagir, l'urgence, l'impression de se prouver tous les jours qu'on va y arriver, et en plus ça se termine en général par la naissance, ça se finit par un bon moment »*[SFYan]. Les hommes sages-femmes s'adaptent bien à un métier dans *« un milieu extrêmement féminin »*[SFPia], sans renoncer pour autant à l'imaginaire dit masculin[27], celui de l'attrait de l'action, de la technique, du stress, ou du challenge, à côté de l'aspect relationnel. Les sages-femmes ont aussi des intérêts marqués pour une activité au service de l'autre. Que ce soit à travers le fait de *« prendre soin »* de l'autre, le « care » selon la terminologie anglaise, associé ou non au soin thérapeutique lui-même, le « cure ». La recherche d'un *« métier avec du contact »*, qui permet *« l'aide à la personne »*, *« d'être utile »* ou même de *« sauver les autres »*, se conjugue avec ce que les sages-femmes mettent en avant comme principe général dans leur activité et qu'elles appellent *« l'accompagnement ».* Bien que le versant technique, scientifique et médical soit très présent, la composante relationnelle singulière semble constituer, pour les sages-femmes, le caractère distinctif de la profession face à l'obstétricien(ne), qui n'a pas : *« forcément tout cet accompagnement, cette relation vraiment assez particulière avec la patiente »*[SFLise].

Métier inscrit dans « la famille médicale », sage-femme apparaît plutôt comme un segment discordant, plus proche des activités paramédicales par la place donnée à l'accompagnement dans l'activité professionnelle. D'autant plus qu'il ne s'adresse pas à des malades, mais à des personnes en bonne santé. Les sages-femmes présentent leur profession plus comme une figure du soutien que du soin. La dimension intersubjective est fortement valorisée avec une certaine proximité relationnelle. Auprès des patientes, cette temporalité dans l'activité est transformée en « accompagnement », lui donnant tout son sens. De ce fait le travail relationnel représente un élément marquant de l'identité professionnelle des sages-femmes, autant que la grossesse normale ou physiologique qui délimite leur champ de compétence spécifique.

Comme en miroir, les processus physiologiques qu'il s'agit de soutenir, de surveiller ou de favoriser sont eux aussi « accompagnés ». Si bien que, lorsque les sages-femmes parlent de « physiologie », elles sous-entendent généralement « l'accompagnement », tel un équivalent, qui associe la composante médicale et relationnelle au cœur du métier. De ce fait la sage-femme *« n'est pas qu'une technicienne »*[SFLuce]. C'est pourquoi la maternité type 3 représente, généralement, le lieu d'une limitation encore plus grande de son indépendance

[27] Charrier, 2007

et de son autonomie professionnelle, avec *« trop de pathologie »* et *« la tendance à laisser un peu de côté la physiologie »*[SFLise]. Mais aussi en raison des contraintes qui pèsent sur la relation d'accompagnement, dont le manque de temps ou la difficulté à préserver une relation singulière : *« Le niveau 3 c'est l'usine et on me « pique » un peu mon accouchement, entre guillemets en fait. Y a plein de gens autour de moi pendant l'accouchement et moi je n'aime pas ça. Moi j'aime bien l'effet cocooning qu'il y a autour de la naissance »*[SFAude].

Nombre de sages-femmes vivent leur engagement dans leur métier comme synonyme de la défense du droit des femmes, en particulier pour ce qui concerne le respect de leur corps dans ses capacités reproductrices : *« pour le respect, pouvoir accoucher les gens sur le côté, à quatre pattes, debout, comme elles veulent, prendre le temps avec elles, respecter leur souhait d'accouchement »*[SFAude]. Il y va du soutien à la condition féminine dans la sphère sociale ou privée, de l'intimité du couple et de la famille : *« et sage-femme, moi je suis un peu féministe, même un peu pas mal, la femme, les enfants, la famille, c'est quelque chose auxquels j'attache de l'importance, la condition de la femme, sa vie de femme, etc. »*[SFLéa]. Une cause qui pourrait s'entendre commune aux femmes et au corps professionnel des sages-femmes, par une forme d'alliance dans la relation de soin, dès lors qu'elles partagent le même sexe et la même condition sociale. Elle superpose l'identité sexuée avec l'identité professionnelle, au risque de les confondre, tout en sollicitant des rapports genrés, y compris entre femmes, sages-femmes et obstétricien(ne)s : *« il y a un lien hiérarchique entre les médecins et leurs patientes et il y a moins de lien hiérarchique entre les sages-femmes et leurs patientes [...] C'est-à-dire qu'on est dans une relation... d'accompagnement alors que les médecins ils sont dans une relation hiérarchique avec tout le monde »*[SFElsa].

Les obstétricien(ne)s

L'apparition de ce terme, pour désigner les médecins relevant d'une spécialité dédiée, s'inscrit dans la continuité des divisions ou des agrégations des segments antérieurs de la profession médicale. Mais aussi dans la continuité de ses conflits internes, où la chirurgie reçoit une valorisation particulière, comme de ses conflits externes, avec d'autres professionnels, dont les sages-femmes. Selon Le *Robert,* le terme obstétrique est un dérivé savant du latin *obstetrix-icis,* « sage-femme »[28],

[28] En Grèce, les Olympias étaient des sages-femmes au statut de prêtresses, et seules à avoir accès au corps des femmes. Comme à Rome, où elles sont des obstetrices medicae (obstetrix), elles étaient instruites. Certaines sont célèbres en raison des hommes dont elles furent proches comme Aspasie, la compagne de Périclès ou Phénarète, la mère de Socrate.

dérivé de *obstare,* se tenir debout. En ce sens, l'obstétricien serait le masculin du métier de sage-femme[29].

Après la guerre, en 1963, la gynécologie médicale apparaît à côté de la gynécologie obstétrique. Elle ne pratique ni chirurgie ni accouchements. Ces deux formations universitaires, octroyant un CES[30], se distinguent alors de celle de l'internat, voie « royale » de la formation hospitalière, avec une formation clinique jugée meilleure, réservée à la gynécologie-obstétrique uniquement. Dans la continuité du médecin accoucheur des hôpitaux, celle-ci reste néanmoins toujours non intégrée à la spécialité chirurgicale, l'exclusivité des chirurgiens. La chirurgie, en obstétrique, est cantonnée aux instruments des accouchements difficiles, aux réfections périnéales et à l'opération césarienne, la voie haute, lorsque la voie basse est impossible. C'est pourquoi l'obstétricien n'est pas reconnu par ses pairs comme un véritable chirurgien, alors que la chirurgie elle-même s'impose comme la reine des arts en médecine. En 1984, les CES sont supprimés ; une voie de spécialisation unique est constituée, rassemblant la formation universitaire et hospitalière. La gynécologie-obstétrique rejoint alors l'ensemble des spécialités chirurgicales et gagne en noblesse. Depuis 2005, tous les futurs médecins concourent à un examen classant national (ECN), à la fin du deuxième cycle d'études médicales. Il est la voie d'accès aux différentes spécialités médicales, clôturées par un DES[31], et prévoit, pour tous, des stages d'internat. Pour devenir gynécologue-obstétricien, il faut 11 années de formation, avec 5 années de spécialité, qui suivent 6 années d'études de médecine en formation de base, avant les épreuves de l'ECN. Comme toute la profession médicale, cette spécialité s'est féminisée, malgré sa pénibilité, avec 46 % de femmes, dont la majorité travaille dans les hôpitaux[32].

Les segmentations professionnelles à l'intérieur de la spécialité conduisent, cependant, à de nouvelles expertises, comme le diagnostic anténatal (DAN) ou la reproduction, avec la procréation médicalement assistée (PMA). L'obstétricien apparaît, ainsi, comme celui qui rassemble le domaine de connaissance et d'intervention le plus étendu et le plus pointu dans le domaine

---

[29] Cette terminologie latine savante, situe d'emblée les représentations dans le champ de l'instruction et du savoir. Le terme obstétrique est d'abord employé comme adjectif pour désigner la technique et la science de l'accouchement, vers 1834. Il cède la place à « obstétrical (e) » et donne lieu à « obstétricien (ne) », depuis 1971, désignant le gynécologue, « le médecin des femmes », s'occupant des accouchements. L'anglais a retenu « obstetrician » depuis 1828. Quant à la gynécologie, du grec *gunê,* femme, elle recouvrait, au XIXe siècle, l'étude scientifique de la femme, au sens le plus large, avant de désigner une spécialité médicale vers 1900. Le terme « gynécologue » en dérive avec son sens actuel, au détriment de « gynécologiste », avec lequel il fut en compétition.

[30] Certificat d'études spécialisées.

[31] Diplôme d'études spécialisées

[32] Barlet, Marbot, 2016

de la grossesse et de l'accouchement, avec la valeur ajoutée d'une formation chirurgicale à part entière.

Les gynécologue-obstétricien(ne)s rencontrés montrent des intérêts anciens pour devenir médecin, même si les études ont pu être commencées sans grande conviction ou projet professionnel clair. Le médecin semble être le support d'une figure identificatoire forte et précoce pour tous ceux qui aiment l'homme d'action ou de science, à la fois proche du savant, du héros, du sauveur ou de l'aventurier. Ici, l'intérêt généralement porté aux autres se conjugue avec une activité « *utile* », scientifique et non solitaire. L'entrée dans la filière médicale demande beaucoup de travail ; ce que soulignent presque tous. Aucun d'entre eux ne se sent la fibre lointaine d'une vocation et n'a fait le choix de la spécialité, avant d'avoir fait l'expérience, parfois vite décisive, d'un ou de plusieurs stages en service de maternité. Lorsque le choix se précise, des hésitations oscillent autour d'autres spécialités, dont les renoncements mettent davantage en relief les intérêts qui le motivent, surtout en ce qui concerne la pédiatrie : « *C'est une très belle spécialité, mais je supportais pas* » [OBMaya]. L'obstétrique, par contre, permet un contact privilégié avec des enfants en bonne santé : « *mais pas pédiatrie. J'aime les petits qui vont bien* »[OBFred].

Après des hésitations le choix de la spécialité se fonde, *in fine*, généralement sur une rencontre qui agit parfois comme une « *révélation* », avec une médecine du bonheur plutôt que « *la vraie médecine* »[OBRose] : « *alors je suis venu en obstétrique parce qu'à un moment en chirurgie j'en ai eu marre des gens qui allaient mal* »[OBFred]. Le parcours de formation hospitalier agit comme un révélateur, puisqu'il concentre dans toutes ses unités les maladies les plus graves, sauf celle constituée par la maternité : « *... mais finalement on était très démunis devant les gens et on était, de façon répétée, confrontés à la faiblesse à la maladie, etc. Eh bien non en fait quand j'ai découvert à côté de ça, juste après la maternité et la vie et l'énergie des choses, les décisions qui se prennent dans l'urgence et le rythme j'ai trouvé ça extraordinaire, ça j'ai adoré* »[OBMarie]. En obstétrique, la maladie est plus rare avec des femmes jeunes et presque toujours en bonne santé : « *oui, de trouver du bonheur dans mon métier et pas que des patients malades [...] alors que quand on vient pour accoucher on n'est pas en souffrance, on est plutôt, dans une bonne partie des cas, heureuse* »[OBMaya].

« *Révélation ! J'ai trouvé ça extraordinaire être là à faire des accouchements* » dit cette obstétricienne, car « *là je ne m'occupais pas de malades, c'était la vie... et au fond c'est ça qui m'a accroché à cette spécialité* »[OBRose]. Quasiment tous les obstétriciens, femmes et hommes, font l'éloge de la naissance et de l'effet qu'elle produit sur eux avec cet « *émerveillement par rapport à la salle d'accouchement* »[OBJules]. Chacun décline à sa façon, ce moment « *juste impressionnant* »[OBSarah], ce « *quelque chose d'intime avec les gens qu'il n'y a pas ailleurs* »[OBMarie], opérant telle une fascination, comme celle

« de vouloir s'approprier le mystère féminin, la grossesse, la conception »[OBLoïc].

La rencontre avec les naissances semble agir en fixateur du choix pour *« une spécialité gratifiante »*[OBJade], à nulle autre pareille en médecine. En effet c'est *« un des seuls métiers où l'on annonce aussi des bonnes nouvelles »*[OBDavid]. Qui plus est, les rythmes émotionnels et les rythmes de travail liés à l'activité hospitalière ressemblent à l'activité ininterrompue de la vie elle-même, avec *« une spécialité qui bouge »*[OBAnna] et ses fluctuations incessantes : *« le monde de la naissance je ne savais pas si c'était le versant médical ou tout ce qui se jouait dans ces moments de crise assez violente, mais c'était c'était fascinant »*[OBJean].

Les naissances arrivent de jour comme de nuit, tantôt dans l'urgence, souvent avec des moments émotionnellement intenses, suivis de moments plus paisibles. Alternances d'élans vitaux, ils sont loin du climat déprimé de la maladie ou de la mort, avec son lot de souffrances physiques et psychiques habituelles dans l'univers hospitalier : *« donc c'est plein de satisfaction, une fois qu'on a passé l'urgence, le stress de la phase aiguë où il faut prendre les décisions, ça se passe bien et on a une espèce de bouffée de bonheur parce qu'on partage du coup avec les gens, leur bonheur, on est satisfait, on est heureux. Je n'ai plus jamais trouvé ça dans les autres stages de cardiologie où je trouvais que les choses étaient beaucoup moins intenses »*[OBMarie]. Monotonie ou dépression n'ont pas cours dans cette spécialité, même si elle est éprouvante physiquement. *« L'activité pulsatile »*[OBJean] de l'obstétrique lui donne une dynamique tonique, celle de la vitalité des choses de la vie, où la routine n'est jamais monotonie. Cette vie émotionnelle positive procurée par le travail est gratifiante et peut apporter une valorisation de soi-même et de ses compétences.

C'est ainsi que la majorité des obstétriciens(ne)s rencontrés semblent très investis dans la dimension relationnelle du soin grâce aux *« contacts humains »* et son versant émotionnel. Cet aspect professionnel s'oppose, comme du dedans au-dehors, à une médecine d'expertise, plus technique et plus désaffectée. Cette proximité avec les patientes donne à l'activité un cachet singulier qui la rapprocherait plutôt de celle du médecin traitant, par une pratique plus généraliste, proche de l'histoire de vie des personnes soignées : *« Il n'y a pas beaucoup de spécialités où on a la patiente dans sa globalité, ce qui est bien c'est que pendant la moitié de la spécialité c'est l'obstétrique, mais c'est quand même des événements heureux et pas que des patientes »*[OBMaya]. C'est aussi le cas pour le suivi longitudinal dans la continuité des choses de la vie, qui ne tiennent pas seulement à la maladie et la souffrance et dont la naissance est le représentant essentiel : *« j'ai trouvé que c'était vraiment une chouette spécialité, parce que c'est une spécialité qui est... t'as de tout, du suivi, tu suis des femmes sur des générations parfois, j'ai accouché des copines, j'ai avorté leurs filles, j'ai suivi la grossesse de leurs filles, enfin, un côté médecin de famille »*[OBJade].

La gynécologie obstétrique a plus d'une corde à son arc : il est possible de choisir entre des domaines d'expertises très variés. Y compris d'abandonner une de ses facettes pour une autre, si d'aventure elle ne convenait pas : *« voilà, par exemple moi je fais de la fertilité, ma collègue qui est ici, elle fait de la cancérologie, le collègue qui est là-bas fait plutôt du prénatal, c'est quand même très très varié dans une même spécialité où quand même on fait à peu près tous la même chose, puisqu'on fait tous des accouchements, on fait tous les urgences, de la chirurgie »*[OBDavid]. Mais quasiment tous les obstétriciens(ne)s soulignent combien l'activité chirurgicale a compté dans le choix professionnel, en écho à son regain de noblesse grâce à son intégration dans la qualification chirurgicale, avec la réforme de 1984.

Car *« s'occuper d'affaires de bonnes femmes »*, même pas malades, n'est pas toujours bien compris par les confrères. La *« dureté d'une spécialité chirurgicale pure »*[OBAlix] est grandement atténuée, en obstétrique, par sa composante vitale. En plus de sa noblesse, cette qualification valorise le savoir-faire manuel individuel auquel chaque obstétricien peut prétendre chaque fois qu'il intervient. S'y conjugue la satisfaction personnelle, augmentée de celle partagée avec les patientes : *« la chirurgie en cancéro c'est difficile parce qu'on sait que le diagnostic n'est pas bon, mais la chirurgie bénigne pour moi, j'aime ça. »*[OBMaya]. Cette chirurgie « bénigne » n'a pas son équivalent en dehors de la spécialité obstétricale avec *« cette notion d'urgence, et d'utilité directe »*[OBLoïc]. Elle inscrit le jaillissement de la vie avec la naissance, dans l'acte opératoire lui-même, ce qui lui donne un goût particulier à travers une vraie situation clinique. Cette démarche, où tout repose sur l'observation, la perception, l'auscultation corporelle du patient, qui fonde traditionnellement l'examen[33], a beaucoup disparu avec les progrès médicaux. En médecine, la multiplicité des examens complémentaires remplace le dialogue sensible entre soignants et soignés. Ils prennent le pas dans l'établissement du diagnostic et du traitement, jusqu'à permettre parfois de réelles « autopsies virtuelles »[34], sans même ausculter le patient. Ce n'est pas le cas en obstétrique, où le soignant, en particulier avec l'acte opératoire, est engagé dans un vrai corps à corps. La dimension clinique y retrouve une place indéniable. Faire par soi-même, y compris avec son propre engagement corporel, contribue ainsi à valoriser fortement une forme de reconnaissance de soi dans l'activité professionnelle. Plus qu'ailleurs, l'issue des interventions de l'obstétricien est très souvent couronnée de succès par le rétablissement de la vie, dans ses meilleurs aspects, notamment depuis que *« les césariennes étaient devenues quelque chose qui n'était plus dangereux »*[OBRose]. L'urgence contribue manifestement à cette situation alors qu'à l'hôpital, où se concentrent les affections les plus graves, les résultats sont souvent beaucoup plus aléatoires et laissent le médecin plus

---

[33] Foucault, 1963

[34] Voyer, 1996

« désarmé »[OBMarie]. Dans sa spécialité, l'obstétricien (ne) peut se vivre avec un pouvoir d'intervention plus gratifiant qu'ailleurs, tandis qu'il contribue ainsi à préserver la scène de la naissance dans sa vitalité.

Même avec des intérêts plus marqués pour les aspects plus « curatifs » du métier, les obstétriciens(ne)s semblent résolument choisir un métier qui les met d'abord en contact avec les forces de la vie plutôt que dans la lutte contre la maladie et la mort. Leurs motivations pour cette spécialité laissent entrevoir la place particulière faite à la vie, lorsqu'elle apparaît capable de mettre plus sûrement la mort à distance : *« j'ai une peur bleue de la mort et l'obstétrique c'est quand même la seule spécialité où on est dans une dynamique de vie »*[OBLili].

3. Un si beau métier : du « sale boulot » au bel ouvrage

Des millénaires durant les femmes accouchent dans le terrible contexte d'une surmortalité effroyable, aidées de leurs semblables. La naissance, et avec elle la mort maternelle et périnatale, ont été de tout temps, et dans quasiment toutes les sociétés précédant notre époque, d'abord une histoire de femmes, une histoire d'entraide, de secours et d'assistance entre soi, entre femmes. À tout âge, les professionnels qui tiennent ce rôle sont d'abord les sages-femmes, ou celles qui en font office, puis, peu à peu, à partir du XVIIe siècle, les chirurgiens, les accoucheurs, les médecins deviendront, avec l'époque actuelle, les spécialistes de la gynécologie-obstétrique. Sur le terrain des progrès et de l'intervention médicale, pour les sages-femmes et les obstétricien(ne)s, la scène professionnelle de la naissance s'est peu à peu transformée pour leur proposer d'œuvrer à un bel ouvrage, avec toujours plus d'éclat. La mort s'est effacée de la scène. Elle semble dorénavant reléguée dans les coulisses, tandis que la vie et la naissance occupent les reliefs du premier plan.

Pendant longtemps, la mort s'inscrit dans l'ombre de l'activité déployée par ceux qui œuvrent pour la naissance, tel un négatif dont le poids se mesure aux ravages de la mortalité maternelle, périnatale et infantile. Les analyses démographiques, postérieures à 1700, donnent une mortalité infantile générale de 0 à un an autour de 20 à 30%, tandis que la mortalité des enfants de 0 à 14 ans est de 40%[35]. *« Mort-nés, morts des premiers jours, du premier âge, ou des premières années : le tout cumulé représente quelque 40 à 50%, parfois plus selon les démographes »* constate Michel Vovelle [36] dans *Mourir autrefois*. Avant la fin du XVIIIe siècle, l'annonce d'une naissance future portait avec elle tout autant un message funeste, pour la mère ou l'enfant, tandis que *« le cimetière est au cœur du village, au centre de toute vie. Banalités qu'il faut*

---

[35] Braudel, Labrousse, 1970, p.36

[36] Vovelle, 1974, p.19

répéter »[37]. Pendant longtemps, aussi, l'hôpital n'était pas le lieu le plus sûr pour accoucher. Autrefois, les hospices étaient des lieux de bienfaisance pour les plus pauvres. Ils pouvaient y bénéficier de l'aide des religieuses bien que, par décence, aucune d'entre elles n'était admise auprès des femmes enceintes et des accouchées, comme c'est le cas à l'Hôtel-Dieu[38]. À Paris, dès la fin du XVIIIe siècle, le pauvre est remplacé par le malade, qu'il faut soigner, tandis que l'hôpital se tourne vers l'intervention médicale, plutôt que vers l'assistance. Lieu de savoir, pour Michel Foucault (1963), l'hôpital devient une *« machine à guérir »*, selon le vœu de Jacques Tenon[39]. Expression que Michel Foucault (1979) reprend, pour envisager, dès lors, l'hôpital comme un instrument de guérison, à vocation publique et sociale, sans pour autant être sécure pour la naissance.

Durant une grande partie du XIXe siècle, accoucher à l'hôpital expose à une surmortalité maternelle épouvantable à cause des épidémies de fièvre puerpérale. Les médecins eux-mêmes reconnaissent qu'elle est *« la grande pourvoyeuse de mort »*[40]. La crainte d'accoucher à l'hôpital est immense et *« seules les filles-mères et les femmes indigentes »*[41] s'y exposeront, n'ayant pas le choix. Philippe Tarnier (1828-1897), grande figure de l'obstétrique et médecin-chef de l'hospice de la maternité de Port-Royal, fera choc dans les consciences, en démontrant que la mortalité est 19 fois plus importante à la maternité qu'en ville. Les raisons avancées relevaient principalement des risques de contagion des femmes par l'air, notamment avec les « miasmes »[42]. À Vienne, en 1847, Ignace Semmelweis avait pourtant déjà démontré qu'il suffisait de se laver les mains à l'eau de chaux, avant d'aller examiner les femmes, pour que ce taux chute incroyablement. Mais aucun médecin ne pouvait accepter de se penser l'instrument de leur décès. En tous cas, pas avant que Louis Pasteur n'en apporte la preuve irréfutable et que les principes de l'asepsie et de l'antisepsie ne pénètrent tous les hôpitaux, les rendant sûrs à partir de 1880. Lieux de constitution, de transmission de connaissances et de nouveaux savoirs, ils donneront à la formation médicale un cachet d'excellence. Le service maternité y contraste, cependant, par sa spécificité dédiée à la vie avec la naissance.

Les changements les plus marquants s'inscrivent surtout dans la deuxième moitié du 20e siècle. L'historienne de la naissance, Monique Knibiehler[43], rapporte que la mortalité maternelle chute considérablement, de 81 décès pour

---

[37] Braudel, Labrousse, 1970, p.35
[38] Beauvalet-Boutouyrie, 1999, p.54
[39] Jacques René Tenon (1724-1816), chirurgien de guerre, puis de la Salpêtrière, auteur en 1788 du *« Mémoires sur les hôpitaux de Paris »*.
[40] Beauvalet-Boutouyrie, 1999, p.234
[41] Beauvalet-Boutouyrie, 1999, p.5
[42] Beauvalet-Boutouyrie, 1999, p.144
[43] Knibiehler, 2007, p.32

100 000 naissances vivantes, en 1945, jusqu'à 31,9 décès en 1967, et environ 8 actuellement. De même la mortalité infantile des enfants de moins d'un an passe de 110 pour 1000 naissances d'enfants, en 1945, à 18,2 en 1970. Ces faits transforment sensiblement le tableau général de la mort périnatale, c'est-à-dire de la mort autour de la naissance. En effet l'adjectif « périnatal », composé de « péri » et de « natal », renvoie à la période qui précède, accompagne ou suit immédiatement la naissance. Jean Bernard[44] l'utilise pour la première fois dans un article de la revue *Les Temps Modernes*, alors qu'il est devenu courant dans la littérature médicale et scientifique internationale, pour désigner une période plus ou moins étendue, en amont et en aval de la naissance, selon le champ auquel il s'applique.

Toutefois les changements survenus conjuguent d'autres facteurs, au-delà des progrès considérables faits par la médecine. En France, avec la création de la Sécurité sociale après 1945, les soins deviennent gratuits et l'hôpital, où se concentre l'essentiel des progrès, des connaissances et de la technicité médicale, devient accessible à tous. C'est ainsi que la mort recule de toutes parts devant la maladie et devant l'âge avec une espérance de vie qui grimpe significativement. La mort disparaît de l'univers privé, puisque plus de 70 % des décès surviennent actuellement en établissement de santé ou en maison de retraite[45]. Son reflux vers l'hôpital s'accompagne de celui des naissances, puisqu'il en est devenu la scène presque exclusive.

Sur 1000 naissances en 1952, 456 ont lieu à domicile. En 1970, il n'y en a plus que 10 pour 1000[46]. Actuellement, sur un total de 800 000 naissances, un peu plus de 2 pour 1000 ont lieu à domicile, le plus souvent involontairement, car beaucoup sont des naissances inopinées[47]. A travers les progrès des sciences et des techniques médicales, cette situation est responsable « *d'une démythification de la vie et, par là même aussi d'une démythification de la mort* »[48]. Elle leur enlève une part de leur dimension mystérieuse, par la capacité de la science à fournir en permanence « *des causalités scientifiques décisives* », tandis que « *la disparition de la représentation publique de cet événement* » éloigne le mourant de ses proches. Si bien qu'avec les temps récents elle « *fait entrer l'événement de la mort dans le mécanisme technique de la production industrielle* »[49]. Ce constat, spécifique de notre époque, n'épargne pas la naissance dans les maternités hospitalières. En France, avec les réformes de périnatalité[50] successives, la concentration de la vie avec les

---

44 Bernard, 1952, p.532
45 Bellamy, Beaumel, 2014
46 Knibiehler, 2007, p.32
47 Charrier, Clavandier, 2013
48 Gadamer, 1998, p.71
49 Gadamer, 1998, p.72
50 Plan de périnatalité, 1994, 1998, 2005-2007.

naissances n'a cessé d'augmenter dans des structures hospitalières de plus en plus grandes, dénoncées parfois comme de véritables « usines à bébés ».

Naître et mourir, ces deux passages qui déterminent l'existence humaine, quittent l'univers privé et l'entourage des proches. Ils sont maintenant essentiellement encadrés par l'univers des soins hospitaliers et ses professionnels. Ils constituent, dès lors, l'entourage premier de la naissance et de la mort, officient dans ces passages et les contrôlent socialement, avec leur activité. Par cette situation inédite, la vie et la mort auront été en quelque sorte découplées, par leur répartition au sein de l'institution hospitalière avec l'unité maternité, comme par l'activité de soignants dédiés spécifiquement à la naissance avec les sages-femmes et les obstétricien(ne)s ; que ce soit encore dans le découplage le plus intime, par l'expurgation de la mort dans la naissance, au profit de la vie. Alors qu'elles se présentaient, encore hier, dans une même dynamique entremêlée, sans qu'on sache vraiment laquelle des deux allait prendre le dessus.

Ce changement pour la transmission de la vie dans les représentations sociales n'a d'équivalent que pour la sexualité qui, avec l'apparition d'une contraception efficace, a permis de la découpler, tout aussi manifestement, de la procréation. De même que le désir sexuel peut être revendiqué indépendamment du désir d'enfant, le projet d'enfant dans la naissance peut l'être aussi, sans risque vital pour celui-ci ou pour sa mère. Tant et si bien que les représentations sociales elles-mêmes se désolidarisent fermement de celles de la mort périnatale pour ne garder que la beauté de la naissance. C'est le sens d'une lecture possible de certaines remarques d'obstétricien(ne)s qui constatent que *« la société n'accepte pas la mort d'un bébé »*. L'avènement de la vie apparaît comme magnifié sur une scène, où les professionnels de la naissance profitent eux-mêmes de cet enchantement dans leur activité, même s'ils doivent en même temps s'en porter garant. L'usage du savoir et des techniques médicales est, en effet, entre leurs mains, tandis qu'ils supportent le poids de toutes les attentes sociales, comme des prescriptions qui leur incombent à leur travail, afin que la naissance reste une fête.

Les enjeux historiques de la scène actuelle de la naissance

Comme en doigt de gant, l'indicible de toute humanité s'exprime avec la naissance, lorsque vie et mort sont consubstantielles. Ceux qui exercent au cœur de cet indicible, par une activité, certes avant tout centrée sur la naissance, se retrouvent, inexorablement, plus ou moins souvent confrontés à la mort. C'est une première caractéristique indissociable du savoir de ces métiers, comme de la division du travail et des tâches qui leur incombent. L'autre caractéristique, non moins essentielle, concerne une activité qui reste exclusivement dédiée au féminin, dans son identité sexuée, puisqu'elle associe féminité, sexualité et maternité, avec la grossesse et la naissance. De tout temps et à tout âge, l'activité de ceux qui œuvrent dans la naissance, quel que soit leur statut professionnel, tisse un rapport intime avec les phénomènes vitaux comme avec les phénomènes mortels à travers la naissance, ainsi qu'avec l'intimité féminine elle-même. C'est pourquoi elle peut apparaître comme d'autant plus ambivalente, plus sombre et honteuse, que la mort est fréquente et associée au féminin. Cette activité suscite, du passé au présent, des processus de régulations sociales qui contiennent et encadrent les composantes d'un « sale boulot »[51], où l'histoire professionnelle passée détermine la construction et la compréhension de l'histoire actuelle.

La notion de « sale boulot »

Dans l'investigation des métiers et de leur activité, à la recherche de dimensions plus subjectives, Everett Hughes[52] dégage une division morale du travail qui organise ces derniers, autant que la division sociale ou technique habituellement mise en avant. Cette division morale se répercute, par des interactions incessantes entre les ensembles professionnels eux-mêmes, ainsi qu'en leur propre sein, pour sélectionner et redistribuer les tâches en fonction de leur valorisation et des préférences[53]. Les activités reléguées ou déléguées, parce que peu prisées, reçoivent le nom de « dirty work », le « sale boulot ».

Tous les métiers ont une part de « sale boulot », dès lors que le travail se fait avec les autres, sous leur regard et sous celui de la société, tandis que le groupe professionnel et ses membres veulent croire, faire croire ou faire reconnaître une noblesse à leurs tâches. Ces perspectives psychologiques mettent l'accent sur les traitements symboliques de l'activité, notamment lorsque, par le biais d'une requalification, les activités stigmatisées peuvent être revalorisées : « Valorisation et distinction qui passent par l'occultation, l'évitement, la délégation ou la subversion du « sale boulot »[54]. Ainsi l'ordre moral du travail comporte deux types de tâches : celles liées à la saleté, aux déchets, à la souillure, la pourriture, soit des tâches « physiquement dégoûtantes ». Et celles liées à « ce qui est considéré comme peu honorable ou peu respectable », ou qui représente « quelque chose de dégradant ou d'humiliant »[55].

Ces différentes notions relatives au « sale boulot » apportent un éclairage historique, psychologique et sociologique essentiel sur l'activité du premier métier actif dans la naissance, celui de sage-femme. En effet l'activité du métier

---

51 Hughes, 1996
52 Hughes, 1950
53 Hughes, 1996, p.125
54 Lhuilier, 2005, p.78
55 Hughes, 1996, p.81

apparaît elle-même comme « dégoûtante », voire menaçante, par l'intimité corporelle génitale et sexuelle féminine à laquelle elle expose : *« Le féminin apparaît comme l'expression toujours privilégiée d'une soumission au corporel, aux pulsions incontrôlées. Parce qu'elle est celle qui fabrique et donne la vie, celle qui nourrit et qui soigne, qui baigne et qui berce, la figure de la femme évoque son rapport privilégié à une corporéité qui rappelle trop la nature animale de l'humain. L'entretien de l'ordre symbolique passe par une domination, domestication de tout ce qui est perçu comme un retour en force de la nature, comme un retour à la confusion, à l'indifférenciation dans ce corps à corps premier avec la mère. Les déchets féminins sont synonymes de souillures : ils sont signe d'une nature toujours persistante, irréductible et inconvenante »*[56].

C'est ainsi que l'imaginaire, développé à partir du déchet et de la souillure, étaye une organisation sociale attenante, qui témoigne à la fois d'une régulation psychologique et d'une régulation sociale, face aux rapports entretenus avec ce qu'ils représentent et les activités qui les concernent. Ce que Dominique Lhuilier[57] appelle le « travail du négatif-psychosocial ». Le déchet et la souillure, par ce qu'ils signifient en termes de dégradation, dissolution, disparition, perte, sont inévitablement source d'angoisse. Ils sont porteurs d'impermanence et rappellent le travail de la mort. Lorsqu'il s'agit du corps, le cadavre en tant que déchet en est le plus angoissant. Occulter ces dimensions pour les oublier, ne pas les voir ou ne pas les reconnaître commande un effort de construction à la fois psychologique et social, l'effort du « travail du négatif psycho-social ». Rapportées à l'activité du métier de sage-femme, elles portent invariablement la marque du négatif, par le féminin, par ses déchets et la souillure qu'il peut représenter. Sa charge négative n'en est que plus grande dans la promiscuité avec la mort, lorsque la mortalité maternelle et périnatale est considérable.

L'organisation sociale du « sale boulot »

Parce que la femme est considérée comme impure, par le contact avec le sang menstruel ou celui de la naissance, par les pertes corporelles ou le corps d'un fœtus mort, de nombreuses religions, à forte influence sur la société, ont considéré l'activité sage-femme également comme telle. Dans les sociétés à système de castes, ces activités sont ainsi reléguées à celles et ceux qui sont écartés de la hiérarchie sociale, à travers une division du travail et des tâches afférente au « sale boulot ». En Inde, elles concernent les « Dalits », les opprimés, exclus du système des castes, alors qu'ils furent longtemps stigmatisés par la dénomination « d'intouchables », jusqu'en 1996 : « Dans

[56] Lhuilier, Cochin, 1999, pp.66-67
[57] Lhuilier, 2011

toute l'Inde, les intouchables participent activement aux rituels des cycles de vie en absorbant le mauvais augure et les pollutions [...] En Inde centrale, les sages-femmes proviennent des castes intouchables. Les intouchables sont encore fossoyeurs, messagers (conviant les mauvaises et funestes nouvelles), tanneurs et, bien entendu, balayeurs »[58]. Ce que Louis Dumont rapporte également dans son analyse du « système des castes et de ses implications », en précisant que les femmes intouchables sont « souvent des accoucheuses »[59].

Le Japon a, lui aussi, depuis des centaines d'années une catégorie d'intouchables appelés les « burakumins », les « gens des hameaux ». Ils sont autant ostracisés que ces derniers, et comptent parmi eux traditionnellement des sages-femmes, de par leur activité : « Ainsi les burakumins actuels, 2,5 % de la population japonaise, sont des descendants des tanneurs, des chasseurs d'animaux, des bourreaux et des fossoyeurs, qui étaient stigmatisés en raison de leur activité. Tous exclus des relations sociales normales à cause des préceptes bouddhistes qui disaient que tous ceux qui tuent (ou mangent de la viande) sont impurs. Même ceux associés avec le sang et la mort (c'est dire les sages-femmes, les chirurgiens) supportaient une forme de ségrégation »[60]. Cet ostracisme de fait, qui conjugue les obstacles pour les burakumins pour s'instruire, se former, se marier ou trouver du travail est toujours socialement actif, même s'il est caché et dénié. Ce sont pourtant essentiellement des burakumins qui ont été envoyés sur le site hautement radioactif de Fukushima pour le nettoyer[61]. Dans la société japonaise, cette appartenance reste encore aujourd'hui honteuse et taboue[62].

La France a eu, elle aussi, ses « intouchables » avec les cagots, marqués ainsi par leur naissance, assimilés à des lépreux non contagieux et une « race maudite »[63]. Pendant huit siècles, ils sont condamnés au travail du bois, à l'endogamie, comme de rester à l'écart des villes et des autres habitants, y compris pour être enterrés à part dans les cimetières. De nombreuses archives historiques existent, rapportant la régulation d'un système d'exclusion institué pour ces populations, habitant majoritairement dans le sud et le sud-ouest de la France jusqu'au XVIIe siècle[64]. Dans ce système d'exclusion, l'activité de sage-femme est, là aussi, reléguée principalement aux femmes des cagots :

---

58 Deliège, 1995, p.188

59 Dumont, 1966, p.174

60 Lamont-Brown, 1993, p.137, trad. pers.

61 Soubrouillard, 2011, Witherspoon, 2012

62 Pourtant Nakagami Kenji (1946-1992), un des plus grands écrivains japonais du XXe siècle, aborde ce thème avec constance dans ses romans, étant lui-même d'origine burakumin, alors qu'il l'a longtemps cachée. L'accoucheuse ou la sage-femme apparaissent dans deux de ses romans, *« Miracle »* et *« Mille ans de plaisir »,* comme faisant partie du monde des burakumins qu'il n'a cessé de décrire.

63 Francisque-Michel, 1847

64 Guerreau et Guy, 1988

« Rappelons qu'à la fin du XVIIe siècle et surtout au XVIIIe siècle un grand nombre de cagotes étaient sages-femmes »[65].

Avec une remarquable constance, dans le système social des castes, l'activité des sages-femmes est régulièrement celle d'une femme appartenant aux groupes relégués socialement et dont les métiers portent la marque du « sale boulot ». L'histoire de l'activité traditionnelle de sage-femme porte très fortement la marque d'un travail du négatif psycho-social, où « *la constance et l'efficience de la structure sociale* » se font essentiellement grâce à « *l'éviction à la périphérie de ce qui porte la marque du négatif. Cette éviction qui traduit un mode de neutralisation du « mal » et de purification par rejet et de mise à l'écart, fabrique des organisations et des métiers spécialisés dans le traitement des « résidus »* »[66].

Dans la société traditionnelle à domination masculine, sous forte influence religieuse, l'activité des sages-femmes est ainsi toute désignée pour supporter bien des projections qui assurent, tel un « mode de neutralisation du « mal » », une lutte contre les angoisses liées à la mort dans la naissance : « *Les sages-femmes étaient tenues pour spécialement dangereuses. La mortalité périnatale était alors considérable dans tous les pays d'Europe et il était facile de trouver les coupables de la mort des nouveau-nés ou des enfants en bas âge chez celles qui les mettaient au monde ou qui accompagnaient leurs premiers mois* », écrit Guy Bechtel dans sa somme historique, *La sorcière et l'Occident*[67]. Il souligne que le *Malleus maleficarum*[68] avait déjà attiré l'attention sur la nécessité de surveiller les sages-femmes. Il était donc comme naturel qu'un certain nombre d'entre elles soient accusées de sorcellerie »[69]. Les accusations de pratiques déviantes ou maléfiques [70] sont rapportées par bon nombre de travaux, alors que l'activité ordinaire est stigmatisée par les risques qu'elle comporte.

Ramazzini, professeur de médecine à l'université de Padoue, publie, en 1700, la première recherche sur les maladies professionnelles, où l'activité sage-femme apparaît comme un métier d'artisan à risque, sous la figure d'un « sale boulot ». Celle des médecins reste absente de ce classement. Les sages-femmes apparaissent juste après les fossoyeurs et avant les maladies des nourrices : « Il y a une très grande différence entre l'office des sages-femmes et celui des fossoyeurs, puisque celles-ci amènent les hommes à la lumière, et ceux-ci ne s'occupent d'eux que quand ils en sont privés : cependant l'un et

---

[65] Fray, 1910, p.64
[66] Lhuilier, 2005, p.94
[67] Bechtel, 1997, p.595
[68] Le *Malleus Maleficarum* ou « Marteau des sorcières », publié en 1486 à Strasbourg, est un traité dominicain qui aura été le principal manuel de chasse aux sorcières, car légitimé par une bulle du pape Innocent VIII.
[69] Bechtel, 1997, p.596
[70] Muchembled, 1993

l'autre de ces ouvrages, ayant pour époque l'un le commencement, l'autre la fin de la vie, se réunissent pour prouver la malheureuse condition de l'homme »[71]. Ramazzini évoque les conséquences de l'exposition aux écoulements des femmes, utérins avec le sang ou les « lochies qui arrosent leurs mains », aux flux menstruels, dont la « qualité nuisible » est reconnue, comme aux contaminations par la vérole qui les oblige à se protéger « les mains avec du linge »[72].

Ingrate et fatigante, côtoyant la vie, mais aussi bien souvent la mort, cette activité intéresse peu les hommes, d'autant plus que s'occuper des femmes n'est guère valorisant. Elle n'en constitue pas moins le plus ancien métier de femme, reconnu et réglementé par des statuts, percevant une rémunération ou une pension, totalement indépendant des médecins, c'est-à-dire des hommes à l'époque. Une indépendance consécutive aux tabous sociaux en vigueur, qui reste malgré tout étroitement sous contrôle, puisque la sage-femme peut être soupçonnée de participer à des pratiques déviantes par des avortements ou des infanticides, soit être cause de morts périnatales.

C'est pourquoi son activité sera longtemps exclusivement contrôlée par l'Église, avant de l'être aussi par l'État, à partir du XVIIIe siècle. Dès 1664, les matrones et les sages-femmes sont agréées à la corporation de Saint-Côme[73] des chirurgiens ; un certificat de bonne moralité fait souvent partie des actes à produire, pour obtenir la licence d'exercer des autorités, tandis que, dans l'est de la France et de l'Allemagne, les sages-femmes doivent prêter serment, dès le XVe e siècle[74]. Il est question de s'assurer non seulement des *« capacités obstétriques de la nouvelle candidate, mais surtout de sa bonne réputation et de sa fidélité à la sainte religion »*[75].

Le métier de sage-femme apparaît ainsi comme particulièrement ambivalent par son activité, car situé sur des frontières, sociales, psychologiques et symboliques, qu'il doit maintenir. Et cela pour assurer la contenance de ce qu'il est censé garantir : la vie plutôt que la mort, avec les angoisses qu'elle génère ; la contenance de tout ce qui est craint de la féminité, particulièrement ce pouvoir de donner la vie ; la garantie d'un ordre social, donné par l'Église, auquel il faut veiller avec le baptême, qui entretient la domination masculine. Car même si cette activité peut rester autonome à l'intérieur de ses propres frontières, dans l'entre soi des femmes, elle garantit par là même le contrôle fait par les hommes à sa périphérie, que ce soit par les hommes d'Église ou les

---

71 Ramazzini, 1778, p.73

72 Ramazzini, pp.74-75

73 Louis XIV ordonne en septembre 1664 qu'elles soient examinées et approuvées par les chirurgiens de la corporation Saint Côme et Saint Damien.

74 Gélis, 1988

75 Bechtel, 1997, p.595

hommes de l'art, les chirurgiens, que la sage-femme a l'obligation d'appeler si elle est en difficulté, même s'ils n'ont jamais assisté à un accouchement.

En dernier lieu, fût-il symbolique, l'autonomie de l'activité est sous le contrôle des hommes. L'imaginaire social et les représentations relatives au métier de sage-femme sont ainsi fortement déterminés par son rapport à la mort dans la naissance, conjugué à celui du rapport social entretenu avec le féminin, strictement tributaire de la place faite aux femmes dans la société.

Chapitre II : La scène de la naissance et le recul de la mort

« La mort est dans la vie, la vie aidant la mort. La vie est dans la mort, la mort aidant la vie » Jacques Prévert, *La pluie et le beau temps*, Art Abstrus,

Paris, Gallimard, Folio 1972

1. La lutte contre la mort dans la naissance

Cet ordre séculaire, entretenu dans la naissance, vient toutefois à être modifié lorsque le rapport à la mort est lui-même bousculé, pour passer du subir à l'agir, à travers des changements macrosociaux sans précédent, qui sont à la fois politiques, économiques et culturels. Au Siècle des Lumières l'effroyable mortalité maternelle et infantile devient insupportable avec la révolution des consciences liées aux progrès scientifiques[76].

L'État, comme l'Église, finissent par accepter l'intervention de « l'homme-accoucheur que le pouvoir royal essaye de pousser sur le devant de la scène »[77] devant la mauvaise réputation de l'accoucheuse sans formation, mais surtout face aux ravages de la mort dans la naissance. La conjonction de ces processus macrosociaux s'appuie sur l'acquisition de savoirs, de progrès des connaissances et des techniques médicales qui font des enjeux liés à la mort dans la naissance, qu'elle soit maternelle ou périnatale, leur levier majeur. Dans une société qui perpétue les rapports de pouvoirs sexués, c'est à l'intérieur de l'activité de sage-femme elle-même que se profile le changement principal, par l'irruption des hommes de l'art, les chirurgiens, puis les médecins. Une lutte acharnée, à travers le rapport à la mort entretenu par ces professions, devient le maître d'œuvre de leurs reconfigurations. Elles conduiront peu à peu à la situation actuelle, où les frontières des activités reconfigurées suivent toujours l'ordre issu de la notion de « sale boulot ». De nouvelles segmentations professionnelles apparaissent. Elles transformeront l'activité de sage-femme par une redistribution, où progressivement, les médecins, tous des hommes, se réserveront les tâches considérées les plus valorisantes, tandis que les autres seront laissées aux sages-femmes, toutes des femmes. Elles reconfigurent, en même temps, le rapport à la mort dans la naissance, entretenu par ces

[76] Gélis, 1984, 1988

[77] Gélis, 1984, p.389

professions, le plaçant désormais au cœur de l'expertise de l'activité du médecin et à la périphérie de celle de la sage-femme.

Jusqu'au XVIIe siècle, la sage-femme était seule admise dans le cercle familial pour assister les femmes. Ainsi l'intervention des hommes dans les accouchements était elle gardée à distance par l'effet des tabous sociaux, religieux, l'indécence d'observer et de toucher les organes génitaux féminins, la honte, l'impureté supposée, la peur, la pudeur ou l'inconvenance sociale, doublée du refus des femmes. Pourtant, une partie d'entre eux est déjà fascinée par les « secrets des femmes », ceux qui concernent la sexualité féminine, la procréation et la génération. Au XVe siècle, d'ailleurs, l'intérêt pour l'anatomie et la dissection est une tentative pour les percer, bien avant le développement de l'engouement ultérieur[78].

Sans accès au corps des femmes, le *Secreta Mulierum*, dans son titre latin, ce fameux manuel du Moyen Âge fut longtemps, pour tous, la seule instruction possible. Il faut attendre 1513, pour que paraisse, à Strasbourg, le premier ouvrage d'obstétrique, *le Jardin des roses des femmes enceintes et des sages-femmes*, du médecin E.Rösslin, compilation des auteurs antiques, maintes fois réédité et traduit en français dès 1536. le savoir revenait surtout aux sages-femmes, dépositaires d'une forme de connaissance que les femmes avaient d'elles-mêmes. Car les matrones, bonnes femmes, ventrières ou accoucheuses des milieux ruraux, qui ne savaient pas lire, pratiquèrent longtemps un art empirique populaire.

Dans certaines villes cependant, mais surtout à Paris, des « apprentisses » étaient déjà formées dans les hospices comme l'Hôtel-Dieu, dès 1630. Dans ces institutions religieuses charitables qui recueillaient les pauvres, les filles mères et les filles publiques pour accoucher, elles bénéficièrent très tôt d'une authentique formation, enseignée par des maîtresses sages-femmes qui possédaient un vrai savoir[79]. Elles furent les premières véritables obstétriciennes, qui formeront plus tard chirurgiens et accoucheurs, avant d'être supplantées. La dénomination « sage-femme »[80] traverse le temps, et résiste toujours actuellement à un changement de nom, celui de « maïeuticien(ne) », proposé avec des études spécialisées devenues « les sciences maïeutiques ». Au XVIIIe siècle, la lutte contre la mort dans la naissance devient le terrain privilégié d'âpres batailles de reconnaissance, et de territoire, entre les sages-femmes, les chirurgiens et les médecins.

---

[78] Park, 2006

[79] Beauvalet-Boutouyrie, 1999

[80] Il tire son origine du moyen-âge qui utilise le mot « saige », « saive » puis « sage », c'est-à-dire avisée ou savante, en référence au latin « sapere ». Le mot « femme », quant à lui, désigne initialement la femme en couches qui bénéficie de ce savoir et non pas celle qui l'assiste.

Dans un premier temps, cette lutte profite aux sages-femmes. Louise Bourgeois (1563-1636) est la première figure de sage-femme instruite, à une époque où la situation des villes est sans comparaison avec celle des campagnes. Élève d'Ambroise Paré (1510-1590)[81], à qui les accouchements laborieux inspiraient parfois autant d'effroi que les scènes de champs de bataille[82], elle met en pratique ses apprentissages et son enseignement[83]. Ambroise Paré avait lui-même tiré ses préconisations de ses interventions à l'Hôtel-Dieu, lorsqu'il était appelé par la maîtresse sage-femme auprès des accouchements difficiles. En 1609, Louise Bourgeois rédige le premier traité d'obstétrique français, qui soit écrit par une femme[84].

Ce n'est qu'au XVIIIe siècle et sous l'impulsion de l'État, qu'Angélique Du Coudray (1712- 1792), maîtresse sage-femme de l'Hôtel-Dieu, fera un tour de France de 25 années, pour instruire, avec un minimum de formation, les futures sages-femmes, choisies par les diverses autorités du pouvoir public et de l'Église, surtout les curés des paroisses. Elle formera près de 5000 sages-femmes et une centaine de médecins dans toute la France entre 1759 et 1783. Elle enseignait grâce à son célèbre mannequin[85] et un manuel d'accouchement[86] qu'elle avait conçu elle-même[87]. Bien que sa mission soit d'éduquer surtout les accoucheuses des campagnes, elle participe au changement radical de la formation des sages-femmes par des instructeurs, souvent des chirurgiens. Ses outils permettront une continuité d'instruction et conduiront à la création de véritables écoles régionales pour la formation des sages-femmes.[88]

Sa mission s'accompagne du refus de plus en plus vif de l'accoucheuse traditionnelle, mais aussi de l'intérêt pour la mise au point de techniques et d'instruments qui amélioreront les conditions de la naissance, en faisant reculer

---

81 Il abandonnera définitivement la référence à la médecine de Galien (131-201), ses connaissances anatomiques animales, ses conceptions médicales, qui, avec celles d'Hippocrate (460-370 av JC), se fondent sur le pouvoir des émotions et de l'imaginaire, et dominent encore la médecine jusqu'au Moyen Âge. Chirurgien de guerre et des champs de bataille, Ambroise Paré revoit l'anatomie, pratique des ligatures, invente la suture du périnée et redécouvre les principes de l'extraction podalique pour l'accouchement difficile.

82 Stofft, 1998

83 Toujours d'actualité, elle met en pratique l'extraction podalique par version interne des fœtus mal placés, recommandée par Ambroise Paré lui-même, et que celui-ci avait repris à Soranus d'Ephèse, IIe siècle après J-C, auteur du plus ancien traité d'obstétrique connu.

84 Gélis, 2009

85 Le musée Flaubert et d'histoire de la médecine de Rouen conserve l'unique mannequin restant de la « machine » de Madame Du Coudray.

86 Abrégé de l'art des accouchements

87 Gélis, 1988

88 La plus ancienne, cependant, a été fondée à Strasbourg dès 1738.

la mort, qu'elle soit maternelle ou périnatale. La formation et l'acquisition d'un savoir rationnellement fondé, pour les femmes que sont les sages-femmes, devient possible. Ils sont promus par la volonté politique de faire reculer la mort dans la naissance. Toutefois, en même temps, le savoir des hommes de l'art s'imposera progressivement tandis qu'eux aussi se livreront une bataille de prestige et de pouvoir sur le même terrain.

Le Moyen Âge offre le portrait du médecin, qui sait lire, parle latin, a fait des études, possède des connaissances, y compris religieuses, mais ne fait aucune intervention corporelle. Il s'oppose au barbier, qui ne sait pas lire, n'a pas fait d'études, dont l'activité est une pratique corporelle constante, au sein d'une corporation nombreuse et puissante. La Renaissance verra s'opposer les médecins aux premiers chirurgiens dans l'art de guérir, tout en entretenant parfois une certaine confusion autour de celui qui est chirurgien, ayant des connaissances médicales tout en n'opérant pas, et celui qui est chirurgien-barbier et qui n'en a pas. « La barberie-chirurgie a toujours été considérée avec le plus profond mépris par les médecins. Pourtant au XVe et XVIIe siècle, avec Paré et Guillemeau[89], la science des accouchements s'affirme et les progrès qu'elle réalise contribuent à rehausser le prestige de l'ensemble de la chirurgie »[90]. En effet, la chirurgie, avec ses moyens d'intervention, permettra aux hommes savants d'entrer dans le monde secret des accouchements des femmes, là où aucun autre, pendant des millénaires, n'aura été accepté. Car médecins, chirurgiens et plus tard accoucheurs, tous sont des hommes, et le resteront quasiment exclusivement jusqu'au début du XXe siècle. Non sans avoir su dépasser les réticences, les tabous et l'indécence[91] liés à un exercice qui fait commerce de l'intimité des femmes, alors que celles-ci doivent choisir entre la peur « de mourir ou celle d'être vue et touchée(s) par un homme »[92].

Pour autant, les corporations de chirurgiens s'opposeront aussi aux sages-femmes par de vives concurrences. Sont dénoncées, de part et d'autre, l'ignorance, la méconnaissance et « l'impéritie des matrones » autant que celle « des hommes de l'art », les chirurgiens[93]. Néanmoins, la concurrence professionnelle s'établit autour de la capacité à faire perdre du terrain à la mort. Elle est de plus en plus favorable aux chirurgiens, puis aux accoucheurs proprement dits, grâce aux développements d'instruments *ad hoc*, avec le forceps. Il fut inventé en Angleterre par Peter Chamberlen (1560-1631)[94], mais

---

[89] Jacques Guillemeau (1550-1613) : chirurgien-accoucheur, élève d'Ambroise Paré

[90] Gélis, 1977, p.947

[91] Hecquet Philippe (1708) *: De l'indécence aux hommes d'accoucher les femmes et de l'obligation aux femmes de nourrir leurs enfans*, Paris, Librairie Jacques Etienne. Cet ouvrage a été réédité le siècle suivant.

[92] Gélis, 1988, p.306

[93] Gélis, 1977, p.930

[94] Gardé secret pour en conserver l'exclusivité, il fut longtemps une sorte de propriété familiale.

ce n'est qu'au XVIIIe que de nombreux modèles se répandent[95]. Leur grande variété, chaque chirurgien ou accoucheur cherchant à imaginer le sien pour rivaliser avec les autres, s'accompagne de la place toujours plus grande qu'ils prennent dans la naissance, notamment par le recours obligatoire, pour la sage-femme, à leur intervention, en cas d'accouchement difficile. La lutte contre la mort dans la naissance devient l'affaire des hommes de l'art, et son prestige majeur revient peu à peu à la reine de l'art médical, la chirurgie.

Lutter avec l'art de la guerre, la chirurgie

L'art chirurgical s'est développé sur les champs de bataille : Ambroise Paré, son père fondateur, lui donna ses lettres de noblesse et fut chirurgien de guerre avant d'être chirurgien du roi. La chirurgie devient une véritable science en 1731, avec la création de l'Académie royale de chirurgie par Louis XV. L'imaginaire de cette discipline montre peu à peu le chirurgien comme capable de vaincre l'urgence vitale. Par des actes visibles à ses yeux et aux yeux des autres, il serait à égalité avec les forces de la nature et de la vie, en triomphant de la mort.

C'est pourquoi, à côté des instruments développés pour les accouchements difficiles, le recours à la césarienne sur femme vivante, même si elle reste longtemps extrêmement rare, alimente des préoccupations que les chirurgiens entretiennent eux-mêmes. Jacques Gélis considère que c'est là, pour eux, l'ambition et le *« désir d'égaler les médecins dont ils avaient longtemps supporté le mépris »*[96]. Elle n'est plus une opération désespérée grâce à Adolf Kehrer (1837-1914)[97]. Il invente, en 1881, la conservation de l'utérus par suture chirurgicale de son ouverture, auparavant enlevé ou laissé béant. Ainsi la mortalité maternelle et périnatale chute drastiquement, tandis que la césarienne s'inscrit comme une victoire inégalée dans la lutte contre la mort dans la naissance et fera rapidement le tour du monde[98].

Avec les instruments, l'intervention, « armée » techniquement, offre le meilleur rôle dans la lutte contre la mort dans la naissance, sous des dispositions sociales masculines fortement genrées et valorisées. L'immixtion dans l'activité des sages-femmes se fait suivant une redistribution des tâches conforme à l'expression des rapports de pouvoir sexués, solidement enracinés dans la société traditionnelle. Ils mettent en avant des caractéristiques dites

---

[95] Il n'y en avait pas moins de 53 espèces différentes avec 40 sortes de leviers pour accouchement en 1794, avant que les plus sûrs ne s'imposent (Schweighauser, 1801).

[96] Gélis, 1988, p.367

[97] Une première réalisée le 25 septembre 1881 à Heidelberg.

[98] Lehmann, 2006

viriles, et valorisées, portées par la profession des hommes-chirurgiens, puis des hommes accoucheurs, les futurs obstétriciens(ne)s. Celles liées aux différentes formes de pouvoir : pouvoir sur la mort, sur les femmes, sur le monde ou encore pouvoir des apparences, lié au prestige social. Et, ce faisant, les sages-femmes sont progressivement soumises au contrôle médical, qui les oblige à l'assistance plus qu'à l'intervention, mais surtout au retrait féminin, habituellement attendu des femmes par la société.

En France, les premiers accoucheurs, qui pratiquèrent exclusivement les accouchements, furent tous également des chirurgiens. Ainsi l'activité chirurgicale est l'élément majeur dans la constitution et l'organisation de l'activité obstétricale, entre conflits et négociations corporatistes internes ou externes. Elle revalorise les chirurgiens ou les accoucheurs, face aux médecins. Elle efface l'impudeur, la honte ou l'indécence d'intervenir dans l'intimité des femmes, devant l'éclat apporté par les victoires sur la mort maternelle et périnatale. Le rapport à la mort dans la naissance n'est plus seulement inscrit dans le pouvoir de donner la vie, déposé dans le corps des femmes. Il se conjugue aussi, dorénavant, avec l'art de ces hommes capables, sous une certaine forme, de l'égaler, tandis que les sages-femmes sont renvoyées à plus de retrait et d'humilité.

La médecine occidentale n'est pas une affaire de femmes. Quelques exceptions confirment cette règle, comme la célèbre et énigmatique Trotula de Salerne, médecin et chirurgien au XIe siècle. Dans cette lutte active face à la mort dans la naissance, l'évolution des connaissances et des pratiques en médecine se fait sur un mode paradoxal pour les sages-femmes. Elles seront formées à des savoirs, fondés et prouvés, rationnellement ; or ce savoir est d'abord aux mains des hommes, qui en interdiront le plein accès aux femmes, soit aussi aux sages-femmes. Les femmes et les enfants y gagnent en droits à la sécurité et à la protection face au spectre omniprésent de la mortalité sur la scène de la naissance. Les sages-femmes, comme les femmes, y perdent progressivement, sur un mode paradoxal, l'expertise de la connaissance et du contrôle du corps des femmes, ainsi que leur autonomie, dans l'appropriation exclusive par les hommes des savoirs érudits, transmis et produits[99].

Une médecine virile

L'entrée des femmes dans la profession médicale suit le mouvement progressif de leur accès à l'instruction, à l'enseignement et aux savoirs. Inversement les femmes, à travers les sages-femmes, sont disqualifiées partiellement de leurs savoirs, dans le jeu social de leur dépendance vis-à-vis des hommes, ainsi que dans celui des enjeux corporatistes qui s'en nourrissent.

---

[99] Green, 2004

Devenir médecin, plus encore chirurgien, est une longue bataille pour les femmes[100]. Les interdits opposés aux femmes seront aussi des obstacles pour la formation des sages-femmes. Ils permettront aux hommes-médecins de prendre plus facilement leur place auprès des femmes et de contrôler leur activité. L'enseignement universitaire, avec la formation médicale, leur est refusé, là où d'autres pays auront parfois des cours de médecine, réservés aux femmes. Les arguments des opposants à l'entrée en médecine des femmes reposent sur l'atteinte aux bonnes mœurs, mais surtout sur des représentations considérées comme naturelles, allant de soi, liées à la « nature » même de la femme. Sa nature physique, sa faiblesse pendant les menstruations, qui l'obligerait à se ménager, son ventre alors qu'elle est enceinte, la rendrait incapable de soulever des malades. Ou, en obstétrique, de fournir l'effort physique nécessaire à l'utilisation d'instruments comme les forceps : « En 1875 une campagne de presse orchestrée par les journaux et périodiques médicaux est dirigée contre les sages-femmes. Deux motifs sont invoqués pour obtenir l'abolition de l'institution des sages-femmes : l'infériorité physique et l'infériorité intellectuelle du sexe féminin »[101].

Femmes et sages-femmes sont ici logées à la même enseigne. Il est aisé de comprendre qu'elles ne sont pas des adversaires de taille, capables de faire front avec la médecine, dans ces batailles qui l'opposent à la maladie et à la mort. On reproche aussi à la femme sa nature « esthétique » ou « sensible », qui l'indispose face à la vulgarité des corps, la saleté, le sang ou des corps découpés. Il lui faudrait renoncer au mariage et à sa féminité pour pratiquer la médecine. Enfin sa nature orgueilleuse et ambitieuse est avancée, alors qu'elle pourrait se contenter d'être infirmière ou sage-femme. En somme, il s'agit de tracer des frontières psychologiques et morales pour une division du travail qui ne menace pas les représentations sociales, ayant trait au féminin. Après Madeleine Brès, première femme médecin française en 1875, la première femme médecin titulaire des Hôpitaux à Paris est Thérèse Bertrand-Fontaine en 1930.

En chirurgie, cependant, les femmes sont toujours plus rares. Dans cette spécialité, elles le restent de façon significative, encore aujourd'hui, alors que le corps médical s'est fortement féminisé dans son ensemble. Jugées trop fragiles pour un métier difficile, discréditées d'avance par une éventuelle future maternité, elles doivent toujours, plus qu'ailleurs, y « faire leurs preuves ». Cette spécialité porte actuellement toujours les caractères sociaux dits masculins les plus forts, valorisés comme tels, par sa technicité et son pouvoir d'intervention face au corps abîmé ou face à la mort[102]. La valorisation de l'activité chirurgicale reste également toujours marquante dans la division du

---

[100] Pigeard-Micault, 2011
[101] Beauvalet-Boutouyrie, 1999, p.195
[102] Zolésio, 2012

travail entre sages-femmes et obstétriciens, ou encore entre les spécialités médicales elles-mêmes, particulièrement pour l'obstétrique.

Initiée sur le terrain de la lutte contre la mort dans la naissance, sages-femmes et médecins s'engagent dans une inévitable confrontation des rapports sexués, à travers le face à face professionnel, comme vis-à-vis de l'objet de leur activité qui concerne les femmes. Les rivalités de pouvoir et de prestige entre médecins et chirurgiens rendent les enjeux, liés à la lutte contre la mort dans la naissance, d'autant plus précieux pour ces derniers. L'ensemble de ces interactions sera de plus en plus défavorable aux sages-femmes, suite à un double jeu d'exclusion qui écarte les femmes de l'activité médicale, tandis que celle des sages-femmes, par là même, en sera minimisée. Il faudra les bouleversements de la Révolution pour réunir chirurgiens et médecins en un même corps professionnel. En 1806 Napoléon nomme Jean-Louis Baudeloque, chirurgien-accoucheur, à la première chaire d'obstétrique, qui devient ainsi une discipline médicale reconnue à part entière. Elle permet la constitution officielle du corps des accoucheurs des hôpitaux à partir de 1881[103], et signe l'apparition d'une nouvelle profession médicale à une époque où n'exerçaient, dans les hôpitaux, que les médecins et les chirurgiens. À Paris, la maîtresse sage-femme, qui faisait encore usage des instruments et décidait seule de recourir ou non au chirurgien en chef de la maternité, perdra elle-même son indépendance, devant le médecin accoucheur des hôpitaux, directeur des services d'accouchement hospitalier. Si, depuis 1755, l'exercice de la chirurgie est interdit aux femmes, pour les sages-femmes, l'interdiction d'utilisation des instruments n'est formellement établie qu'en 1892[104]. Cependant, même si la « voie royale » de la formation hospitalière s'ouvre ainsi pour les médecins accoucheurs des hôpitaux, elle se fera sous restriction. Les chirurgiens garderont l'exclusivité de la chirurgie gynécologique comme un fleuron, une spécialité à part, qui relève d'une formation supplémentaire, sans commune mesure avec la chirurgie obstétricale. Quant aux médecins accoucheurs, leur propre spécialité, relative à *« l'utérus et ses annexes »,* est malgré tout une porte ouverte vers d'autres segmentations professionnelles ultérieures, dont la reproduction et le diagnostic anténatal[105].

Sur la scène du travail, de *prima donna*, la sage-femme prend un rôle secondaire, proche de celui de la femme dans une société patriarcale. Il est relégué à l'exercice de la physiologie, la non-intervention et la primauté des processus naturels ; là où l'intervention salvatrice relève du médecin. Le ton est donné par l'accoucheur, puis par le gynécologue-obstétricien, et la scène privilégiée, où se joue cette dépendance, nécessite un changement de décor pour remplacer le domicile par l'univers hospitalier. Car la sage-femme garde

---

[103] Tarnier Philippe (1828-1897) fut le premier médecin accoucheur des hôpitaux à Paris.

[104] Beauvalet-Boutouyrie, 1999

[105] Lefaucheur, 1988

encore une réelle autonomie tant que les naissances se font dans le cercle familial privé. Au XIXe siècle et jusqu'à la moitié du XXe siècle, les sages-femmes exerçaient parfois dans les hospices puis les hôpitaux, mais surtout en libéral, pour les naissances à domicile, particulièrement en zone rurale, au même titre que les médecins. Dans les villes, elles avaient parfois leur propre établissement privé. C'est la fin des accouchements à domicile qui met un terme à l'exercice libéral et parachève la tutelle de l'obstétricien[106].

Le résultat le plus marquant tient au fait que l'accouchement devient un acte médical et que le recul de la mort dans la naissance survient, dès lors, sur le terrain de cette médicalisation. Le gynécologue-obstétricien, qui se féminise de plus en plus avec l'accès des femmes aux études médicales, n'a pas repris en main l'activité de la sage-femme. Il s'y est simplement immiscé, d'abord avec son prédécesseur, le chirurgien, puis avec l'accoucheur, provoquant ainsi de nouvelles divisions de travail. S'il se féminise beaucoup, la mixité reste presque insignifiante chez les sages-femmes, avec seulement 3% d'hommes environ ; alors que, dans la population d'ensemble des médecins, 43 % sont des femmes contre seulement 30% en 1990[107]. Parmi les obstétricien(ne)s, 46% sont des femmes actuellement, féminisation sans équivalence, en dehors de l'ophtalmologie et de la pédiatrie, au sein d'une spécialité chirurgicale, qui reste un bastion masculin prépondérant chez les médecins. Par contre, la profession de sage-femme persiste à s'inscrire dans une inévitable redondance du féminin, par une population presque exclusivement féminine depuis toujours, par son histoire singulière ainsi que par l'activité dédiée, qui la lie très intimement à la condition des femmes elles-mêmes. Même si la lutte contre la mort dans la naissance n'est pas seule en cause, elle reste majeure dans l'orchestration des reconfigurations professionnelles, entre sages-femmes et obstétricien(ne)s, pour la redistribution genrée des rôles comme pour le changement de décor de la scène professionnelle. Elle donne lieu à deux groupes professionnels, tous deux dédiés à la vie et à la naissance, avec un rapport sensiblement différent à la mort, annoncé à travers leur champ de compétences, et promu par une philosophie professionnelle *ad hoc.* Malgré tout, l'activité sage-femme profite de ce mouvement de spécialisation des obstétricien(ne)s, par un élargissement des compétences, comme d'une part cédée, relative au développement de leur intérêt pour d'autres expertises[108]. Ce mouvement de « relégation » tient, pour

---

[106] Jacques, 2007, pp.20-22

[107] Barlet, Marbot, 2016

[108] En Inde et au Japon, la sage-femme instruite n'est pas dénommée de la même façon que la sage-femme traditionnelle, associée au système des castes. Le savoir médical transforme le rapport professionnel entretenu par l'activité avec la mort et que sa hiérarchisation sociale. Au Japon la traditionnelle « kyu-sanba » devient une « shin-sanba », sage-femme moderne et formée par la science. En Inde la sage-femme traditionnelle, appelée « dai », n'est pas la « midavaeph, midavaaepf ou midawaef », termes hindi adapté de l'anglais « midwife », celle qui a reçu une formation médicale.

Everet Hughes[109], d'un trait général des professions dominantes, et ressemble à ce qu'Eliot Freidson[110] a décrit des compétences abandonnées aux infirmières par les médecins, avec le développement médical.

L'activité des sages-femmes est ainsi dédiée à l'assistance de la physiologie, et s'ordonne principalement à la vie plutôt qu'à la mort, puisqu'elles réalisent la majorité des naissances normales, et prennent en charge tous les nouveau-nés en bonne santé. Le métier de SF semble dorénavant bien moins pénible et beaucoup plus gratifiant. D'ailleurs, en ce qui concerne la mort, leur compétence principale semble être celle de diagnostiquer les situations pathologiques pour faire « appel » au gynécologue-obstétricien(ne). La charge négative de la mort dans la naissance devient son affaire, tout en procurant une valorisation certaine puisque le pouvoir médical a presque réussi à effacer la mort maternelle de la scène de la naissance. Cette séparation entre ce qui a trait à la vie et à la mort dans la naissance, grâce à deux métiers, s'appuie sur la perspective médicale, qui distingue le normal du pathologique. Le normal inclut la vie et la naissance vivante en bonne santé, tandis que le pathologique englobe la maladie et la mort. Ces distinctions, avec leurs enjeux professionnels, sont majeures et indissociables sur la scène hospitalière, devenue depuis peu la scène exclusive des naissances, loin de la morbi-mortalité d'hier et d'autrefois.

2. La scène hospitalière de la naissance

Avec d'autres professionnels, sages-femmes et obstétricien(ne)s partagent cette scène hospitalière désormais commune. L'activité sage-femme y est inévitablement ordonnée, voire subordonnée à celle du gynécologue-obstétricien(ne) par la proximité qu'elle entretient avec celle de ce dernier. Mais aussi parce que l'activité dédiée à la pathologie y prévaut sur toute autre activité, puisque l'hôpital rassemble et concentre tous les progrès, les nouveautés, ainsi que les connaissances médicales. Les savoirs y sont les plus pointus, les moyens mutualisés pour l'usage commun, et la suprématie du corps médical y est sans égale. Le gynécologue-obstétricien(ne), en tant que figure de la médicalisation, y apparaît comme le garant de la mise à distance de la mort dans la naissance, avec d'autres médecins de l'équipe médicale cependant, dont l'anesthésiste et le pédiatre. Tandis que la sage-femme, en ce sens, œuvre surtout à les aider ou les faire intervenir à bon escient.

La reconfiguration de tout « segment » professionnel du champ médical donne lieu à des négociations, à plus ou moins grande échelle. Chacun d'entre

[109] Hughes, 1951
[110] Freidson, 1970

eux a sa propre « philosophie » concernant l'activité engagée[111], où les professionnels font valoir « leurs propres conceptions, de la nature des services offerts, de leurs droits et privilèges, de leur carrière et de leur destin »[112]. Tout particulièrement pour les professions dominantes, comme celle des médecins, c'est-à-dire qu'en « *tant que groupe, ils prétendent indiquer à la société ce qui, dans tel domaine de l'existence, est bon et juste pour l'individu et la société. En fait ils définissent les catégories dans lesquelles ce domaine peut être pensé. Par exemple, les médecins ne se contentent pas de définir les termes de la pratique médicale, ils cherchent également à définir pour tous la nature même de la santé et de la maladie* »[113].

Cette perspective prend en compte des processus moins apparents, des jeux, des significations, des conflits d'intérêts ou des compréhensions plus subjectives, motivant l'activité professionnelle et dépassant la dimension technique de l'expertise, voire moins louables que prétendus[114]. Elle jette un éclairage heuristique intéressant sur cette scène de la naissance exclusivement hospitalière. Les sages-femmes, en tant que groupe professionnel, ne peuvent guère prétendre à un pouvoir aussi grand. Les obstétricien(ne)s, par contre, sont en mesure d'y faire valoir leur propre philosophie de la naissance, à travers une conception qu'ils sont même susceptibles d'imposer à la société tout entière, de manière plus générale : « Les membres d'une profession ne se bornent pas à offrir un service », mais « ils définissent eux-mêmes les besoins qu'ils servent »[115]. Les enjeux de l'activité renvoient, ici, principalement à la conception spécifiquement française de l'obstétrique, ancrée dans une philosophie de la pathologie ; soit l'esprit d'une lutte contre la mort toujours d'une brûlante actualité, qui veut préserver l'horizon magnifié des naissances autant que l'activité de si beaux métiers.

La philosophie de la pathologie

La particularité française repose sur cette conception singulière de l'accouchement, toujours d'actualité, qui teinte celle de la grossesse : « Un accouchement ne peut être considéré comme normal que 2 heures après la naissance et certaines complications (certes rares, mais graves) peuvent survenir sans que rien ne permette de les prévoir. Cette considération justifie que la naissance ait lieu dans un endroit où l'on dispose 24h sur 24 d'un bloc opératoire (de préférence au même étage que la salle des naissances). De la

[111] Strauss, 1961
[112] Hughes, 1996, p.67
[113] Hughes, p.100
[114] Freidson, 1970
[115] Hughes, 1996, p.131

même manière, il faut que les accouchements se passent à un endroit où l'on trouve en permanence une sage-femme, un obstétricien, un anesthésiste et un pédiatre »[116].

Dans cette conception, liée au risque omniprésent, l'horizon de la mort est une toile de fond qui alimente la médicalisation. Certes, toute femme ayant une grossesse dite normale peut prétendre accoucher dans la maternité qu'elle aura choisie. Cette prise en charge ne se fait jamais en dehors d'un seuil minimum de risque qui correspond à la maternité de type 1. L'hôpital reste le fer de lance de la lutte contre la mort dans la naissance. Les impératifs sécuritaires sont aussi forts en maternité que dans les autres services, avec une idée majeure pour le suivi des grossesses et la naissance : le risque. Ainsi, avec la grossesse dont il clôt le déroulement, l'accouchement n'est physiologique qu'*a posteriori*. Cette conception de l'accouchement, qualifiant le risque par une hiérarchie associée, nécessite et justifie le recours et la présence des spécialistes, dont le gynécologue-obstétricien(ne), dans tous les cas ; mais aussi la supervision des événements dits physiologiques, ceux dédiés à l'activité sage-femme. De ce fait, « le pathologique englobe le physiologique », avec l'idée sous-jacente que la « capacité à gérer les cas difficiles peut gérer les cas « normaux » »[117]. L'activité sage-femme est, ainsi, *de facto*, subordonnée, en grande partie, à celle du gynécologue-obstétricien(ne), puisqu'aucun processus normal ne peut s'envisager, en dehors de l'encadrement prévu pour la pathologie. En France, les plans successifs de périnatalité pour améliorer la sécurité de la mère et de l'enfant, n'ont eu que de piètres résultats en termes de morbi-mortalité. Les changements intervenus dans l'organisation du système de santé restent minimes. Ils relèvent simplement de l'amélioration des moyens matériels et humains grâce à leur coordination à travers des normes de fonctionnement imposées aux établissements hospitaliers, soit de *« l'idée d'une hiérarchisation des risques par une hiérarchisation des hôpitaux »*[118].

C'est-à-dire que la réponse porte sur les ressources techniques et l'accumulation des moyens plutôt que sur l'organisation du travail dédié aux soins, avec l'idée inchangée du danger lié à l'accouchement, soit toujours le spectre de la mort dans la naissance.

De nombreuses controverses ont alimenté les différentes conceptions liées à la sécurité périnatale ces deux dernières décennies, suite à plusieurs rapports la concernant, sans cependant remettre en question ce principe. En France, les résultats restent toujours moyens en matière de périnatalité, en 2001. Ils donnent lieu à un nouveau plan de périnatalité 2005-2007[119], préconisant particulièrement plus d'humanité dans l'attention portée à l'information, aux

---

[116] Nisand, 1994, p.15

[117] Akrich, 1998, p.199

[118] Akrich, Pasverr, 1995, p.584

[119] Plan de périnatalité 2005-2007, n° 2005-840 du 20 juillet 2005.

souhaits des patientes, ainsi qu'à la dimension psychologique et affective de la grossesse. Avec d'âpres controverses, ce constat est toujours au cœur des débats actuels. En 2010, un rapport du groupe de travail de l'Académie Nationale de Médecine s'alarme de l'absence de progrès, concernant la mortalité maternelle pour les enfants nés à terme, tandis que, pour la mortalité périnatale, la France est désormais au dernier rang européen[120]. De meilleurs résultats, avec une autre approche que la médicalisation accrue, questionnent cette situation, ainsi que les orientations françaises. Le cœur du débat repose sur la division du travail et des tâches entre sage-femme et gynécologue-obstétricien(ne), avec la question d'une stricte séparation et une autonomie propre entre les compétences des sages-femmes autour de la physiologie, et celles des obstétricien(ne)s avec la pathologie. L'idée de complémentarité est proposée, plutôt que celle des hiérarchies. Mais elle sous-entend une reconfiguration de la division morale et psychologique du travail, avec l'abandon de la philosophie de la pathologie et l'idée du risque derrière chaque naissance.

Or c'est l'idée princeps qui organise et détermine les pratiques médicales, dont l'hôpital est l'élément central, même s'il est conçu actuellement au cœur d'un réseau. Un autre exemple en est le débat général sur les Maisons de Naissance, ces unités physiologiques gérées par les sages-femmes, où il serait possible d'accoucher sans médicalisation, y compris hors d'un hôpital. Ces lieux existent parfois ailleurs, depuis longtemps[121]. Le débat est passionné chez les usagers de la naissance aussi bien que chez les professionnels, toujours sous l'ombre du risque et de la mort pour les opposants, parfois sur le ton du réquisitoire contre les Maisons de Naissances, voire même contre l'accouchement en maternité de type 1, pour ceux qui affirment que même le bas risque n'existe pas[122].

Des pays qui ont construit des systèmes de santé reposant sur une complémentarité et une dissociation complète des processus, considérés normaux, de ceux jugés pathologiques, posent question par leurs meilleurs résultats. Leur situation plaide « en faveur d'un changement systémique délaissant les soins maternels et néonatals fragmentés, exclusivement consacrés à l'identification et au traitement des pathologies »[123]. De tels systèmes sont montrés en exemple, comme en Suède, aux Pays-Bas, au Royaume-Uni ou même au Canada, qui pourtant n'avait pas de sage-femme avant 1999 et qui,

---

[120] Bréart, Crépin, 2010

[121] Berlin ouvre la première Maison de Naissance en 1987. La Suisse, l'Allemagne, les Pays-Bas, l'Autriche, la Suède comme l'Australie, le Canada ou les États-Unis les expérimentent depuis une vingtaine d'années.

[122] Carricaburu, 2007

[123] *The Lancet*, 2014, http://www.thelancet.com/series/midwifery, il s'agit du résumé analytique des différentes études disponibles, mené par une revue médicale reconnue, consulté le 11 avril 2015.

pour ce faire, a configuré une véritable nouvelle profession[124]. L'exemple du Royaume-Uni est particulièrement intéressant, car la médicalisation de la naissance est comparable à la France, jusqu'à une époque récente. Considérant la surmédicalisation comme iatrogène, une transition totale a été entreprise, depuis les années 1990, pour passer d'un modèle obstétrical, où la pathologie est au premier plan, à un modèle où la physiologie prévaut, avec un environnement qui tient compte de la sécurité émotionnelle, affective, psychologique autant que somatique[125]. En France, cependant, prédomine toujours la concentration d'une accumulation de moyens, de techniques et de compétences à l'hôpital, avec la même division du travail et des tâches entre sages-femmes et obstétricien(ne)s.

La version idéologique du risque

Une telle pensée, puissamment idéalisée, justifiée par la référence à une rationalité et une cohérence conceptuelle, qui cherche à faire croire que son discours représente la solution à un problème social, s'inscrit dans le sillon de l'idéologie, en son acception la plus négative. Car si le terme « idéologie »[126] désigne, à l'origine, l'établissement d'une nouvelle science, la science générale des idées, il est devenu très rapidement connoté négativement, synonyme d'une construction intellectuelle, sans ancrage avec le réel, depuis Karl Marx (1845). Néanmoins cette polarité essentiellement négative peut être nuancée devant le fonctionnement des groupes, dont la vie psychique nécessite des formations et des processus spécifiques, que Sigmund Freud (1921) avait déjà supposés en son temps. On s'accorde pour considérer que le groupe est une « mise en commun » et, dans le cas du travail, elle concerne en premier lieu l'objectif à réaliser. Émile Durkheim (1893) a pu montrer combien la manière de penser et de réagir individuellement, soit les sentiments eux-mêmes, était d'abord déterminée par une intériorisation des normes du groupe social, sous forme d'un ensemble d'idées. Les recherches ultérieures ont souligné combien la cohésion, surtout dans les petits groupes, était sous influence de la vie affective, consécutive des interactions entre ses membres, les uns par rapport aux autres, ou par rapport au groupe lui-même. Elles donnent lieu à une véritable « dynamique de groupe » (Lewin, 1944). À côté de la dimension rationnelle, qui cimente le groupe par un ensemble d'idées communes, la vie affective et émotionnelle, sous la forme d'attirances, de répulsions, de confiance éprouvée, a parfois été considérée comme le premier facteur de cohésion des groupes (Moreno, 1954). Le groupe, ainsi envisagé, est lui-même générateur de normes

---

[124] Lemay, 2002

[125] Richard-Guerroudj, 2014

[126] Ce mot est forgé par Destutt de Tracy en 1796, pour remplacer celui de métaphysique.

organisationnelles et de comportements qui lui sont propres. L'importance des facteurs affectifs dans la vie des groupes, avec la façon dont les membres s'y ressentent à travers la tâche effectuée, la manière dont le groupe est plus ou moins valorisé et valorisant pour chacun d'entre eux, le regard des autres sur soi et sur ce qui est fait, renvoie particulièrement au domaine affectif, mais surtout à l'imaginaire. Ce que l'approche psychanalytique a particulièrement développé avec Didier Anzieu (1985).

Cette caractéristique permet réellement de comprendre les mouvements affectifs que les membres d'un groupe développent les uns vis-à-vis des autres, ainsi que la capacité d'intériorisation ou de création de normes singulières. Le groupe est considéré comme « une mise en commun des images intérieures et des angoisses des participants », que ce soit vis-à-vis du groupe lui-même, ou envers d'autres groupes[127]. Ce phénomène universel s'observe par le fait que, dès que des hommes se réunissent, y compris au travail, surgissent, dans le groupe, du désir, des angoisses, des peurs, des sentiments, dont ils vont essayer de se prémunir ou qu'ils vont tenter de partager au moyen d'un imaginaire groupal commun. C'est pourquoi, quels que soient « les groupes sociaux dits réels », dont « les équipes de travail », le groupe est à la fois « accomplissement imaginaire de désirs et de menaces », où la dimension inconsciente est essentielle[128]. Le groupe repose ainsi sur le partage d'un même imaginaire, où l'élaboration d'une « illusion groupale » rassemble positivement tous les membres dans la même enveloppe fantasmatique, indispensable à sa cohésion. Cette enveloppe psychique, à la manière d'une peau, est produite par le groupe et lui sert de contenant imaginaire, pour se représenter les frontières et les passages entre ce qui appartient au groupe et ce qui ne lui appartient pas (Anzieu, 1985). De cette manière, dans le cadre du métier, elle sert aussi d'étayage à l'identité professionnelle, en fournissant à tous des repères communs.

Cette « idée d'une réalité psychique spécifique dans les groupes, réalité irréductible à la simple juxtaposition, ou même à l'interaction des réalités « individuelles » » a été développée par les travaux du psychanalyste René Kaës[129]. Elle tente de comprendre les articulations psychiques réciproques entre les membres et le groupe ou encore entre les membres eux-mêmes, à travers le groupe. Elle permet d'éclairer des phénomènes particuliers, telles certaines alliances inconscientes, nées des liens intersubjectifs ; notamment les processus collectifs de déni, de désaveu ou de rejet, soit des « pactes dénégatifs »[130]. Ces processus renvoient aussi aux mécanismes de défense, spécifiques à certains collectifs de travail, face à des situations concrètes, en réaction à la souffrance

[127] Anzieu, 1996, p.27
[128] Anzieu, 1996, p.53
[129] Kaës, 1999, p.10
[130] Kaës, 1988

vécue, ou encore caractéristiques de défenses corporatistes, comme l'envisage Christophe Dejours (1993).

À l'hôpital, cette dimension groupale renvoie à une multiplicité de groupes d'appartenance, par l'équipe, dans ses différentes extensions. Que ce soit celle, au sens restreint, qui est au travail effectivement, ou celle, au sens large, du même corps professionnel, du même niveau hiérarchique, de la même unité de soin ou encore de l'organisation globale, constituée par l'institution hospitalière singulière. Bien que les personnes au travail ne se soient pas choisies pour faire œuvre commune, elles sont plus qu'une collection ou un assemblage informel d'individus, à travers la coopération ou la coordination nécessaire pour réaliser les objectifs de soin, grâce aux conjonctions subjectives qu'elles forment. Elles donnent lieu à des fonctionnements informels, plus ou moins énoncés de façon explicite, mais néanmoins actifs au moyen de conduites, de règles, de croyances, de valeurs, de normes auxquels le groupe entier adhère et qu'il fait siennes.

Plus spécifiquement, au niveau de l'unité d'organisation du travail que représente la maternité, se déclinent des représentations partagées qui fondent un système de croyances commun. Cet ensemble de représentations réalise, sous cette forme, l'établissement d'un idéal commun, avec la pensée de la tâche primaire à laquelle l'organisation est dédiée : « *La tâche primaire de l'institution fonde sa raison d'être, sa finalité, la raison du lien qu'elle établit avec ses sujets : sans son accomplissement elle ne peut survivre. Ainsi, la tâche primaire des institutions soignantes est de soigner* »[131].

Dans toutes les organisations dédiées au soin, cet idéal figure une tâche thérapeutique à accomplir, où il s'agit de guérir et de lutter contre la mort, qui rassemble à la fois des pensées conscientes et inconscientes. Il réalise ainsi une communauté d'intérêts capable de réunir les soignants en une vie de groupe, restituée dans le collectif de travail. De ce point de vue, cet idéal articule les pensées de chacun et de tous par des phénomènes subjectifs et intersubjectifs autour d'un contrat narcissique[132], qui soutient les soignants. C'est-à-dire qu'en tant que pensée elle étaye le travail de chacun, individuellement, ou encore collectivement au regard de l'équipe, par une garantie de reconnaissance et d'appartenance, en échange des investissements concédés.

L'idéal d'un service de maternité, sous la figure de sa tâche primaire, se décline ainsi par des représentations où l'activité est pensée au service de la vie, de sa conservation et de son corollaire, la neutralisation de la mort. Il traverse les motivations et les modalités des choix professionnels des soignants, le travail prescrit autant que le travail réel. Mais par sa mesure idéalisée, il peut en signifier les écarts mineurs ou majeurs dans sa réalisation. Il témoigne aussi de

[131] Kaës, 2000, p.41
[132] Aulagnier, 1975

tout ce qui peut être mis à mal, voire voler en éclats, lorsque la réalité vient s'y mesurer pour le contredire ou le nier. « Sur la question de l'idéologie, il semblerait qu'une communauté de vues puisse s'établir sur ce fait qu'aucune formation humaine : psychique, groupale, sociale, ne peut se constituer ni se développer sans construire une représentation d'elle-même, dans laquelle s'inscrit la dynamique de son unité et de sa différenciation »[133]. Cette polarité positive de l'idéologie permet au groupe de se constituer en une totalité. Elle détermine, de ce fait, les relations intersubjectives, conscientes et inconscientes, qui articulent à plusieurs niveaux le sujet et le groupe, avec plus ou moins de jeu selon sa puissance. Ce que René Kaës appelle[134], sous forme de métaphore signifiante, l'appareil psychique groupal. Il offre à tous les membres du groupe un système symbolique, comparable au mythe. Capable d'interpréter le monde, il le rapporte à la « Weltanschauung » de Sigmund Freud, puisqu'elle articule à la fois l'intrapsychique, le culturel et le social. En ce sens, l'idéologie ne cherche pas la validité des preuves de sa conception de la réalité, comme le fait la science, mais elle tire son pouvoir de cet imaginaire partagé qui mobilise « les puissances de l'illusion ».

Ces processus donnent un éclairage particulièrement intéressant des enjeux de la division morale et psychologique du travail, notamment concernant l'idée du risque ubiquitaire derrière chaque naissance. C'est-à-dire l'idée de son contrôle possible à travers la division faite entre le normal et le pathologique. Cette idée a un « idéal », qui ressemble à l'éradication de la mort dans la naissance, tandis que la force de son emprise se mesure aux effets pratiques et pragmatiques qu'elle a sur la réalité, dans le travail des soignants, comme pour les femmes qui bénéficient de leurs soins, ou encore la société elle-même. L'omnipotence de cette idée ne tient pas seulement du fait qu'elle aura entièrement réorganisé un système de santé, avec une exception qui reste française. Elle tente aussi de s'imposer à toute autre forme de pensée d'alternative ou de différence, de telle sorte que rien ne pourrait être pensé de cette réalité en dehors de sa propre perception. De cette idée découle tout un système d'idées corollaires, ainsi qu'un ensemble d'actions au service de son idéal. Bien qu'elle réponde à des angoisses, et à un besoin de rassurance, elle se comporte, dès lors, comme une idéologie qui se radicalise dans sa polarité négative, avec la toute-puissance, lorsqu'elle « … est une pensée d'une extrême certitude, qui comporte un système de causalité unique et universel, et qui par là tend à s'imposer à tous […] à l'exclusion de toute autre vision du monde.[135] »

Pour y parvenir, en ce qui concerne le risque ubiquitaire, cette pensée « louche » vers des apparences de légitimité, au moyen de la science médicale,

[133] Kaës, 1980, pp.21-22
[134] Kaës, 1993
[135] Kaës, 2016, p.233

en faisant apparaître l'objectivité et les certitudes des lois déterministes de cette dernière comme les siennes propres. L'idée du risque mortel, derrière chaque naissance, n'est en effet ni réfutable, ni démontrable selon les modalités scientifiques. Par contre le savoir et la technique le sont en eux-mêmes, au moyen de la méthode expérimentale et statistique dont ils découlent. Le principe qui affirme que toute naissance expose à des risques imprévisibles, potentiellement mortels, résiste au savoir et aux tentatives de débat scientifique. Au contraire, chaque fois qu'une pathologie survient, elle semble le confirmer. Aucun élément dans ce principe, ne semble pouvoir être réfutable, car il faudrait qu'il n'advienne jamais rien pour le fausser. L'idée du risque ubiquitaire ressemble plutôt à la formule d'un sophisme, puisque naître et mourir sont indissociables dans l'existence humaine. L'œuvre d'une telle idéologie vient de sa force à maintenir une affirmation, aussitôt déniée et rejetée par un clivage, c'est-à-dire derrière le risque, la pensée de la mort. Ainsi, après la chute impressionnante de la mortalité, la mort est encore une fois dissociée de la vie dans la naissance, par la force d'une opération symbolique.

Georges Canguilhem (1977) montre, toutefois, combien la science se débat elle-même avec l'idéologie, dans la mesure où elle a tendance à devenir dogmatique, par « des systèmes explicatifs dont l'objet est hyperbolique », alors que tout les oppose en principe. Car la science s'adresse à la logique et cherche à « convaincre », grâce à des arguments rationnels, là où l'idéologie cherche surtout à « persuader »[136] ; c'est-à-dire à remporter l'adhésion par la croyance à son interprétation de la réalité et à son orientation de l'action, en jouant sur la sensibilité et l'émotion : « *L'idéologie scientifique ne doit pas être confondue avec les fausses sciences, ni avec la magie, ni avec la religion. Elle est bien, comme elle, mue par un besoin inconscient d'accès à la totalité, mais elle est une croyance qui louche du côté d'une science déjà instituée, dont elle reconnaît le prestige et dont elle cherche à imiter le style* »[137].

Sur la scène de la naissance et de ses professionnels, ces éléments invitent à rechercher, derrière les faits observables « manifestes », d'autres types de processus interactifs, « latents », non conscients ou inconscients, qui les instruisent. D'autre part, la subjectivité individuelle s'y intrique profondément avec celle des autres, notamment avec celle du ou des groupes d'appartenance. C'est pourquoi l'identité personnelle se construit, s'entretient et se transforme dans l'activité de travail, en fonction de l'ampleur de l'engagement de soi. Ce que révèle tout particulièrement la clinique individuelle des situations de souffrance au travail.

---

[136] La différence entre « persuader » et « convaincre » se réfère à celle faite par Emmanuel Kant, où il distingue l'activité de la raison de celle de l'entendement, plus sensible.

[137] Canguilhem, 2009, p.44

L'idée du risque obstétrical reste associée à une référence « ubiquitaire »[138]. C'est-à-dire qu'il est considéré comme présent partout, derrière chaque naissance. Bien qu'il ait été fractionné par une hiérarchie ordonnée entre les différents types de maternité, même en type 1, il subsiste par une probabilité simplement atténuée. Cette conception est malgré tout au service des rapports de pouvoirs et des conflits corporatistes entre sages-femmes et obstétricien(ne)s, notamment avec la polémique enflammée autour des Maisons de naissance : « *In fine, la définition du risque obstétrical dans son acception probabiliste, même si elle a justifié la réorganisation de la périnatalité, n'a pas totalement éliminé l'idée du risque ubiquitaire qui peut être réactivé par la rhétorique du groupe social dominant lorsqu'il s'agit de défendre ses intérêts. Ces deux définitions du risque traduisent des « idéologies obstétricales » en tension, incarnées dans la controverse des Maisons de Naissance, radicalisant ainsi les positions des uns et des autres sur la question de la technicisation de la naissance et du maintien ou non, à plus ou moins long terme, des 80 % de grossesses et d'accouchements « physiologiques » dans le giron des obstétriciens* »[139].

La force de cette pensée du risque est restituée par le long débat légalisant les Maisons de Naissance. Mais aussi par l'extrême lenteur, de 20 mois, des décrets d'application[140], assortis de leur expérimentation provisoire pendant cinq ans, et de l'obligation d'être attenante à une maternité, soit comme un appendice du dispositif hospitalier. Les études postérieures à l'organisation des maternités par seuils de risque, font aussi état d'une sorte d'impossibilité à réorganiser le champ de la périnatalité[141]. Les réseaux mis en place pour coordonner les maternités devaient apporter des complémentarités horizontales et permettre une moindre médicalisation, pour les grossesses normales. Pourtant la lenteur des changements conduit à un dispositif vertical renforcé, par des injonctions normatives confortées en matière de médicalisation. Les maternités, aux compétences pourtant complémentaires, construisent en effet des partenariats difficiles, incohérents, des parcours morcelés pour la prise en charge des femmes, avec l'intervention de multiples professionnels. La convergence des situations les plus risquées, avec le transfert des patientes vers le type 3, convoque de ce fait une véritable « assomption » du risque[142].

---

[138] Carricaburu, 2007

[139] Carriburu, 2007, p.141

[140] Loi n° 2013-1118 du 6 décembre 2013, suivie du décret 2015-937 du 30 juillet 2015 relatif aux conditions de l'expérimentation des Maisons de naissance.

[141] Carricaburu, 2007

[142] Carricaburu, 2007

Cette prescription majeure, confiée à l'organisation macrosociale du travail, est particulièrement prégnante dans l'univers hospitalier. Elle s'étend suivant les mêmes impératifs, dans l'activité des sages-femmes et des obstétricien(ne)s, avec la division et l'organisation interne de l'activité des professions, autour du normal et du pathologique. Sur cette scène, qui figure l'expression la plus forte de la médicalisation, les frontières entre le normal et le pathologique s'enchevêtrent au détriment des territoires alloués à la physiologie. Le risque supposé prévaut toujours, comme une hiérarchie supérieure dont les normes prescriptives doivent être intégrées. L'assomption du risque se fait à l'intérieur même de l'activité partagée, de la sage-femme vers le gynécologue-obstétricien(ne), de la même façon qu'il se fait entre les maternités type 1 ou 2 vers le type 3.

La pensée du risque, avec ses prescriptions normatives orchestrées autour du type 3, rend la démédicalisation impossible. Si bien que les dispositifs non supervisés par l'activité hospitalière médicalisée sont difficiles à envisager. L'idée du risque ubiquitaire est toujours là, avec ce point imaginaire organisateur, qui rassemble les lignes de ces différentes perspectives, le point de fuite de la mort dans la naissance. Même en coulisses il reste actif, autant que lorsque la mort occupait une place prépondérante sur cette scène.

Les versions idéologiques du normal et du pathologique

L'idée, en tant que telle, génère un idéal qu'elle tend à imposer de manière omnipotente. Ces trois éléments constituent, pour René Kaës, les ressorts symboliques de toute idéologie. Dans chaque groupe social considéré, y compris professionnel, elle rassemble ses différents membres et répond à une double contrainte de forces qui s'opposent, entre diversités et unité. Les représentations communes partagées construisent un système idéal, qui réunit tous les membres à travers leur adhésion, et devient, par là, facteur de cohésion interne et d'unité du groupe. Ainsi ce dernier « est représenté comme un corps uni ou divisé ; il est composé de membres, chef (tête), de cellules, il dispose même d'un esprit, l'esprit de corps, précisément l'idéologie »[143].

Ce mouvement d'investissement partagé, essentiellement inconscient, apporte d'un côté des bénéfices narcissiques certains, comme de la sécurité, du plaisir, de la satisfaction et surtout un sentiment d'appartenance, particulièrement prégnant dans la profession médicale, qui contribue à renforcer l'identité professionnelle. Cependant il convoque en même temps des renoncements, des obligations et des interdépendances mutuelles, tout comme il distribue les places et les rôles. Ces investissements concourent, en effet, à la défense d'un espace propre par des mouvements d'exclusion de tout ce qui

---

143 Kaës, 1980, p.65

s'attaque au système idéal commun, en tant qu'atteinte à l'intégrité du groupe et du sujet, lui-même menacé dans son identification.

Chaque sujet reçoit ainsi une double assignation où deux tendances sont à l'œuvre : d'une part une tendance souple qui ne réalise que des appareillages partiels, laissant de la marge pour « des lois différentes et des fonctionnements spécifiques » ; d'autre part celle d'une réduction qui, à l'extrême, contraint à un « double repliement du groupe dans l'individu et de l'individu dans le groupe » avec une « correspondance univoque »[144]. C'est alors un alignement sans faille du fonctionnement individuel avec le fonctionnement du groupe pour un système entièrement réduit à lui-même. Il évacue tous fantasmes, pensées, échanges, ainsi que tout savoir qui ne seraient pas à son service, telle une menace l'empêchant de se maintenir dans son fantasme de toute-puissance. Cette lecture permet de s'intéresser aux aspects les plus subjectifs qui gouvernent la répartition du travail entre sages-femmes et obstétricien(ne)s, en tenant compte de la forme que prend l'idéologie professionnelle spécifique qui ordonne leur activité.

Ainsi le territoire de la pathologie, dévolu aux obstétriciens(ne)s, est dominé par une idéologie dont l'idéal évacue la mort dans la naissance, grâce à la toute-puissance médicale, octroyée par les moyens, les ressources du savoir et des techniques médicales, associés à l'organisation de travail de l'institution hospitalière. Elle s'appuie, dans l'activité, sur la capacité d'intervention du gynécologue-obstétricien(ne). Sous l'image du « leader », du « chef », il garantit le lien groupal, par sa représentativité et le fait d'être dépositaire de la toute-puissance médicale. Elle ne fait ici que recouvrir l'idéologie médicale générale, avec l'idéal de lutter contre la mort, dont la puissance s'exprime avec l'ampleur de la médicalisation.

C'est ainsi que l'idéologie peut dénier la mort et rassurer sur les angoisses archaïques les plus profondes, liées à la condition humaine, celles de la finitude, de l'incertitude et de la vulnérabilité. Par sa proximité et sa dépendance avec le gynécologue-obstétricien(ne), l'activité sage-femme n'échappe pas à la portée de cette idéologie médicale générale.

Toutefois, cela ne signifie pas que ce groupe professionnel n'est pas porté par une idéologie singulière. La revendication, pour les sages-femmes, de faire partie, à part entière, du monde médical, en étant reconnues à la hauteur d'un de ses segments professionnels en témoigne. Tout comme le fait de spécifier leur activité par le terme de « maïeutique » contribue à la construction idéologique d'un espace propre.

Les frontières sont ici moins liées aux actes médicaux autorisés par l'exercice professionnel, que relatives à un ordre symbolique restitué par une

---

[144] Kaës, p.66

idéologie singulière. L'idée qui soutient l'activité s'exprime avec le bon fonctionnement des processus vitaux, dits normaux. L'« idéal » en serait l'accent mis sur leur puissance, où, capables de se suffirent à eux-mêmes, ils ne peuvent que triompher de la mort, tandis que leur expertise est déposée dans le corps de chaque femme. Alors que, sous la forme de la toute-puissance, l'idéologie médicale s'incarne dans la médicalisation systématique, l'idéologie maïeutique, sous cette forme, s'incarne dans son absence. D'un côté, l'intervention extérieure aux processus vitaux est exaltée alors que, de l'autre, ce sont les processus vitaux eux-mêmes qui le sont, si bien qu'ils deviennent garants de la neutralisation de la mort. Néanmoins ces deux idéologies se rejoignent par une communauté d'intérêts pour la vie que chacune cherche à préserver à sa façon. De ce fond commun, se dégage également une communauté de défenses où, comme le conçoit Didier Anzieu (1984), ces groupes apparaissent aussi comme le lieu de processus imaginaires, de réalisations de désirs et de défenses contre l'angoisse, inconsciemment partagés, liés à la pensée de la mort dans la naissance. Ils réalisent, ainsi, de façon différente, mais ensemble, un véritable déni de la mort dans la naissance, un pacte dénégatif[145].

Parce que l'idéologie constitue le principal facteur de cohésion, de maintien et d'organisation du groupe, l'atteinte la plus importante le concernant sera celle qui attaque l'idéologie qui le constitue[146]. La survenue de la mort au travail, pour les soignants, représente de ce fait, une mise à mal patente, à la fois de l'idéologie obstétricale et de l'idéologie maïeutique, qui laisse envisager le recours à des mécanismes de défense professionnels. La grève des sages-femmes, entre octobre 2013 et novembre 2014, en donne une autre illustration par le regain de l'idéologie liée au groupe professionnel, sous forme d'un « esprit de corps », pour le défendre. Ce que Christophe Dejours a défini comme « l'idéologie défensive de métier »[147].

En effet les sages-femmes réclamaient plus d'autonomie et de reconnaissance professionnelle, et surtout le fait d'être positionnées comme « premier recours » pour le suivi gynécologique et obstétrical des femmes en bonne santé. Soit une revendication qui, en séparant nettement les compétences des sages-femmes, autour de la physiologie et de la santé, de celles des gynécologues médicaux et obstétriciens autour de la pathologie, met un terme à la hiérarchie du pathologique sur le physiologique. Ces derniers pouvaient désormais se trouver en compétition avec les sages-femmes pour le suivi des femmes.

Des réactions « épidermiques » corporatistes ont été médiatisées, si bien que le Conseil de l'ordre des sages-femmes a porté plainte, en février 2014, auprès

---

145 Kaës, 1988
146 Kaës, 1999, p.66
147 Dejours, 1993

du Conseil de l'ordre des médecins pour *« propos malveillants, injustifiés, portant atteinte à l'honneur de la profession »*[148], tenus par deux syndicats, la Fédération nationale des collèges de gynécologie médicale (FNCGM)[149] et le syndicat national des gynécologues obstétriciens (SYNGOF)[150]. Les premiers contestent aux sages-femmes la compétence pour *« différencier une situation normale d'une situation pathologique »* et alertent sur la *« situation de dérive qui est de la plus haute gravité »*, si leur demande de « premier recours » était accordée. Les seconds affirment que *« l'autonomisation des sages-femmes, portée par le climat d'effervescence actuel, ne peut se faire au péril des patientes »*, et ne veulent pas laisser croire que celles-ci puissent *« en toute sécurité, assurer le suivi gynécologique au même titre que les docteurs en médecine »*. Le risque d'un « *recul archaïque* » est même annoncé au journal télévisé. Les arguments ne sont pas scientifiques ou rapportés à des études circonstanciées. Ils sont idéologiques, avec l'évocation de l'idéal, celui du contrôle du risque vital. Tout en illustrant combien la dimension de ces frontières subjectives est active derrière les conflits corporatistes des sages-femmes et des obstétriciens(ne)s, elle laisse entrevoir combien elle l'est aussi derrière l'activité commune concrète des sages-femmes et des obstétriciens(ne)s, au sein de l'institution hospitalière. Là aussi la sage-femme peut se voir reprocher de ne pas avoir fait appel à l'intervention du gynécologue-obstétricien(ne), par un excès de confiance fait à la physiologie, au point de ne pas avoir jugé certains éléments comme des indicateurs alarmants. Le gynécologue-obstétricien(ne), à son tour, peut se voir reprocher d'être trop invasif ou angoissé, par une trop grande propension à intervenir, au détriment des patientes. En tout état de cause, ces frontières sont inévitablement en prise à d'incessantes négociations sur la scène commune hospitalière, au service de l'évacuation de la mort dans la naissance.

3. L'objet du soin dans l'activité des soignants

La naissance est indissociable, pour les soignants, de l'objet de leurs soins, soit un sujet dont ils ont la charge, à travers une relation professionnelle qui

[148] Communiqué du conseil national de l'ordre des sages-femmes : 20 février 2014, consulté le 10 mars 2016, URL : http://www.ordre-sagesfemmes.fr/NET/fr/document//2/menu/communiques_de_presse/lordre_des_sagesfemmes_porte_plainte_contre_la_fncgm_et_le_syngof/index.htm

[149] Communiqué de la Fédération nationale des collèges de gynécologie médicale, FNCGM du 19 décembre 2013, consulté le 10 mars 2016, URL: http://www.fncgm.com/images/PREMIERE_PAGE/fncgm_131219comquesf.pdf

[150] Communiqué du syndicat national des gynécologues-obstétriciens de France, SYNGOF, du 21 janvier 2014, consulté le 10 mars 2016, URL : http://www.syngof.fr/communiques-presse/pouvoirs-publics-responsabilite-competences-sages-femmes/

conditionne leur activité et avec lequel ils doivent co-construire leur activité[151]. L'engagement de sa propre subjectivité est en jeu pour chaque soignant, autant qu'une forte dimension intersubjective, conditionnée pour le moins à chaque rencontre singulière.

Dans cette relation de service particulière, les « activités qui consistent à faire quelque chose pour quelqu'un, ou sur quelqu'un »[152] posent des questions par « la nature des transactions entre ceux qui reçoivent et ceux qui assurent les services »[153]. Les bénéfices supposés semblent apparemment fragiles, lorsque la relation d'aide proposée dans le soin, avec toutes ses « bonnes intentions », pourraient aussi bien masquer « des désirs de contrôle, voire d'emprise sur l'autre »[154]. De leur côté, à propos de la maladie chronique, les travaux d'Anselm Strauss[155] identifient particulièrement la manière dont les patients négocient leur traitement et interviennent dans l'organisation hospitalière elle-même. Cette activité des patients, où ils modulent leur propre prise en charge, est évaluée à la hauteur d'un vrai travail participatif, un « travail de santé »[156]. Il les rend actifs aux côtés des soignants, au-delà de ce qui concerne la prescription médicale et la compliance attendue au traitement[157]. La question des services rendus dépasse largement les enjeux déclarés par le discours apparemment objectif et argumenté des différents acteurs, dès lors que chacun d'entre eux a sa *« propre conception des services rendus »*[158].

Celle qui fait valoir, du côté des professionnels, tantôt en priorité, des services de sécurité et de prise en charge de la douleur par la médicalisation, tantôt le bénéfice des processus dits naturels et les avantages de la non-intervention dans la physiologie. Tandis que les usagers, à tout le moins, ont le droit de choisir ou de décider pour eux-mêmes le type de soins qu'ils souhaitent, au moyen de leur propre conception de ces services.

Le terrain intersubjectif de cette négociation est protégé juridiquement par le contrat de soin, tel que défini par la loi Kouchner de 2002[159]. L'article L1111-4 du Code de la santé publique stipule : « Toute personne prend, avec le professionnel de santé et compte tenu des informations et des préconisations qu'il lui fournit, les décisions concernant sa santé [...] Le médecin respecte la volonté de la personne après l'avoir informée des conséquences de ses choix et de leur gravité ». Si la médicalisation promet aux femmes de préserver leur

---

151 Lhuilier, 2006, p.56
152 Hughes, 1996, p.62
153 Hughes, 1996, p.103
154 Amado, Minary, 2008, p.9
155 Strauss, 1992, p.102
156 Strauss, 1992, p.144
157 Lhuilier, Brugeilles, Rolland, 2016, p.50
158 Hughes, 1996, p.67
159 Loi n° 2002-03 du 4 mars 2002, relative aux droits des malades et à la qualité du système de santé.

intégrité corporelle, de ne pas souffrir, d'assurer leur sécurité en effaçant l'ombre de la mort dans la naissance, elle n'en est pas moins discutée, voire contestée, dans le souhait de bon nombre d'entre elles. Elles attendent des actions différentes de la part des professionnels[160]. Les effets iatrogènes et réducteurs de la naissance, au seul risque obstétrical, sont aussi dénoncés. Dans ce cas, il ne s'agit plus de demander aux femmes d'accepter de suivre et de s'ajuster à des prescriptions normatives, sous couvert de raisons sécuritaires, dont l'exécution repose sur les professionnels, mais de procurer à la mère, à l'enfant et à sa famille, le meilleur environnement, pour l'exercice optimal de leurs propres capacités adaptatives ; serait-ce au sein de l'univers hospitalier.

Cette réflexion, avec ses critiques, a sollicité de fortes négociations entre les professionnels et les usagers, dont le C.I.A.N.E.[161], particulièrement, comme entre les sages-femmes et les obstétriciens(ne)s. En effet, elle introduit un autre débat, non pas sur la fiabilité ou l'objectivité des normes garantissant la sécurité de la naissance, sous couvert de lutter contre la mort, mais sur le rapport aux normes elles-mêmes, soit dans l'approche médicale des processus vitaux, comme dans l'activité des soignants, sages-femmes ou obstétricien(ne)s. C'est bien tout ce débat qui entoure la création des Maisons de naissance. Il dépasse largement la possibilité d'accoucher ailleurs qu'à l'hôpital, censé garantir le risque ubiquitaire. Il a vu fleurir avec lui l'engouement pour le projet de naissance[162]. Etabli par les parents ou la future mère, s'il n'est pas négocié, il peut apparaître pour les professionnels comme une véritable prescription de travail[163] dans la prise en charge de l'accouchement, au détriment, souvent, de leurs propres impératifs d'action, relatifs au contrôle du risque. Par le jeu des prescriptions de travail contradictoires ou paradoxales, cette situation n'est pas sans ressembler à l'accomplissement des IVG qui dépend entièrement de la

---

160 Jacques, 2007

161 Collectif Interassociatif Autour de la Naissance, qui regroupe, en 2016, 33 associations locales, régionales et nationales. Crée en 2003 après les Etats généraux de la Naissance, il est devenu un interlocuteur privilégié pour les pouvoirs publics avec un agrément, depuis 2008, pour la représentation des usagers dans le système de soin. Il mène des recherches partenaires, est actif auprès des instances, des usagers, des professionnels et des médias, pour une réflexion scientifique critique sur la démédicalisation de la naissance, tout en préservant une sécurité globale, autant technique, psychologique, qu'affective. Il a un site internet : https://www.ciane.net, consulté le 10 décembre 2016.

162 Voir notamment Gamelin-Lavois Sophie, consultante en périnatalité, créatrice en 2000 d'un site très visité : http://www.projetdenaissance.over-blog.com. Elle a publié plusieurs livres pratiques concernant cette démarche pour négocier, avec les professionnels, un accouchement « personnalisé », où toutes les actions de soins présentées comme obligatoires sont discutées.

163 En anglais, le terme consacré est d'ailleurs « birth plan », plus proche de l'idée de plan ou de programme.

volonté de la femme, lorsqu'elle intervient dans des délais légaux. Rares sont les situations, dans la relation médicale, où la prescription princeps de leur travail, pour les soignants, relève, ainsi, avant tout du patient. Pour les sages-femmes, mais pour les obstétricien(ne)s tout particulièrement, elle rappelle également les situations d'IMG qui nécessitent un motif médical dépendant du diagnostic, fait par les professionnels. Néanmoins, même si l'acte est requalifié par l'expression « interruption médicale », pour laisser entendre combien il appartient aux compétences médicales, là aussi, la prescription de sa réalisation repose en dernier lieu sur le choix et la volonté de la femme ou du couple parental. À ces différents éléments s'ajoute la tendance actuelle à la judiciarisation, que les soignants n'ignorent pas, étant donné le nombre des recours médicaux-légaux[164]. Le recours médico-légal se présente toujours pour eux sous la figure d'une remise en question de leur travail. Il impacte particulièrement l'obstétrique, à côté des spécialités chirurgicales et de l'anesthésie. Pour les sages-femmes, les situations les plus fréquentes concernent l'enfant dans le contexte de la naissance ; en cas de décès de la mère, il y a un recours médico-légal une fois sur deux.[165]

L'activité des soignants, sages-femmes et obstétricien(ne)s, relève d'un ensemble complexe de registres très différents, chacun délivrant son propre impératif de prescription pour le travail individuel et collectif. Le rôle du soigné, à la fois sujet-participant et objet, doit y trouver sa place, sous la forme d'une « alliance », par un échange contractuel indispensable au travail du soignant, à savoir « par l'association du patient à la conduite du traitement »[166]. Toutefois ces prescriptions ne peuvent jamais s'accomplir telles quelles, au pied de la lettre. Le travail réel accompli, à la rencontre de la réalité d'un contexte, se situe toujours en excès ou en défaut, par rapport à ce qui est attendu, et ne recouvre pas exactement les préconisations prévues par l'organisation hospitalière du travail. Il suscite, dans sa réalité, un décalage inévitable entre ce qui est fait réellement et ce qui était strictement prévu par une somme de prescriptions. Des ajustements, construits au fur et à mesure, œuvrent au cœur de cet écart et rendent l'activité de travail réelle très différente, par un jeu d'adaptations individuelles et collectives indispensables, qui prennent la forme d'un compromis[167].

---

[164] Laude, 2013

[165] Données fournies par la MACSF-Le Sou Médical, qui s'affirme comme étant le premier assureur professionnel des professions de santé, médicales et paramédicales, avec le « Rapport annuel sur les risques des professionnels de santé en 2015 », édité le 27 octobre 2016, consulté le 15 janvier 2017, URL : https://www.macsfexerciceprofessionnel.fr/content/download/11158/121995/version/1/file/rapport-annuel-2015VF.pdf

[166] Ricoeur, 1996, p.25

[167] Dejours, 1993, p.219

Dans l'institution hospitalière, la logique scientifique apparaît particulièrement « armée », au moyen des ressources techniques, matérielles et humaines, fournies par l'organisation de travail. La « machine à guérir » (Foucault, 1963) prend la figure d'une « machine à lutter contre la mort » en maternité ; particulièrement avec une multiplicité de normes et de règles d'actions, et les très nombreux protocoles de soins. Cette possibilité de maîtrise reste problématique rien qu'au regard de l'application d'un savoir « censé s'appliquer à chaque nouveau contexte d'action », alors qu'il est « transmis indépendamment de la situation de l'action », soit de manière abstraite[168].

Son usage, dans toute situation concrète, demande une adaptation. La pratique médicale en constitue une situation emblématique, dès lors que son application requiert la *« faculté de juger »* ; soit une activité proprement subjective et intersubjective, dans ses intrications avec le travail des autres, comme avec le sujet du soin. La référence à la science s'inscrit inévitablement dans ce décalage pour chaque soignant. Il peut vouloir le dénier et faire valoir une quelconque vérité scientifique pour ses normes d'actions, sous la pression notamment de l'EBM, *l'Evidence Based Medicine.* Apparue dans les années 1990, elle tente d'établir des normes standardisées pour toutes les conduites thérapeutiques.

Cette démarche déterministe, tirée d'études épidémiologiques et statistiques, a permis à la communauté scientifique d'harmoniser les pratiques médicales par des protocoles standardisés, correspondant à l'état des connaissances et recherches actuelles. Or, l'EBM, prévue comme forme d'aide aux prises de décisions, prend de plus en plus souvent la voie d'une standardisation médicale, où la relation soignant-soigné est réduite à sa portion congrue, voire déshumanisée[169]. Réduite à l'instrumentalisation technique, par des normes standardisées, elle efface la « faculté de juger » du professionnel, autant que le sujet du soin, en le réifiant.

Pourtant l'action qui détermine le faire est bien le fruit d'une élaboration en prise avec les différentes normes prescriptives. C'est pourquoi l'action, c'est d'abord « dans la tête »[170].

---

[168] Gadamer, 1998, p.27

[169] Azria, 2012

[170] Mendel, 1998

Normalisation versus normativité, pour les usagers ou les soignants à leur travail

En fonction du débat et des délibérations possibles dans la reprise contextuelle de ces différentes normes, les soignants gagneront en « normativité » à leur travail, ou supporteront, eux aussi, des processus de normalisation, plus ou moins forts, dans leurs décisions et dans leurs conduites. Le concept de « normativité », en tant que tel, fait directement référence à l'approche développée par Georges Canguilhem. Il apporte ici un éclairage heuristique du travail des sages-femmes et des obstétricien(ne)s, avec ses injonctions prescriptives liées au risque obstétrical, autant qu'à la situation des usagers de la naissance à qui leur activité est dédiée.

Dans son analyse des processus vitaux, Georges Canguilhem (1943) dégage un principe commun et fondateur, qui vaut aussi bien pour le normal que pour le pathologique. Telle une « valeur » attribuée à la vie dans le vivant, il s'exprime dans les deux cas, par ce qu'il définit comme la normativité. Dans tous ses fonctionnements, le vivant obéit au même principe, qui veut que la vie soit toujours force d'adaptation à son environnement, à travers la capacité de l'être vivant à instaurer des normes, indispensables à sa régulation et à son équilibre. Cette capacité s'entend comme contextualisée à ce dernier, sans pour autant être une soumission passive, dans la mesure où les efforts d'adaptation, sous la forme de créations normatives, sollicitent le milieu et contribuent à le transformer lui-même : « *L'homme normal c'est l'homme normatif, l'être capable d'instaurer de nouvelles normes, même biologiques* »[171]. Confronté à des processus pathologiques, ou soumis à des variations contraignantes, l'être vivant cherchera tout autant à produire des normes adaptatives individuelles. Leur force créatrice peut aller jusqu'à conduire à un vécu de bonne santé, alors même que la situation est pathologique, indexée de cette sorte par des normes objectives[172].

Ainsi, dans l'état normal, l'activité normative évolue, pour l'être vivant, au bénéfice de la « centration » sur ses propres normes par rapport au milieu extérieur, ou encore d'autorégulation vis-à-vis de son milieu intérieur. Par contre, dans l'état pathologique, cette activité est réduite par l'adaptation à des normes coercitives auxquelles il ne peut échapper. Toutefois, fabriquer des normes pour s'adapter aux normes, ressemble plutôt à un jeu d'adaptation créatif, qui n'est que plus ou moins libre, selon les contraintes imposées. Toute limitation au déploiement de cette activité normative est, pour Georges Canguilhem, un processus de « normalisation », une restriction à des normes qui n'est pas une déficience par rapport à l'état normal, mais un

[171] Canguilhem, 1966, p.87
[172] Canguilhem, 1966, pp.155-156

bouleversement qui force à vivre avec une normativité singulière, amoindrie dans sa capacité d'ajustement. À travers le rapport au milieu, cette normativité, envisagée d'abord au regard des processus vivants, s'adresse, pour Georges Canguilhem, plus généralement à tout ce qui caractérise la vie propre de chaque être humain pris dans son environnement. Ainsi la notion de « milieu » inscrit la normativité de l'être humain, sujet à des normes biologiques, d'emblée dans la construction des normes sociales, où normes vitales et normes sociales sont envisagées dans leur dépendance réciproque : « La forme et les fonctions du corps humain ne sont pas seulement l'expression de conditions faites à la vie par le milieu, mais l'expression des modes de vivre dans le milieu socialement adopté »[173]. En suivant cette approche, le débat sur la médicalisation de la naissance pour faire face au risque ubiquitaire, se révèle sous un autre jour, pour les usagers comme pour les soignants.

L'analyse de Georges Canguilhem déplace l'attention de la norme, en tant que « ce qui fixe le normal à partir d'une décision normative »[174], vers le vécu du sujet avec sa capacité adaptative, face aux différentes variations que son milieu lui impose, qu'il soit biologique ou social. D'ailleurs la référence à des normes, où « les phénomènes pathologiques sont identiques aux phénomènes normaux correspondant, aux variations quantitatives près »[175], ne dit rien de cette capacité adaptative, singulière pour chaque sujet. Par contre, le fait d'ignorer cette capacité adaptative et d'imposer des normes contraignantes, qui viendraient la limiter, pourrait être directement responsable des effets iatrogènes reprochés à la médicalisation dans la naissance. Les normalisations imposées au moyen de modifications du « milieu » concernent tout aussi bien les interventions sur le corps que celui dans lequel évoluent la grossesse et la naissance, soit l'environnement matériel, psychologique, affectif ou émotionnel supporté.

Pour les usagers, le poids de la médicalisation peut tendre vers une normalisation vitale, inscrite dans les protocoles de soins, des pratiques standardisées, supportées par le corps, qui viennent limiter la capacité d'adaptation corporelle et émotionnelle individuelle pour le travail d'accouchement et, de ce fait, restreindre sa normativité. De son côté, la normalisation sociale, à son tour, impose une adaptation du vécu du sujet à l'univers hospitalier et à son fonctionnement, dans ce moment particulièrement déstabilisant que représente une naissance. C'est pourquoi les attentes des usagers de la naissance sont parfois bien loin de ce que proposent les soignants, pour qui cependant, elles s'ajoutent, telle une prescription supplémentaire, à celles qu'il leur est demandé de suivre à leur travail.

Pour les soignants, face aux usagers, c'est donc à ce dernier niveau que se situe le débat contradictoire sur la médicalisation et ce que chacun attend des

---

[173] Canguilhem, 1966, p.203
[174] Canguilhem, 1966, p.182
[175] Canguilhem, 1966, p.9

services rendus dans la relation de soin. C'est pourtant trop souvent le désaccord sur des interventions ou des actes de soin précis et contextuels qui en tient lieu. Les enjeux réels sont alors escamotés par des arguments médicaux rationnels, qui tentent de tirer leur force d'une validité scientifique, aussi bien vis-à-vis des usagers qu'au sein des équipes médicales elles-mêmes. L'arbitrage se veut scientifique autour de ce qui est considéré comme normal ou pathologique.

Pourtant, la manière dont les soignants se saisissent, individuellement et collectivement, de la complexité des prescriptions supportées, les laisse eux-mêmes, soit dans les contraintes d'une forte normalisation sociale au travail, soit dans le jeu possible d'une normativité qui laisse place à une certaine inventivité.

Cette situation, par elle-même, est caractéristique, malgré tout, de ce qui constitue le cœur habituel du travail des soignants. Toute prescription engage l'action des soignants dans un écart irréductible, face à l'activité réelle déployée, où se joue l'engagement des intérêts subjectifs et intersubjectifs dans toute leur vitalité. L'écart est une impulsion donnée à la pensée qui alimente un travail de restructuration des représentations, inventif et toujours recommencé, où celle-ci est constamment mobilisée. Comme dans le jeu de pousse-pousse, ce casse-tête chinois, où se déplace un espace vide qui permet de mettre en mouvement toutes les autres pièces, l'écart entre le travail prescrit et le travail réel entretient, sous cette forme, cette aire particulière, transitionnelle, que Donald Winnicott (1971) définit comme indispensable à tous les enjeux intersubjectifs. Sa réalité est fournie ici très concrètement par les situations de travail.

Néanmoins, c'est tout particulièrement dans la confrontation à l'échec que cet écart est rendu manifeste[176], là où les soignants affrontent les contradictions les plus douloureuses, au prix d'une conflictualité psychique qui traverse les actions menées, quant à leurs décisions et leurs réalisations. La mise à l'épreuve dont il est question se dévoile sous la forme de l'insaisissable, l'impuissance à faire advenir ou à contrôler : ce vers quoi l'action dans l'activité au travail est entièrement tendue et qui, cependant, fait défaut aux efforts déployés. Pour les soignants elle n'est jamais aussi problématique que lorsque cette conflictualité psychique s'inscrit avec force, comme un défaut général, face à son horizon prescriptif. C'est le cas, lorsque la mort survient au travail, contre toute attente, en dépit de tous les efforts consentis et investis.

---

176 Lhuilier, 2006, p.94

Chapitre III : La scène de la naissance, l'envers du décor

> *« Et de même que je n'ai pas été contemporain de ma naissance, que je n'ai pas voulue, et qui représente pour moi un passé en quelque sorte absolu, qui ne me fut jamais présent et que je ne puis donc me remémorer, ma mort est cet événement futur qui ne m'arrivera jamais, puisque je ne serai plus là pour y assister, mais auquel pourtant je sais que je ne puis échapper »* Dastur, 2005, p.6

Lieu de vie, les maternités n'en sont pas moins confrontées à ses aléas et ses échecs avec la mort périnatale aux figures variées, entre mort programmée avec l'IMG, ou mort inopinée, qu'elle soit *in utero*, *intra partum*, ou encore néonatale, lorsqu'elle survient peu de temps après la naissance. Car, si les progrès de la médecine ont permis une chute considérable de la mortalité maternelle et infantile, la mort périnatale reste un événement auquel les soignants en maternité sont très régulièrement confrontés, comme le résume un gynécologue-obstétricien : *« dans un cas, on est à 1 pour 1000, dans l'autre à 1 pour 60 000. On peut faire toute une carrière sans rencontrer la mort maternelle. Ce qui n'arrive pas pour la mort périnatale »*[OBJean].

Même si la mort périnatale, ou même maternelle, entre de fait dans la causalité générale d'attribution des pathologies qui domine le raisonnement médical, elle est toujours *non grata* sur la scène de la naissance. En soi, elle représente l'échec du contrôle de ce qui n'était ni attendu, ni souhaité et qui ne devait pas survenir au travail, alors que l'activité elle-même doit changer d'orientation pour s'occuper d'une forme d'insaisissable, par ce vers quoi elle renvoie. Même dans le cadre du CPDPN, l'activité est d'abord tournée vers les soins thérapeutiques apportés au fœtus. L'IMG consacre l'échec de cette possibilité. La mort est, de ce fait aussi, source de souffrance au travail et point de résurgence d'un ensemble d'activités confinées au « sale boulot », dans ses différentes connotations, qu'elles soient liées à leur dimension physique ou à leur dimension morale.

L'irruption de la mort sur la scène de la naissance opère un changement de tonalité plus ou moins saisissant, une véritable deuxième scène, où l'envers du décor, relégué en coulisses, s'invite au premier plan. Avec plus ou moins de force, cette opération, tel un révélateur, dévoile les différentes lignes de perspectives qui traversent habituellement le travail des soignants. Leurs grands traits se résument par la jonction impraticable entre activité prescrite et activité réelle ; les limites de validité des causalités scientifiques ; les limites d'un contrôle prescriptif de prévention ; la vulnérabilité de la vie émotionnelle au travail où les sujets-acteurs apparaissent affectés, si ce n'est bouleversés ; le dévoilement des rapports subjectifs secrètement entretenus avec l'objectif du travail ; et une conflictualité psychique qui confronte le monde intérieur des soignants, individuellement ou collectivement, avec leur vie de groupe, à une réalité du travail qui génère de la souffrance. Mais se révèle et se dévoile, surtout, la scène imaginaire d'un contrôle illusoire qui pourtant, par la force de sa construction, soutient ordinairement le travail.

1. Mort périnatale et souffrance au travail

Non seulement révélateur d'un ensemble de perspectives moins apparentes, la mort périnatale est aussi un générateur de tensions plus ou moins intenses, qui déstabilisent les frontières de l'ordre habituel dans l'activité des soignants. Selon le contexte, elle les questionne, les ébranle, voire les désorganise. Car la mort périnatale n'est pas ce vers quoi l'activité est dédiée dans son essence. Au-delà de l'impuissance d'un contrôle normatif, au-delà de la mise à mal d'une scène imaginaire sous-tendue par les idéologies professionnelles, l'aspect le plus marquant de la mort périnatale tient à ses effets. A savoir l'ensemble des épreuves, plus ou moins vives, auxquelles les soignants sont confrontés, individuellement et collectivement, au travail.

La souffrance générée par le vécu au travail est considérée comme relative à « des affects ouverts sur la réflexivité, le langage, le rapport à soi, le rapport à autrui, le rapport au sens, au questionnement »[177]. Mais « la souffrance CE n'est pas la douleur », localisée dans le corps par les affects ressentis ; par le lieu singulier de son expression, la dimension subjective et intersubjective. C'est pourquoi la notion de souffrance, ainsi conçue pour les soignants à leur travail, sollicite les sujets dans leur identité et dans leur histoire singulière, avec une corporéité indissociable de leur subjectivité.

« *Autre que tout autre, le souffrant est unique* »[178], dit Paul Ricoeur, devant ce qui ne peut pas être partagé, qui reste « insubstituable », dès lors que chaque sujet est toujours seul à souffrir comme il souffre. Conséquence directe des rapports subjectifs entretenus avec le travail, la souffrance des soignants est à la mesure de leur déstabilisation par la portée des altérations supportées. Car l'altération du rapport au travail est coextensive, pour les soignants, d'une altération du rapport à soi ainsi que du rapport à autrui, qu'il soit soignant ou soigné. Ces « affects ouverts à réflexivité » prennent une tonalité particulière lorsqu'ils touchent à la confrontation à la mort, dans la mesure où c'est une porte ouverte sur l'angoisse. « *Au plus bas degré, au niveau vital, l'angoisse concerne la vie et la mort ; plus exactement, elle détecte la proximité de la mort*

---

[177] Ricoeur, 1994, p.59
[178] Ricoeur, 1994, p.60

par rapport à la vie»[179]. La mort périnatale se situe, par elle-même, essentiellement dans une telle et si grande proximité, qu'elle pousse vers cette prise de conscience singulière, à laquelle il est difficile d'échapper : « *L'homme est en effet cet étrange animal qui sait qu'il doit mourir. Que le sentiment d'une fondamentale vulnérabilité soit communément partagé par tous les vivants, nul n'en doute. Mais l'être humain est le seul à être conscient du caractère éphémère de son existence. Il sait que celle-ci ne peut indéfiniment se prolonger et que, de même qu'elle a connu un début, elle devra, un jour, prendre fin* »[180].

Pour les soignants, avec la confrontation à la mort périnatale, par la vulnérabilité singulière rendue sensible, l'intensité de l'angoisse est susceptible de se frayer un chemin jusqu'aux tréfonds de l'intimité de chacun. Le lien d'altérité, indissociable de la relation de soin, vecteur de ce retournement, peut faire *« virer en quelque sorte la menace du dehors au-dedans »,* au moyen du constat de la mort d'autrui. «*Par l'horreur du silence des absents qui ne répondent plus, la mort de l'autre pénètre en moi comme une lésion de notre être commun ; la mort me « touche » »*[181]. Le silence des absents, cette parole qui s'éteint définitivement, alors qu'elle rassemble l'humanité de chacun en un «être commun», est l'expérience d'un silence singulier. C'est celui d'une promesse qui s'éteint, celle de la parole attendue, espérée, d'un enfant qui n'advient pas, et qui retire aux parents, comme à autrui, les conditions mêmes de sa possibilité. Il s'agit de cette «folie où sont parfois jetées les mères d'enfants morts in utero», alors que se ferme pour elles, sous un paradoxe, cet avenir d'une parole toujours recommencée : «celui d'un être qui se comprend lui-même comme un être-pour-un-autre et qui l'exprime en donnant la vie»[182]. Ce silence de ceux dont la parole restera absente à jamais est bien celui qui affecte les parents avec la mort périnatale. Il est aussi celui qui peut marquer les soignants, pour s'immiscer en eux et faire monter l'angoisse de la mort vers « une intensité plus spirituelle que biologique »[183]. D'ailleurs « Stille Geburt », la naissance silencieuse, est l'autre mot pour désigner communément le « mort-né » dans la langue allemande.

Dans le contexte de l'activité réelle, c'est ce silence de la naissance que les soignants tentent d'éviter constamment et qui survient pourtant avec la mort périnatale. Silence qui peut prendre une tournure accusatrice, et pour lequel ils ne manqueront pas d'être questionnés, tandis qu'ils doivent en rendre compte, dans leur travail, tels parfois les auteurs d'un préjudice ; ou encore tels les auteurs d'une transgression d'un interdit habituellement fondamental : celui d'ôter la vie avec l'IMG. Ainsi, avec la survenue de la mort, les rapports

---

179 Ricoeur, 1953, p. 40
180 Dastur, 2005, p.5
181 Dastur, 2005, pp.40-41
182 Porée, 2009, p. 326
183 Ricoeur, 1953, p. 41

subjectifs liés à l'activité changent de tonalité. Non seulement le travail se transforme en une scène ingrate, mais il devient un lieu de résurgence de problématiques ou d'angoisses existentielles fondamentales, liées à la vie et à la mort. Quant à la prise en charge de la mort périnatale par les soignants, elle rassemble un ensemble d'activités qui sont peu attrayantes, peu gratifiantes ou prestigieuses en comparaison des activités dédiées à la vie avec la naissance.

Des souffrances au travail à transformer

« *Si la souffrance n'est pas suivie de décompensation, c'est parce que, contre elle, le sujet déploie des défenses suffisamment efficaces. L'investigation clinique a montré que, dans le domaine de la clinique du travail, existent à côté des mécanismes de défense classiquement décrits par la psychanalyse, des défenses construites et portées par les travailleurs, collectivement. Ce sont les « stratégies collectives de défenses » qui sont spécifiquement estampillées par les contraintes réelles du travail* »[184]. Pour la psychodynamique du travail, la souffrance trouve sa résolution dans les différentes formes de « compromis » inventés et réalisés, individuellement et collectivement, très concrètement en fonctions des situations rencontrées. Dépendants des rapports subjectifs et intersubjectifs investis, ces compromis déterminent les tonalités prises par le vécu au travail à travers le plaisir ou la souffrance qui en résultent. « L'usage de soi »[185]y joue son destin au travail, dans l'ambivalence et la bipolarité, entre usages que « les autres veulent faire de nous », et celui que « l'on fait de soi-même dans une quête d'accomplissement de soi » [186]; entre cet « espace privilégié de la construction du sujet » et ce lieu de « contraintes et d'exploitation »[187], voire d'aliénation.

La mort périnatale charrie son lot de souffrance dans le travail des soignants sages-femmes et obstétricien(ne)s. Épreuve du travail, épreuve du sens, elle n'en est que plus ardue avec l'IMG. Elle achoppe à un réel démesuré, qui résonne d'angoisses existentielles à cette « frontière qui sépare l'ontologie de la biologie »[188]. Elle sollicite la disqualification des activités valorisées pour la vie par celles connotées négativement avec la mort. Elle traverse toutes les activités, qu'elles soient pratiques, matérielles, imaginaires ou symboliques. Elle affecte les soignants individuellement et collectivement en même temps qu'elle affecte le partenariat soignant ou soigné. Mais, parce qu'elle se saisit du sujet dans sa totalité, dans son rapport à lui-même et au monde, donné en

---

[184] Dejours, Molinier, 1994, p. 140
[185] Schwartz, 1992
[186] Lhuilier, 2006, p. 83
[187] Lhuilier, 2006, p.84
[188] Porée, 2009, p. 319

contexte social au travail, la souffrance s'adresse au « tout, vécu par le sujet vivant » ; c'est-à-dire dans le même temps à sa capacité d'adaptation, de riposte ou de dégagement, qui lui permet de la transformer grâce à « son pouvoir de « faire face à » »[189]. Cette transformation fait appel à l'engagement subjectif et intersubjectif, développé en communauté d'intérêts avec les autres, au bénéfice de la meilleure issue pour l'accomplissement de soi. Les ressources symboliques individuelles y sont mises à contribution, indissociables et articulées aux ressources collectives, dans le but de se maintenir au travail. L'appartenance au groupe professionnel, avec son identité propre, apporte ici la voie d'un recours et d'une contribution spécifique.

Ainsi, la souffrance au travail liée pour les soignants à la mort périnatale, peut-elle être envisagée comme un processus dynamique, liée à la conflictualité psychique qu'elle sollicite, suivant deux mouvements interactifs. Celui d'une épreuve par le fait de « subir », de « pâtir », d'entraîner une « diminution de la puissance d'agir », qui rassemble « du côté du souffrir toutes les blessures qui affectent tour à tour le pouvoir dire, le pouvoir faire, le pouvoir (se) raconter, le pouvoir de s'estimer soi-même comme agent moral »[190]. À cette épreuve répond le mouvement d'une riposte individuelle et collective indispensable. Ne serait-ce que pour « endurer », « c'est-à-dire persévérer dans le désir d'être et l'effort pour exister en dépit de... »[191], au travail ; si ce n'est pour faire œuvre de transformation, par une puissance d'agir recouvrée, inscrite au cœur des ressources symboliques, disponibles ou à inventer. L'épreuve au travail de la mort périnatale pour les soignants, sages-femmes et obstétricien(ne)s, est alors, en même temps, aussi, celle de la possibilité de son dépassement.

2. Les différents visages de la mort périnatale

Dans la sémantique médicale, la notion de « mort périnatale » est dérivée de celle de « mortalité périnatale ». Or, celle-ci est avant tout un indicateur de santé publique, construit grâce à l'approche épidémiologique et statistique. Elle permet un recueil de données et des mesures qui facilitent les enquêtes comme les recherches, en vue d'établir des indicateurs démographiques. Les données épidémiologiques et statistiques concernant la mortalité périnatale reposent sur des difficultés d'inclusion, de frontières et d'enregistrement qui auront conduit parfois à de grandes variations. Elles sont surtout relatives aux seuils de viabilité fœtale, définis médicalement, ainsi qu'aux dispositions législatives en vigueur qui encadrent les déclarations et le recueil des données. L'Organisation Mondiale de la Santé (OMS)[192] fixe des critères internationaux, avec des seuils

---

[189] Canguilhem, 2002, p. 82

[190] Ricoeur, 1994, p.62

[191] Ricoeur, 1994, p.69

[192] L'Organisation mondiale de la santé qui fait partie de l'ONU, Organisation des Nations Unies crée en 1948. Elle dirige des travaux ayant un caractère international.

précis, afin d'établir des indicateurs statistiques fiables. Néanmoins, ces seuils de mesure et de comparaison ont eux-mêmes connu des fluctuations. Particulièrement pour ce qui concerne le seuil de viabilité, sensiblement abaissé grâce aux progrès techniques et scientifiques.

Actuellement, il est possible d'aider à vivre des enfants très prématurés ou de très faible poids. Jusqu'en 1977, l'OMS avait établi ces seuils de viabilité à 28 SA[193] (176 jours de grossesse) ou 1000 gr de poids de naissance. Ils ont été abaissés en 1977 à 22 SA (154 jours de grossesse) ou 500 gr de poids de naissance. Ils tiennent compte, également, de la vitalité, les signes de vie possible à la naissance, et non pas uniquement de la viabilité, la capacité de vivre, grâce aux moyens thérapeutiques actuels. Cette approche épidémiologique distingue deux types de mortalité périnatale. D'une part la mortinatalité, l'indicateur statistique qui prend en compte les décès *in utero* à partir du seuil de 22 SA ou 500 gr de poids de naissance, soit des mort-nés qui comptent parmi eux également les IMG. D'autre part la mortalité néonatale[194] précoce qui concerne les décès survenus entre la naissance et 7 jours de vie. La mortalité périnatale,[195] à son tour, prend en compte la mortinatalité et la mortalité néonatale précoce. À côté de ces délimitations statistiques, qui encadrent la notion de mort périnatale, la sémantique médicale fait également référence à la mort en fonction de l'âge de la grossesse ou de son développement. Elle parle de mort embryonnaire jusqu'à 9SA, mais surtout de fausse couche précoce jusqu'à 14 SA, fin de la période embryonnaire. Elle parle ensuite de fœtus et de période fœtale jusqu'à la naissance. L'accent est mis sur le statut de celui-ci, en tant que « produit de conception ».

Complètement dépendant du corps de la mère, non séparé avant son expulsion ou son extraction complète, il est encore une *« pars viscerum matris »,* comme l'entend la déclaration classique du droit romain. La mort fœtale in utero (MFIU) est considérée précoce jusqu'à 22 SA, puis tardive au-delà. La mort fœtale précoce est sous-entendue dans le cas des « fausses couches tardives », avant 22SA. Pour les « fausses couches précoces » de la période embryonnaire, comme pour l'avortement volontaire, la terminologie médicale parle d'un « produit d'expulsion » ou d'un « produit de curetage ».

Ainsi, par ces dénominations, l'accent porte sur l'événement relatif à la grossesse plutôt que sur celui relatif à son objet. Même sous-entendue, la

---

[193] La grossesse se mesure en semaines d'aménorrhée et compte 41 SA pour un terme de 9 mois.

[194] La mortalité néonatale s'étend de la naissance à 28 jours de vie. La mortalité infantile, quant à elle, concerne la première année de vie.

[195] Les taux de mortinatalité et de mortalité périnatale sont calculés en rapportant le nombre de mort-nés et de morts périnatales observées pendant une période donnée au nombre de naissances (enfants vivants ou mort-nés) observées durant la même période.

terminologie évacue l'idée première, renvoyant à la mort. Elle est plus apparente avec la notion de perte périnatale. Sous cette acception, la terminologie médicale rassemble toutes les pertes touchant à la grossesse, à n'importe quel stade de son développement, qu'elles surviennent de façon spontanée ou volontaire ; y compris les grossesses extra-utérines (GEU) ou les avortements partiels comme c'est le cas pour la réduction embryonnaire[196]. Cette sémantique subjective, évoquée par le terme de « perte », tient compte des tout premiers temps de la grossesse. L'obstétricien Pierre Rousseau (1995) a consacré de nombreux travaux à ces pertes périnatales, qu'il estime à 30% des grossesses initiales. Il souligne surtout leurs retentissements possibles sur chacun des parents, sur la fratrie ou même sur toute la famille.

De quelle perte s'agit-il ?

En raison de sa dimension proprement subjective, la mort périnatale renvoie parfois, dans son acception, à n'importe quelle interruption de la vie au décours d'une grossesse. La période périnatale y reçoit son extension temporelle la plus vaste. Toutes ces distinctions entraînent des incertitudes, voire des confusions, quant à la réalité convoquée et aux représentations associées, qu'elles soient médicales ou non. Entre autres, les représentations sociales courantes, où même celles des professionnels de santé, comparées à celles des parents, souffrent parfois d'un décalage considérable. La mort, considérée du côté de la perte pour les parents, envisagée à la hauteur de leur investissement, celui du bébé déjà porté et rêvé, plutôt qu'à la hauteur du terme, du poids de naissance ou des seuils de vitalité où de viabilité, témoigne de ces enjeux subjectifs et intersubjectifs réels qui accompagnent la relation de soin. Cet imaginaire d'enfant qui accompagne la notion de mort périnatale est sensiblement plus présent lorsque la terminologie médicale parle de mort fœtale, particulièrement à travers les seuils de référence relatifs à la viabilité. En effet, un même périmètre fait appel à cet imaginaire d'enfant, puisqu'il contient à la fois des représentations de nouveau-nés et des représentations de fœtus capables de vivre. Et cela, d'autant plus qu'à partir des seuils de viabilité, la terminologie médicale ne parle plus de fausses couches, mais d'accouchement prématuré, ou d'un enfant né prématurément. De ce fait, la mort périnatale, relative à un fœtus ayant acquis la capacité de vivre, ou relative à un nouveau-né vivant puis décédé, associe toujours plus intensément l'imaginaire de la mort avec celui de la vie, sous la figure de l'enfant qui meurt tout en naissant. Sous cette forme, la mort périnatale constitue un paradoxe puisque naître et mourir surviennent en même temps. C'est d'ailleurs ainsi que la formule le terme « mort-né », qui en

---

[196] En cas de grossesse multiple, avec plusieurs embryons, la réduction embryonnaire concerne l'extraction d'un ou plusieurs embryons de l'utérus, mettant fin à leur développement.

allemand se dit « Totgeburt », la naissance morte. La vie elle-même est avortée avec la mort, telle que l'étymologie du terme « avortement » le rappelle aussi : dérivé du latin *ab* et *oriri,* il signifie « mourir en naissant ».

L'impact de la mort périnatale sur les soignants apparaît ainsi d'autant plus grand que les résonances seront plus fortes avec celle d'une mort d'enfant, soit avec la mort survenant en période fœtale avancée, *in utero*, *per partum*, ou néonatale. La terminologie médicale servira de référence, pour parler d'un fœtus tant que la naissance n'aura pas eu lieu, en raison de la forte dimension subjective et intersubjective investie. Elle permet de garder un certain recul par rapport aux décalages dans les représentations entre parents et soignants, notamment pour les morts fœtales précoces. Après la naissance, en fonction du contexte, la référence sera celle d'un fœtus, d'un tout-petit ou d'un enfant, selon le point de vue envisagé. La terminologie médicale parle encore d'un fœtus, lorsque celui-ci est mort *in utero*, même après la naissance, pour des termes avancés qui acceptent la viabilité. Cette référence peut facilement colorer le discours des soignants. Les parents, de leur côté, ne parlent quasiment jamais de fœtus, mais presque toujours d'un bébé. La notion de tout-petit, quant à elle, par ses références et ses contours moins déterminés, fait place à des représentations et un imaginaire moins précis, tout en gardant une connotation à forte dimension affective.

2. La mort périnatale, à tout âge

« Rien de ce qui s'applique à la mort à l'issue d'une existence ne semble vraiment correspondre à ces morts bien avant l'heure, avant même, parfois, de naître. Comment en effet, célébrer le mort pour lequel il n'existe quasiment aucune trace matérielle de son passage chez les vivants ? » [197]

Aussi loin que les recherches puissent remonter dans le temps, ces morts singulières n'ont jamais laissé la communauté des vivants indifférents. C'est ainsi que, dans sa recension de toutes les sépultures du paléolithique, Pascale Binant (1991) fait la description de quelques restes humains correspondant à des tout-petits, peut-être même des fœtus. L'intérêt des archéologues pour les rites funéraires liés aux tout-petits, fœtus, nouveau-nés, nourrissons, est récent. Néanmoins les recherches des trente dernières années, dont le SIAP[198], montrent le traitement spécifique des morts périnatales dans toutes les sociétés traditionnelles, avec une grande diversité de rites et de comportements funéraires. Ce sont des morts différentes, par nature, des autres morts. Leur

[197] Le Grand-Sébille, 2003, p.18
[198] Centre d'investigations archéologiques préhistoriques, Castille, Espagne.

inhumation se fait toujours en des lieux particuliers, souvent proches de la vie quotidienne, en marge des lieux d'inhumation habituels des autres membres de la communauté. Certains y auront vu une exclusion, une crainte particulière pour ceux qui, de mauvaise mort, pourront être considérés comme des âmes errantes et constituer une menace pour la communauté des vivants.

Plus qu'une autre mort, la mort périnatale fait peur, tant elle est redoutée par les vivants comme dangereuse ou malfaisante. Cette idée est largement promue par Arnold Van Gennep lui-même, dans son ouvrage princeps sur les rites de passage[199]. Mais ces considérations ne sont pas partagées de manière univoque par les recherches anthropologiques actuelles, pour qui ces morts relèvent plutôt d'une catégorie à part des autres morts, avec des traitements spécifiques[200]. Ces morts à part, plus énigmatiques, plus inquiétantes ou angoissantes dans les sociétés de nos ancêtres, sont problématiques pour les vivants. Elles apparaissent également de la sorte dans la société d'hier, plus proche de nous.

La mort périnatale semble parfois tellement à part des autres morts qu'elle peut même passer inaperçue chez certains historiens spécialistes de la mort. Ainsi Louis Vincent Thomas, dans son *Anthropologie de la mort*[201], n'en fait pas état, en dépit du souci d'exhaustivité de son ouvrage. C'est vers l'histoire de la naissance, dont elle relève intimement, qu'il faut se tourner, pour comprendre son impact sur les vivants et savoir à quoi elle ressemble : *« Le pire, ce n'était pas la mort ; elle était tellement familière qu'elle faisait partie de la vie. Le pire, c'était cet enfant mourant sans avoir été ondoyé, parce qu'on n'en avait pas eu le temps ou parce que l'accoucheuse ne connaissait pas les mots qui auraient pu le sauver... Pour les parents rien n'était plus humiliant ; cette naissance malheureuse, ils la ressentaient comme une malédiction. Et ce petit mort leur faisait peur »*[202]. Le tableau majeur de la mort périnatale pour la société traditionnelle sous influence religieuse, c'est la mort sans baptême. Elle condamne l'âme de l'enfant à une errance éternelle, séparée de ses parents, malgré l'ingénieuse invention du *Lumbus puerorum*, le limbe des enfants, par les théologiens à la fin du XIIe siècle. Ce lieu singulier, supposé spécifique pour les accueillir, cet intermédiaire entre purgatoire et paradis, n'apportera pas vraiment l'apaisement escompté à la détresse des parents, mais plutôt de la révolte et de l'incompréhension. Car l'enfant sans baptême ne pourra pas être enterré dans le cimetière paroissial, en terre consacrée. Qui plus est, il jette le doute d'une faute supposée, l'ombre de la honte et le poids de la culpabilité sur ses parents. C'est pourquoi les parents, autrefois, n'avaient de cesse de chercher

---

199 Van Gennep, 1969

200 Baills-Talbi, Dasen, 2008

201 Thomas, 1975

202 Gélis, 1984, p.489

le baptême par tous les moyens et à tout prix[203]. Les « soignants » dédiés à la naissance, avec les accoucheuses ou les sages-femmes apparaissent, ici déjà très souvent, aux côtés des parents, pour tenter de sauver l'enfant, en pratiquant l'ondoiement, même *in utero*, au risque de lourdes sanctions, puisque le baptême d'un mort était sacrilège.

Malgré les réserves, dont l'Église Catholique a pu témoigner, le désespoir soulevé par l'enfant mort sans baptême conduit peu à peu à l'apparition de sanctuaires à répit qui seront de plus en plus fréquentés localement[204]. Ils sont le lieu du sauvetage *in extremis* de l'âme. Églises, oratoires, chapelles reconnues accueillent le petit mort. Il est exposé sous l'autel de la Vierge ou d'un saint renommé, entre cierges et veillées de prières, afin que lui soit redonné vie le temps d'un baptême. Là encore, les accoucheuses ou les sages-femmes ne sont pas loin, souvent actives aux côtés des parents, allant jusqu'à transporter l'enfant sur le lieu béni, guettant les signes de « répit » qui correspondent, de fait, à des éléments précis de la décomposition et du relâchement du corps mort de l'enfant. Certaines d'entre elles assurent, à tour de rôle, la permanence sur le lieu même du sanctuaire, afin d'être caution des signes de vie, garantir le baptême, avant de laisser survenir la mort une deuxième fois[205].

Même si elles sont loin d'être généralement répandues, sept siècles sont traversés par ces pratiques, dont on retrouve des traces jusque dans les années 1930. Cette désespérance devant la mort périnatale sans baptême contraste avec ce que l'historien Philippes Ariès (1975) présume de ses recherches sur la mort en Occident. Il constate, en effet, une sorte d'indifférence face à l'enfant, notamment face au tout-petit, qu'il explique par la grande mortalité et le nombre élevé de naissances dans les couples. Leur fréquence escamoterait son investissement par le peu d'attachement. Toutefois, Michel Vovelle, tout en admettant cette contradiction, constate, en même temps, que *« le souci tout abstrait du salut de l'âme anticipe sur le respect réel porté à la personne de l'enfant »*[206].

Cet ensemble de pratiques autour de la mort périnatale, qu'elles soient anciennes ou plus récentes, témoigne de la problématique que cette dernière représente à tout âge pour les vivants. En chacune de ces morts, c'est l'humanité qui taraude les vivants à travers la question d'un statut à lui donner. Celui qui, autrefois, à hauteur d'âme, investit l'imaginaire par la figure d'une mort d'enfant. Un imaginaire de la mort périnatale alimenté et renforcé dans la société actuelle par les progrès de la science et des techniques médicales, ainsi

---

[203] Gélis, 2006
[204] Delattre 2008 ; Séguy, Signoli, 2008 ; Gélis, 1984
[205] Gélis, 2006, p.60
[206] Vovelle, 1983, p.270

que l'intérêt sans précédent porté à l'enfant lui-même. Le poids du regard social pour les parents d'autrefois n'a rien perdu de son intensité pour les parents d'aujourd'hui lorsqu'il s'agit de la mort périnatale

La mort périnatale aujourd'hui

La mort périnatale, longtemps passée sous silence dans la société actuelle, méconnue dans ses répercussions psycho-affectives, a gagné peu à peu en visibilité à travers la mobilisation pour sa reconnaissance de parents et de professionnels sensibilisés, regroupés en collectifs ou en associations. Parfois le récit bouleversant d'une mère concernée trouve un fort écho médiatique : « Peu importe l'âge auquel meurt un enfant : si le passé est court, demain est sans limites. Nous portons le deuil le plus noir, celui du possible. Tous les parents pleurent les mêmes larmes : ils ont des souvenirs d'avenir »[207]. Aujourd'hui, comme autrefois, la mort périnatale laisse les parents désemparés lorsqu'il faut faire le deuil de ce qui n'a pas vécu. D'ailleurs, il se pourrait bien que « la longue manipulation du corps de l'enfant au sanctuaire à répit, tout ce temps à l'exposer, le veiller, à célébrer son retour à la vie » soit aussi « une manière d'en faire le deuil »[208]. Avec la mort périnatale, la tragédie du sort de l'âme pour une société religieuse n'est pas moins grande que celle à dimension strictement humaine qu'elle sous-entend, pour la société actuelle. Ce sont les recherches en santé mentale qui apportent cette fois leur éclairage spécifique. De nombreux travaux en périnatalité en attestent. Selma Fraiberg, avec *Fantômes dans la chambre d'enfant*[209], avait montré comment les affects, liés à des deuils ou des abandons, pouvaient se transmettre dans le lien mère-enfant à travers le langage paraverbal des attitudes et des comportements. Elle note une possible désaffection ou des surinvestissements dans les liens avec les autres enfants. L'enfant suivant pourrait ne pas avoir sa propre place et vivre avec un fantôme, alors que les parents continuent à reporter sur lui les représentations relatives à l'enfant perdu. L'impérieux désir d'un autre enfant, tel « un objet de remplacement », pour éviter la souffrance liée à la perte, est connu par ce qu'il est convenu d'appeler « l'enfant de remplacement »[210].

Quelquefois né le même jour, ou portant le même prénom, il prend la place du mort, et sera confronté, sa vie durant, à un rival invisible, parfois à la culpabilité inconsciente du survivant ou à des problématiques identitaires par le fait de se vivre trop confondu avec l'autre[211]. Les généalogistes soulignent cette situation, relativement fréquente dans leurs investigations, où certains de ces

---

[207] Laurens, 1995, p.62
[208] Gélis, 2006, p.339
[209] Fraiberg, 1975
[210] Hanus, 1982
[211] Cain, Cain, 1964, Porot 1996

enfants sont devenus des célébrités, comme Vincent Van Gogh, Camille Claudel, Salvador Dali, Rainer Maria Rilke, Hermann Hesse ou Stendhal[212].

Pierre Rousseau (1995, 1998) met en évidence que la mort périnatale affecte toute la famille par son retentissement sur les liens : à court terme avec la perte actuelle, à moyen terme pour le ou les enfants qui naîtront plus tard, mais aussi à long terme pour les générations ultérieures. Le jeu des identifications et des transmissions, inévitablement à l'œuvre, pèsera tout particulièrement sur une femme devenant mère, alors que, petite fille, elle faisait partie d'une fratrie touchée.

Ces multiples répercussions montrent l'impact psycho-affectif particulièrement délétère que la mort périnatale peut avoir potentiellement. Elles mettent l'accent sur les processus liés à la perte à travers le deuil périnatal. Une enquête récente, publiée en 2015 dans la revue *Paediatric and Perinatal Epidemiology*, montre que les 272 femmes ayant accouché d'un enfant mort-né sont 17,6 % à souffrir de dépression encore deux années après cet événement. En comparaison, en souffrent seulement 1,9% des 522 femmes ayant accouché d'un nouveau-né en bonne santé.

Une mort à part, un deuil à part

La première analyse du deuil se trouve chez Sigmund Freud en 1917 dans son ouvrage *Deuil et mélancolie*. Il y décrit le travail psychologique nécessaire pour se séparer de l'être aimé, sous le terme de « Trauerarbeit », travail de deuil. Ce n'est pas un état, mais un processus psychique consécutif à la perte, douloureux pour le sujet, à l'issue duquel il pourra se réconcilier avec lui-même, et sous une certaine forme, avec ce qui a été perdu. Beaucoup d'études et de recherches ont depuis lors contribué à sa conceptualisation et sa compréhension. En France la Société de Thanatologie[213], société savante des sciences humaines de la mort et du mourir, fondée en 1966, y contribue par ses recherches, en œuvrant pour la promotion de la réflexion et de la recherche sur la mort, en direction du public, des institutions et des professionnels. S'y succèdent des chercheurs reconnus comme Louis-Vincent Thomas, puis le psychiatre psychanalyste Michel Hanus, lequel est à l'origine des associations « Vivre son deuil ».

Le deuil, en tant que réaction à la perte d'un être cher, est considéré comme ayant des répercussions considérables sur la santé physique, bien qu'elles soient le plus souvent méconnues y compris par les professionnels eux-mêmes. Généralement il comprend trois moments successifs qui fluctuent et

---

212 Porot, 1991, 1996

213 URL : https://www.mort-thanatologie-france.com/index.htlm, consulté le 13 février 2016.

s'entremêlent fréquemment. Le choc initial de la perte est suivi d'une désorganisation psychique, avec un vécu dépressif, où les affects de tristesse sont souvent accompagnés de sentiments de solitude et de vide. Le rétablissement, quant à lui, manifeste d'une réorganisation psychique qui permet au sujet d'acquérir la possibilité de vivre en l'absence de la perte. Néanmoins ce travail psychique doit se faire dans la confrontation douloureuse et évolutive avec la perte elle-même. Il nécessite, comme condition préalable, de pouvoir la reconnaître comme extérieure à soi, puis, peu à peu, d'accepter et d'intérioriser ce qui a été perdu, et de lui donner une nouvelle configuration. Les souvenirs, la remémoration de la réalité, partagée un temps avec le défunt, jouent un rôle essentiel dans cette transition. La culpabilité est une constante et l'intensité de la douleur résulte de la valeur personnellement accordée à ce qui a été perdu. En résumé, concernant le deuil, la société de Thanatologie annonce que « son déroulement et son évolution découlent essentiellement de la nature des relations qui existaient auparavant entre les deux personnes, celle qui est morte et celle qui est endeuillée. »[214]

Le deuil n'est pas un phénomène pathologique, puisque son processus tend vers un rétablissement physique et psychique. Toutefois il peut se compliquer et le devenir. Les circonstances d'une mort brutale, tragique, inhabituelle lui donnent une valeur traumatique. La solitude et l'isolement l'aggravent et sont considérés comme des facteurs de risque. Son intensité est encore plus douloureuse lorsqu'il s'agit de la mort d'un enfant. Si les processus mis en jeu sont les mêmes, quelle que soit la perte en cause, chaque deuil peut en réactiver d'autres plus anciens, auxquels il fait écho, rendant ainsi encore plus difficile l'acceptation de la perte. Mais le pré-requis de tout deuil présuppose de pouvoir distinguer l'objet perdu de soi-même[215]. Pour le perdre, il faut auparavant qu'il ait pu avoir une existence en lui-même. Ce qui est particulièrement compliqué, dans le cas de la mort périnatale.

L'étude du deuil périnatal avec sa spécificité, ses facteurs de risques, ses répercussions, ses complications, ainsi que son accompagnement, bénéficie de très nombreuses recherches dans les pays anglo-saxons et au Canada depuis de nombreuses années. Ils sont principalement dans la continuité des travaux de John Bowlby, fondateur de la théorie de l'attachement[216]. Communément, le deuil périnatal ressemble à un deuil normal rendu beaucoup plus compliqué, dans sa dynamique et son évolution, par son contexte. Lorsqu'il s'agit d'un enfant à naître ou à peine né, à l'existence parfois fugitive, les processus du deuil seront plus rudes à traverser, et susceptibles de complications. Pour les

---

214 URL : https://www.mort-thanatologie-france.com/15html, société savante des sciences humaines de la mort et du mourir, consulté le 13 février 2015
215 Hanus, 1994
216 Bowlby, 1980

parents, ils sont entravés par le peu de souvenirs ou de vécus partagés avec un enfant surtout imaginé ou rêvé. L'intégration d'une perte réelle extérieure est donc particulièrement ardue[217].

La mort périnatale rend ce constat d'autant plus difficile qu'il ne restera pas de traces de ce qui a existé dans la réalité, à l'image du deuil impossible, en l'absence de dépouille du défunt. D'autre part, la perte se complique pour la mère avec l'éprouvé physique. L'enfant mort, qui avait été porté vivant dans la chair propre, devient tout à la fois une réelle perte de soi, corporelle et imaginaire.

En 1979, à Gainesville, université de Floride, Kenneth Kellner développe, un programme de soutien spécifique en direction des parents et de la famille, avec le Perinatal Mortality Counselling Program (PMCP). En France la vivacité de l'intérêt actuel est beaucoup plus récente. Le fait qu'il faut « avoir connu » auparavant ce qui est perdu, qu'il s'agit d'une condition indispensable autant qu'une difficulté incontournable pour permettre le deuil périnatal, a été souligné par Geneviève Delaisi de Parseval[218]. D'autres auteurs français de référence, dont Marie-Josée Soubieux, mettent en relief ces difficultés [219]: renoncer à un projet d'enfant, un projet d'avenir, représente une profonde blessure narcissique, un deuil indicible de l'imaginaire, porteur des espoirs de tout ce qui avait été projeté. En Allemagne, les phases considérées comme normales dans le deuil ont été transposées, très concrètement, dans le contexte périnatal, afin de pouvoir distinguer le deuil normal du deuil pathologique[220]. La compréhension des processus en jeu s'adresse également aux soignants afin de les encourager à solliciter, soutenir et accompagner les parents dans leur confrontation aux différents processus du deuil normal. De leur côté les parents endeuillés, parfois loin de l'expertise médicale ou psychologique, ont créé progressivement des groupes de soutien, d'entraides ou d'actions, pour réclamer une reconnaissance sociale du deuil périnatal, ainsi que la mise en place d'un accompagnement par les professionnels, face à leur détresse.

Le changement social actuel

Les associations de parents, mobilisées autour du deuil périnatal, se sont multipliées récemment. Les plus anciennes se sont constituées, en France, contre la mort inattendue du nourrisson (appelée mort subite auparavant), il y a une trentaine d'années, avant d'élargir leur soutien au deuil périnatal, comme c'est le cas pour l'association « Naître et Vivre », créée en 1984, ou « Empathie

[217] Hanus, 1997
[218] Delaisi de Parseval, 1997
[219] Soubieux, 2008
[220] Ditz, 2001

93 » en Seine Saint Denis. D'autres, spécialisées dans l'accompagnement du deuil périnatal, sont plus récentes, telle « AGAPA », fondée en 1994 ou « Nos tout-petits », fondée en 2000[221]. Reconnues d'utilité publique, ce sont les plus importantes par leur réseau d'implantation dans toute la France, ou même en Suisse, en Belgique, en Italie et au Canada. Elles sont actives pour accompagner les parents, autant que pour sensibiliser, voire former les professionnels, à la compréhension ou la prise en charge du deuil périnatal ; mais aussi pour favoriser sa reconnaissance juridique, administrative et médiatique. C'est ainsi que les services funéraires de la Ville de Paris proposent chaque trimestre, depuis 2011, une cérémonie des tout-petits. Laïque, elle cherche à répondre aux besoins de rituels symboliques des parents endeuillés qui le souhaitent ainsi qu'à leurs proches[222]. Toujours à Paris, depuis 2013, au mois de mai, l'association AGAPA organise une journée de sensibilisation nationale, sur le thème « Une fleur, une vie ». Depuis 2008 également, à l'initiative de l'association québécoise « Parents Orphelins », cette mobilisation a conduit à déclarer, le 15 octobre, comme journée mondiale de sensibilisation au deuil périnatal, avec un symbole, un ruban bleu et rose.

Pour la loi, avant 1993, la plupart des morts périnatales passaient inaperçues. Suivant l'article 5 du Code civil, la législation a considéré pendant longtemps que la déclaration d'un enfant mort-né ou non viable n'était pas nécessaire, puisque la personnalité juridique suppose d'être vivant et viable. L'état civil acceptait d'enregistrer les enfants mort-nés, sous condition d'une durée présumée de la grossesse égale à 180 jours ou 6 mois. Ce seuil, accepté par la loi, était supposé correspondre à la viabilité de l'enfant, suite à une décision de la chambre criminelle de la Cour de cassation du 7 août 1874 qui est restée valable jusqu'en 1993 : « ... l'enfant n'est réputé viable qu'après un minimum de 180 jours de grossesse ou 6 mois de gestation ; que l'être qui vient au monde avant ce terme, privé non seulement de la vie, mais des conditions organiques indispensables à l'être, ne constitue qu'un produit innommé et non un « enfant », dans le sens que le législateur a attaché à cette expression... »[223]

Passées sous silence, sans mots pour les « nommer », sans forme d'inscription juridique, sans considération pour le destin des corps, sans droits et sans devoirs assortis, la majorité des morts périnatales n'étaient traitées, légalement, pas autrement qu'un fait biologique parmi d'autres. Le contexte juridique ne pouvait qu'entraver les processus liés au deuil périnatal. Cette non-reconnaissance sociale de la mort périnatale aggravait la souffrance des parents comme leurs propres difficultés à la reconnaître et l'intégrer individuellement.

---

[221] Ou encore « Petite Emilie », à Paris uniquement, fondée en 2003, pour les personnes confrontées à une IMG ou un deuil périnatal.
[222] Rocle, 2014
[223] Assemblée Nationale, Proposition de loi du 7 mars 2008 n° 761, concernant la procédure d'inhumation des enfants mort-nés.

Avant 1993, parmi les enfants décédés avant la déclaration de naissance, seul l'enfant viable était enregistré, avec une durée de gestation estimée à 180 jours, donnant lieu à un « acte d'enfant sans vie », qui recouvre cependant des situations fort différentes. L'enfant pouvait être né vivant et avoir vécu un court moment, susceptible d'avoir une personnalité juridique, sans que la loi le reconnaisse. Il pouvait aussi être né vivant, même s'il n'était pas viable, sans capacité naturelle de vivre. On appelait ces enfants les « faux mort-nés ». Ou encore, il avait pu décéder *in utero* ou à l'accouchement. Nés morts avant 180 jours de grossesse, soit 27 SA et 5 jours, ils n'étaient que foule invisible, disparaissant derrière un seuil fixé, alors que tous ceux, nés en dessous de ce seuil, mais ayant réussi à vivre, malgré tout, grâce aux progrès et aux moyens thérapeutiques actuels, étaient entièrement reconnus.

À partir de 1993[224], l'enregistrement à l'état civil d'un enfant décédé avant la déclaration de naissance prend en compte la viabilité, pour des seuils fixés par une circulaire additionnelle, ceux fixés par l'OMS, soit au moins 500 gr de poids de naissance ou 22 SA. Un enfant né vivant et viable aura un acte de naissance et de décès si un certificat médical a été dressé en ce sens. L'enfant né mort ou l'enfant vivant et non viable peut, lui aussi, être inscrit au registre des décès comme mort-né par l'établissement d'un « acte d'enfant sans vie ». En 2001[225] une circulaire vient préciser les modalités d'enregistrement à l'état civil, mais vient surtout réglementer le devenir des corps et leur traitement. Cependant rien n'est prévu dans la loi en dessous de ces seuils, où les morts périnatales advenues sont toujours qualifiées de « pièces anatomiques », de « débris humains », de « déchets hospitaliers » promis à l'incinération.

C'est en 2009[226], que la notion de « seuil de viabilité » est abrogée au profit de l'accouchement attesté, y compris à un âge gestationnel très précoce, néanmoins supérieur à 15 SA, soit en dehors du cadre légal de l'IVG. Ce changement intègre les évolutions du cadre juridique de 2008, qui souhaitait répondre à la douleur de trois familles confrontées à un deuil périnatal et dont la situation avait fait jurisprudence en Cour de cassation. Par là, celle-ci « a ainsi résolu une contradiction insupportable entre d'une part, les évolutions techniques et médicales qui permettent très tôt, au cours de la grossesse, une représentation très précise, tant visuelle par l'échographie, que sonore par doppler, de la vie du fœtus, et d'autre part la non-prise en compte de la réalité de cette existence en raison d'un vide juridique. ».[227] Cette circulaire notifie également la réglementation du devenir des corps, ainsi que les conditions

---

[224] Loi n°93-22 du 8 janvier 1993 (article 79-1 du Code civil) et circulaire du 22 juillet 1993 modifiant le Code civil relatif à l'état civil.

[225] Circulaire n° 2001-576 du 30 novembre 2001

[226] Circulaire n° 182 du 19 juin 2009 et décret du 20 août 2008 relative à l'état civil des enfants décédé avant l'enregistrement à l'état civil.

[227] Assemblée Nationale, Proposition de loi du 7 mars 2008, op. cit.

d'établissement, très précises, du certificat d'accouchement que doit établir le praticien, sage-femme ou médecin[228]. Ainsi la mort périnatale est-elle désormais reconnue de « droit », sous le signe d'une inscription et d'une régulation sociale sans précédent, à travers les changements législatifs intervenus.

L'état civil, une reconnaissance symbolique

La situation juridique actuelle est inédite pour des enfants à naître, non viables, au-delà du terme de 15 SA. Elle veut répondre à la « détresse des parents endeuillés », comme l'annonce la proposition de loi de 2009, « en faisant jouer à l'état civil son rôle symbolique (traces de l'enfant, individualisation de celui-ci) »[229]. Un ou plusieurs prénoms peuvent lui être donnés. Même s'il n'est pas possible d'établir juridiquement la filiation par un nom, cette inscription désigne cependant le père et la mère. Elle vaut pour toutes les situations médicalement décrites comme fausses couches tardives, ou les MFIU et les IMG ayant lieu dès 15SA. Elle donne une réalité à la souffrance des parents en reconnaissant la mort, y compris lorsqu'elle a été prévue, comme dans le cas des IMG. En même temps que la reconnaissance, cette inscription se propose elle-même comme étayage pour ce deuil singulier, par l'aide symbolique d'une procédure qui respecte *« la dignité d'une vie interrompue, fût-elle en devenir, et aide les parents confrontés à cette épreuve à mieux la surmonter »*[230]. Elle rassemble la force d'un rite de passage, capable de distinguer ceux qui sont vivants de ceux qui sont morts, pour les faire reconnaître par tous comme tels[231].

Avec l'établissement d'un prénom, le fait biologique est séparé du renvoi à lui-même en ce qu'il fait sens légitimement, aux yeux de tous, à un véritable enfant, qui a été rêvé, imaginé et désiré. La mort périnatale, dans la sémantique médicale, devient clairement un décès périnatal, dans la sémantique administrative et juridique. Le décès renvoie à la mort d'une « personne », ici à la mort d'un enfant en devenir qui aura eu un temps d'existence, attestée par une opération symbolique. Il signifie qu'il était bien parmi les vivants, avant d'être avec les morts. « L'acte d'enfant sans vie », ainsi que le prénom donné, établissent simultanément et symboliquement qu'il a été, mais qu'il n'est plus.

Néanmoins, la reconnaissance sociale la plus importante concerne le droit aux funérailles, compliquée par le fait que l'incinération d'un tout petit ne

---

[228] Formulaire Cerfa n° 13773*01 : Certificat médical d'accouchement en vue d'une demande d'établissement d'un acte d'enfant sans vie.

[229]Assemblée nationale, op. cit.

[230]Assemblée nationale, op. cit.

[231] Van Gennep, 1969, pp.209-210

laisse pas de cendres. Depuis 2009, elles sont possibles, voire obligatoires, selon le terme et la viabilité, pour toute mort périnatale, intervenue au-delà de 15SA. Cependant, après 22 SA ou de 500 gr de poids fœtal, elle s'accompagne d'autres droits administratifs, notamment pour l'assurance maladie et le congé de maternité ; mais aussi la protection contre le licenciement, le droit à la reprise du travail et le montant majoré de l'assurance vieillesse.

Tous ces éléments concrets s'intègrent à l'économie psychique du deuil périnatal pour en favoriser le meilleur déroulement. Par ces caractéristiques sociales, la mort périnatale ouvre sur trois aspects fondamentaux nécessaires aux processus du deuil, communément reconnus[232]. La mort se situe ainsi dans une temporalité nécessaire pour penser la finitude. Elle s'inscrit aussi dans un rapport avec le système de parenté, permettant de penser la filiation et la transmission, avec un prénom. Enfin tous ces éléments entretiennent un rapport réel à la perte, notamment grâce aux droits sociaux et aux rites, en même temps qu'ils sont supports de pensées et de représentations pour son élaboration.

Dans la mouvance de tous ces changements, les parents endeuillés gagnent peu à peu une véritable reconnaissance, individuelle et sociale, de la mort de leur enfant, au-delà d'un vécu singulier. Il incombe aux professionnels de les aider par des changements dans leurs pratiques. Cette perte d'un enfant, ils ne peuvent ni l'ignorer ni la relativiser, puisqu'ils en sont les garants autant que les témoins. En France, ce sont les travaux pionniers de Maryse Dumoulin à la maternité Jeanne de Flandres[233], à Lille, qui auront sollicité ces changements dans les pratiques professionnelles. Ils sont devenus progressivement, pour les soignants, une référence, tant pour le respect du corps que pour accompagner le deuil des parents[234], avant d'être promus légalement. Fait notoire, la loi du 19 juin 2009 dans son article 5-3 indique que « *dans tous les cas, le personnel soignant veillera à proposer, sans imposer, un accompagnement facilitant le travail de deuil* ». Elle recommande aux établissements de santé des modalités d'accompagnement du deuil périnatal afin d'améliorer la prise en charge de ces situations.

Ainsi, dès 15 SA, en dehors de la possibilité de *« prénommer pour faire exister »* l'enfant sur le livret d'état civil [235]et l'obtention de droits sociaux pour les parents, les soignants ont une mission de prévention dans l'accompagnement du deuil périnatal. Les interactions immédiates avec l'enfant sont privilégiées, afin de lui donner une réalité perceptible. Les parents pourront voir et toucher l'enfant mort, s'ils le souhaitent. Le tout-petit, lavé et habillé, est présenté aux parents comme un enfant, dans les bras du soignant. Des photos, une empreinte de pied ou de main sont prises. Le poids de naissance et la taille

---

232 Lussier, 2007

233 Dumoulin, 1994

234 Dumoulin, Valat, 1997

235 Charrier, Clavandier, 2013

sont individualisés. Des bracelets de naissance sont donnés aux parents, éventuellement une mèche de cheveux peut être gardée. L'expression de rituels laïques ou religieux est également encouragée. Tout est fait pour apporter des preuves de son existence, matérialiser sa perte, accumuler des souvenirs, en espérant, par là, favoriser le travail psychique nécessaire pour en faire le deuil. Humaniser le tout-petit, lui donner un « supplément d'âme », en place et lieu du baptême d'autrefois, voilà ce qu'on demande aux professionnels, dans la vigilance et la transformation de leurs pratiques. Elles conduisent indéniablement vers une ritualisation de la mort périnatale dans les services de maternité et sollicitent les soignants, par leur portée et leur impact, à un retour sur eux-mêmes, ainsi que sur leur travail

La loi du 19 juin 2009 donne aussi des recommandations pour l'organisation du travail, notamment la nécessité *« d'acquérir une culture commune »* pour les professionnels. Est souligné l'intérêt pour l'équipe de réunions spécifiques avec une psychologue pour « échanger sur les difficultés rencontrées ». Ce texte reconnaît explicitement l'impact de la mort périnatale sur les parents, et celui, possible, sur les soignants. Voilà qu'il leur est demandé de prendre en charge, à chaque fois, un « décès », même pour des tout petits termes de grossesse, en même temps que la douleur des endeuillés. Des changements pour le travail et son organisation en constituent des conséquences inévitables, notamment pour les sages-femmes et les obstétriciens(ne)s.

Non seulement la conscience de la mort est fortement sollicitée, mais il faut s'occuper également, au travail, d'un petit mort, par des soins surtout à la charge des sages-femmes. Tout comme il s'agit, auprès des parents, d'officier à une forme de ritualisation des pratiques, qu'il est difficile d'exécuter, tel un protocole de soin à remplir, *a fortiori* quand la participation de toute l'équipe est demandée, afin qu'elles soient rendues possibles.

Chapitre IV : La mort périnatale, une scène de la naissance paradoxale

Den wir sind nur die Schale und das Blatt.
Der grosse Tod, den jeder in sich hat,
Das ist die Frucht, um die sich alles dreht[236].

Rainer Maria Rilke : *Das Buch von der Armut und vom Tode*, 1903

1. Un si beau métier

Sur la scène ordinaire de la naissance, les choix et les motivations professionnelles des soignants, la griserie ou l'élation, avec *« la joie des naissances »*, laisse, de fait, entrevoir combien ils participent eux-mêmes affectivement à l'événement, intensifié par le *« stress »* ou *« l'adrénaline »*. Le point de vue d'une vie qui prend le dessus éclipse bien le rapport à la mort dans l'activité obstétricale globale. La mort semble plus à distance, il y a moins de morts qu'ailleurs : *« Nous, il n'y a jamais de morts dans nos services, jamais jamais jamais jamais »*[OBDavid], constate un gynécologue-obstétricien. Car ces morts d'adulte, les plus rares et les plus tragiques, avec celles des morts néonatales d'enfants viables, surviennent presque toujours dans une unité de soin extérieure à la maternité, en réanimation. Dans la spécialité obstétricale, le rapport avec la mort semble secondaire, derrière l'ambiance conférée par la vie sans la maladie, sous chaque situation clinique. La pensée de la vie, omniprésente en obstétrique, est soutenue par l'objet de la spécialité. Ici point d'organe particulier à soigner ou à guérir, mais une grossesse à suivre, soit une femme enceinte, un enfant en devenir, dans son développement ou dans sa mise au monde.

Reconnaissances, gratifications, plaisirs associés à des représentations valorisant la vie avec les naissances, créent un effet de distanciation face à la mort. Elles s'accordent, en toute cohérence, avec une scène plus large que celle de l'univers hospitalier, puisque ce microcosme d'une institution, comme du travail des soignants, est dépositaire d'une culture sociale, à travers l'organisation du système de santé actuel. Une volonté sociale partagée éclipse avec force, sous une forme séduisante et idéalisée, toute ombre jetée sur le

[236] *Car nous ne sommes que la coquille et la feuille ; La grande mort en chacun de nous ; Voilà le fruit au centre de tout* (trad. pers.).

tableau. Les soignants semblent y concourir avec la prescription majeure qui s'impose à leur travail. C'est-à-dire séparer la vie de la mort dans la naissance. Consciemment ou plus inconsciemment, le scénario proposé aux soignants fait comme s'ils pouvaient devenir les maîtres de cette séparation et comme s'ils pouvaient en porter la mesure.

D'ailleurs face au risque envisagé comme un tout, sa segmentation, en seuils, laisse sous-entendre l'idée d'une prévention ou d'une protection quasi exhaustive, avec le regroupement des maternités en trois seuils à risques. Si le risque peut être fractionné en entités distinctes, la logique de telles représentations fait croire à un risque maîtrisable, car réductible à des parties contrôlables. Un signe en est le compromis social qui accompagne cette prescription, sous forme de règles et de lois médico-juridiques qui permettent le recours médico-légal. Si bien que les soignants recourent à des assurances professionnelles pour s'en prémunir en contractualisant l'attente sociale autour du risque. L'assurance valide à la fois le risque et se porte caution du travail des soignants. Elle est censée endosser l'écart possible entre l'activité prescrite et l'activité réelle, avec toutes ses conséquences. Car aucun des soignants ne peut se porter garant de la certitude que rien de dommageable ne surviendra, dont l'inéluctable de la mort, même si chacun s'efforce de faire en sorte qu'il en soit ainsi.

De cette manière les assurances professionnelles masquent une aporie, un raisonnement logique sans solution possible, où la mort se dissout derrière le risque. Mais, bien qu'elles soient en capacité de maintenir les soignants à leur travail, de supporter les préjudices considérés comme faits à autrui, elles sont sans avis et ne garantissent rien face à ce que le risque, avec la survenue de la mort, peut engendrer comme épreuves pour les soignants à leur travail.

Malgré tout, au décours de l'activité elle-même, sans s'y attendre, sans y avoir été préparés forcément, les soignants sont confrontés à la résurgence de la mort, avec la mort périnatale, de façon plus ou moins violente. Cette rencontre prend ici la figure du contraire ou de l'inversion de leur projet professionnel, là où leur mission princeps, puissamment investies par les attentes sociales autant que parentales, reste celle de se porter garants de la naissance vivante. Comme une caisse de résonance, dans cette insupportable défaillance n'est déposé que l'écho de ce que toute une société manifeste actuellement face à la mort, particulièrement lorsqu'il s'agit de la vie et des naissances. Sur la scène ordinaire de la naissance, cependant, s'opère alors un retournement qui conduit les soignants à s'occuper de la mort plutôt que de la vie.

Dans l'activité, il donne lieu aux inévitables résurgences du « sale boulot », ses stratégies symboliques et ses lignes de partage, en vue de séparer les aspects les plus valorisants des aspects les plus *« moches »* ou les moins gratifiants. Derrière le travail choisi se cache une autre partie de l'activité professionnelle que personne ne souhaite mettre en valeur, tant elle confine à des aspects moins nobles, notamment quand ils sont liés à la mort : *« alors déjà que l'aspect entre guillemets « joyeux » de l'accouchement, du suivi de grossesse, déjà on a un peu de mal à se faire connaître au sein de la population générale, donc alors ce côté-là encore moins »*[SFLise]. Les rôles et les prescriptions sont redistribués lorsqu'il s'agit de s'occuper d'un tout-petit mort ou d'accompagner les parents. Les soignants y supportent des prescriptions au travail contraires à celles qui s'imposent habituellement à eux.

Pour l'IMG, la prescription majeure elle-même prend une figure paradoxale, lorsque le devoir est de faire mourir dans un métier qui a pour cœur de faire vivre. Avec la survenue de la mort périnatale, la scène de la naissance s'entremêle avec celle de la mort et l'image d'Epinal de si beaux rôles professionnels s'assombrit. La mort convoque pour eux une double réalité : celle des limites de leur travail dédié à la vie, mais aussi celle des limites existentielles de toute vie humaine. Ainsi, selon son contexte, elle peut venir ébranler l'activité des soignants, et ces derniers eux-mêmes, telle une ligne sismique, à la fois individuellement ou collectivement.

2. La mort périnatale, une réalité biologique

Pour les soignants, la mort périnatale représente d'abord un corpus constitué par les avortements spontanés ou volontaires, les morts fœtales *in utero*, *per partum* ou les morts néonatales. Sa définition renvoie à des connaissances précises avec la somme des éléments qui la fondent. La mort périnatale est ainsi morcelée en autant de catégories médicales qui s'appuient sur des critères distinctifs, tel l'âge de la grossesse et du fœtus ou les malformations dépistées comme incompatibles avec la vie dans le cas de l'IMG. Elles relèvent d'un savoir spécialisé sur la mort constitué par la science obstétricale, de la même façon que d'autres spécialités en médecine auront constitué le leur en propre. Ce savoir sur la vie et la mort des vivants permet aux soignants d'appréhender chaque mort périnatale, tel un objet de science et de connaissance, qui détermine leur champ d'action ainsi que les frontières de l'activité entre sages-femmes et obstétricien(ne)s.

Chacune de ces morts peut être réifiée, selon l'objectivité et la rationalité scientifique, pour la rendre réductible à un savoir sur le corps et sur les phénomènes vitaux, se réclamant de principes doués d'universalité. Chacune d'elle appartient à une sorte de taxinomie des différentes morts périnatales, avec des représentations catégorielles et des protocoles de soins afférents. L'activité médicale s'inscrit dans une causalité relativement linéaire, liée à la démarche d'une science appliquée, dont le gynécologue-obstétricien(ne) est l'expert principal.

Ce tableau donne une version « explicative » des phénomènes de la mort dans la transmission de la vie, où elle peut « apparaître comme une « donnée » biologique et prendre la forme d'un événement objectif ayant lieu dans le monde »[237]. Cet aspect d'un processus biologique universel, qui peut s'interrompre dans son développement et conduire à une involution de ses éléments, fait bien partie d'un corpus partagé du savoir sur la mort. Les soignants ont à faire avec les produits de décomposition d'une vie organique qui se désintègre ; phénomène que Sigmund Freud attribue aux pulsions de mort, qui, selon lui, tendent à ramener tout être vivant à son état antérieur, à l'état anorganique[238]. De ce fait, il considère les pulsions de mort comme liées à des forces internes qui tendent à l'autodestruction par la dé-liaison. En contrepoint, les forces vitales, les pulsions de vie qui s'y opposent, œuvrent pour la conservation et le développement des unités vitales existantes. Les pulsions de vie sont force de liaison pour l'organisation et le maintien d'une vie différenciée. La sexualité y trouve une place de choix, par le principe d'union qu'elle sous-entend entre les individus, les gamètes ou les liens de transmissions qu'elle permet. Avec l'interruption des processus biologiques de la vie, les soignants ont à faire avec ses produits de dégradation, tandis qu'habituellement, dans leur activité, ils sont déjà constamment en contact avec tout ce qui du corps humain se décompose, se dégrade, s'expulse sous forme de déchets de la vie : *« Le déchet comme le cadavre m'indiquent ce que j'écarte en permanence pour vivre. Ces humeurs, cette souillure, cette merde, sont ce que la vie supporte à peine et avec peine de la mort. J'y suis aux limites de ma condition de vivant. De ces limites se dégage mon corps de vivant. Ces déchets chutent pour que je vive, jusqu'à ce que, de perte en perte, il ne reste rien et que mon corps tombe (cadaver) tout entier, au-delà de la limite, cadavre »*[239]. La thématique du déchet renvoie à une « pensée mortifère »[240]. Les déchets en sont porteurs à cause de la difficulté à les saisir par des représentations, non pas par pauvreté conceptuelle, mais par leur impossibilité à être représentés ou élaborés, avec la perte de *« contour de la chose signifiée et où n'agit que l'affect impondérable [de l'abjection] »*[241]. La perte de forme et d'indifférenciation renvoie simultanément à des affects archaïques angoissants[242].

Pourtant, les soignants sont contraints de supporter ces déchets humains qu'ils n'auront de cesse d'éliminer. Ils suscitent néanmoins répulsion, écœurement ou dégoût, autant dans leur aspect visuel que par leur odeur ou l'entrée en contact avec leur texture. Les soignants affrontent bien des liquides et des solides corporels évacués avec leurs odeurs caractéristiques. Que ce soit du

---

[237] Dastur, 2007, p.126
[238] Freud, 1925
[239] Kristeva, 1980, p.11, cité par Lhuilier 2005, pp. 82-83
[240] Lhuilier, 2005
[241] Kristeva, 1980, p.7
[242] Lhuilier, 2005

sang, des urines, des vomissements, des sueurs, des larmes, des pertes vaginales, des selles, du liquide amniotique, ou encore ce produit d'expulsion informe et sanguinolent qu'est un placenta. Toutefois cet aspect n'est pas retenu, effacé derrière l'idéalisation des beaux atours de la naissance, tandis que les soignants ont la possibilité d'y oublier toute sollicitation trop forte de pensées par trop révulsantes, flirtant avec le morbide ; ce, d'autant plus que l'habituation supprimant le dégoût ou la nausée, les aura encore plus sûrement déconnectées.

Avec la mort périnatale, la nature des déchets devient plus prégnante. Elle rompt l'enchantement des naissances et laisse ressurgir toutes les résonances négatives que transportent avec eux les produits de décomposition de la vie organique humaine avec le corps sans vie du fœtus : *« c'est sûr que des fois ça ressemble, entre guillemets, à un petit « alien » entre guillemets »*[SFAude]. Lorsque le fœtus est déjà *« macéré »*, c'est-à-dire que ses tissus commencent à être abîmés par l'œuvre d'une mort moins récente, les soignants ont à faire avec un corps en voie de décomposition, qui commence déjà à effacer les traits d'une morphologie humaine : *« le vécu est différent aussi en fonction de l'aspect du bébé quand il est macéré qu'il est tout gonflé qu'il a la peau qui desquame c'est beaucoup plus effrayant pour tout le monde et qu'un bébé qui est sorti et juste après est décédé et il a encore son aspect de bébé et c'est moins difficile quoi, ça fait moins peur euh...... oui j'ai vu des bébés ils n'avaient plus de peau quoi c'est pff c'est particulier... »*[SFJane].

Parfois mal formé, déformé, flasque sans la vie, noirâtre, violacé, presque disloqué, il va falloir le toucher, le prendre pour l'enlever du corps de la mère, puis l'emmener à l'écart, souvent dans le lieu de soin des nouveau-nés vivants. La confrontation avec ce corps peut *« heurter »*, susciter la *« peur »*, la *« stupéfaction »*, *« l'horreur »*, comme des réactions de répulsion ou de dégoût que les soignants vont devoir contenir et surmonter. L'activité des sages-femmes prend alors une tournure particulièrement éprouvante où, à travers l'œuvre de la mort, l'accouchement se transforme en « sale boulot », d'autant plus agressif, voire effrayant selon les circonstances.

Le renvoi de l'imaginaire vers l'anorganique est un renvoi vers la mort, avec l'imaginaire du déchet lui-même. Par son indifférenciation et la confusion identitaire qu'il sollicite, il est révélateur de *« la fragilité des frontières entre la vie et la mort »*[243]. Ce désordre s'attaque à la production de sens. Il est manifesté ici par la réalité biologique de la mort périnatale qui perturbe l'ordre et la logique de la vie par un ensemble de dé-liaisons systématiques, qu'elles soient organiques, vitales, générationnelles ou symboliques. La vie s'amalgame avec la mort dans une confusion qui efface toutes les limites qui les distinguent. Telle cette épitaphe romaine, couramment utilisée pour interpeller les passants :

---

[243] Lhuilier, Cochin, 1999, p.111

« Là où tu es j'étais et là où je suis, tu seras »[244], les effets de la mort dans sa réalité biologique rappellent à la conscience de chaque soignant qu'il est lui-même promis au même destin.

Ainsi, le corps *« macéré »* ou abîmé du fœtus mort se trouve pris, lui-même, dans cette entreprise de dé-liaison du retour à l'informe, que la vie avait assemblé et développé. Dans la langue allemande, « der Abfall », composé de « ab », au sens de se détacher, et « fallen », tomber, signifie à la fois le déchet, le détritus et l'ordure, renvoyant en même temps à la souillure, au sale, au rejet ou encore à la décomposition. Seul le nouveau-né vivant est soulevé, plutôt que de tomber en se détachant, comme l'illustre le terme allemand, qui désigne la sage-femme par « die Hebamme », la nourrice qui soulève. Le nouveau-né vivant est élevé à la vie et relevé de la mort. Il est ainsi différencié de celui du corps sans vie du fœtus ou du nouveau-né décédé, qui prennent rang, en quelque sorte, parmi les formes de dégradation de la vie biologique que sont les autres déchets humains, ceux qui du corps tombent et se détachent.

Face à ce corps sans vie, inerte, les soignants ont à faire avec une décomposition plus ou moins avancée, qui peut lui donner un aspect étrange, indéfinissable, difficilement identifiable dans ses « contours » physiques ou imaginaires. Cette difficulté semble particulièrement marquée pour les morts périnatales des grossesses les plus jeunes. Dans le discours des soignants des pratiques passées en témoignent, où ces corps sans vie peinent longtemps à être représentés, avant qu'ils ne soient accueillis comme des dépouilles de tout-petits. Ainsi « leurs corps étaient alors brûlés, en tant que déchets ou produits innommés, dans l'incinérateur de l'hôpital ou enfouis dans un endroit non repéré du cimetière communal »[245]. À la lumière des changements intervenus, les sages-femmes reviennent sur ces temps révolus où, comme dit l'une d'elles, *« la profession était entièrement coupée de ça »*, là où *« on n'arrivait même pas à le dire ». « On les mettait dans des barquettes en aluminium »,* dit une autre sage-femme, alors qu'elle relate sa perplexité de l'époque devant ce *« non-respect des corps »,* où « en faisant comme si de rien n'était, ils font comme s'il [l'enfant mort] n'était rien »[246].

Ces seuils de sensibilité, dans la disposition des soignants à se représenter ces morts périnatales semblent, par le passé, dépendre fortement des seuils de viabilité. En dessous de ces derniers, ces fœtus restaient eux aussi « innommés », avec un statut indéfinissable pour les soignants et l'impossibilité à pouvoir penser ces situations autrement. Tout au plus pouvaient-ils profiter d'un certain intérêt, en tant qu'objets d'étude ou de diagnostic, grâce aux

---

244 Dans sa forme complète : *Quod nunc es fueram, famosus in orbe, viator, et quod nunc ego sum, tuque futurus eris ;* Ce que tu es voyageur, je l'ai connu et été dans le monde, ce que je suis aujourd'hui, toi aussi tu le seras un jour.
245 Dumoulin, Picard, 2007, p.55
246 Laurens, 1995, p.64

examens d'anatomopathologie. Ils étaient fœtus au statut innommé, au même titre que leurs parents et leur famille. Ces accouchées sans enfant dont on ne sait pas, même aujourd'hui, s'il faut les hospitaliser en service de gynécologie ou de maternité, si elles sont bien mères ou non, et qui partent presque toujours à la sauvette, après une durée de séjour réduite à la portion congrue des soins minimums nécessaires. Ce qui est innommé reste impensable et inclassable dans l'ordre des représentations. Aux fœtus « inclassables » correspondent des patients tout aussi « inclassables » pour les soignants. Actuellement, cependant, par l'œuvre d'une transformation symbolique avec le traitement du corps sans vie, la portée des représentations associées entraîne des changements radicaux dans la réalité des pratiques soignantes. La préoccupation du devenir de ces petits corps trouve, en juillet 2005, une preuve dans le retentissant scandale qui traversa l'opinion et le débat public, lorsque 353 fœtus et 87 corps partiels, datant des années 1985 à 2000, furent découverts dans la chambre mortuaire de la maternité Saint-Vincent de Paul, à Paris. Loin des pratiques sociales autrefois tolérées, ces fœtus, conservés en dehors de toute légalité, dans des conditions inacceptables, suscitèrent l'indignation et la colère, mais surtout l'émoi de nombreuses familles qui pouvaient se penser concernées. La réalité biologique d'un cadavre, si petit soit-il, confronte les soignants inévitablement à un contexte anxiogène qui renvoie, à la fois, à une expérience très sensible, émotionnellement pénible, autant qu'à une épreuve pour la pensée, poussée vers ses limites.

Si la notion de cadavre humain peut ressembler à un *« abîme anthropologique, car aucune signification simple n'est en mesure de se refermer sur lui »*[247], c'est vrai tout particulièrement lorsque la vie n'aura pas été vécue, dans le cas de la mort périnatale. Le cadavre renvoie les soignants à une expérience de la mort très concrète, en même temps qu'à la difficulté de penser ce qu'ils vivent, là où *« le « réel » du cadavre est indécidable, car toujours traversé de représentations et de valeurs. Trancher sur son statut, même avec la meilleure volonté du monde, c'est effectuer un choix de valeurs »*[248].

Ainsi le poids d'une axiologie, forte de charges affectives plus ou moins pénibles, se déploie derrière ces représentations. Pour les soignants, ce changement dans les représentations fait place à une attention portée à chaque fois à un tout petit mort, dont ils prennent soin à travers le traitement de son corps, devenu sa dépouille. La conscience de la mort n'en est que plus grande pour eux, là où auparavant elle pouvait être escamotée derrière une réalité biologique indéfinissable qui masquait sa charge mortifère. Les effets de la mort humaine prennent, de ce fait, un relief plus marquant et plus angoissant, même pour des petits termes. Cette appréhension dépend, non seulement des caractéristiques de la situation médicale, mais aussi de sa singularité subjective,

[247] Le Breton, 2013, p.61
[248] Le Breton, p.70

en interdépendance réciproque avec celle de la personne prise en charge. Les parents parlent surtout de leur « enfant » ou leur « bébé », quel que soit le terme de la grossesse, lorsque celle-ci est investie d'un projet, même si l'imaginaire reste plus flou dans ses représentations à un âge précoce. Pour les soignants, par contre, elles sont parfois loin d'être de la même teneur, surtout en dessous du seuil de la viabilité, même s'ils font l'effort de reconnaître le statut que lui donnent les parents en parlant *« comme eux »*, pour *« respecter leur investissement » : « elle dit « j'ai perdu mon bébé » et je pense qu'on ne peut pas lui dire « non, non c'est une fausse couche », non pour elle, elle a vraiment perdu un bébé. [...], je parle comme elle et si elle dit « bébé » je dis « bébé » »*[OBMarie].

Ces conditions du travail relationnel, dans le soin médical, permettent de comprendre les écarts ou les incompréhensions dans les représentations respectives, entre parents et soignants, en fonction du terme. Elles soulignent combien elles sont étayées sur le social, lui-même sous influence du développement de la science médicale. Le fœtus devenu patient, voire même un véritable *infans conceptus*[249] dans l'approche psychologique ou psychanalytique, ne peut plus être traité comme *« rien »*, matériel organique innommé lorsqu'il est mort. Même si, pour les soignants, son appréhension semble malgré tout sensiblement liée à leur capacité d'intervention pour le faire vivre, la mort périnatale est désormais reconnue socialement comme une perte à hauteur d'enfant au-delà de 15 SA. Toutefois, plus le terme de la grossesse avance, plus cet écart d'élaboration entre les représentations parents-soignants se réduit, et *« la confusion de langue »*[250], pour ainsi dire, disparaît.

3. La mort périnatale, un réel au travail qui excède tout savoir

L'intensité de cette perception de la mort et de la perte d'un enfant tient, pour le soignant, de l'intersubjectivité partagée au travail avec les parents, comme de son activité concrètement déployée. Elle lui apporte une forme de relief substantiel pratique. Avec cette perception intelligible, rendue sensible par l'activité réelle, le soignant doit faire face, au travail, à un réel à nul autre mesurable.

---

[249] Cette appellation juridique, *« Infans conceptus pro nato habetur quoties de commodo ejus agitur »,* est l'exception tirée du principe qui veut que l'enfant n'acquière de personnalité juridique qu'à partir du moment où il est né et viable. Elle considère que l'acquisition de cette personnalité peut remonter exceptionnellement avant la naissance, à partir de la conception, à chaque fois qu'il y va de son intérêt (pour un testament ou une donation). Ce droit rétroactif est sous condition de sa réalisation possible, soit un enfant né vivant et viable, à partir du 180e jour de grossesse.

[250] Ferenczi, 1932

La subjectivité du soignant ne peut manquer d'être frappée pour s'interroger sur sa signification singulière ; voire sur sa propre mortalité pour laquelle il ne dispose d'aucune représentation possible : *« L'expérience première, c'est pour nous celle du deuil. Mais la mort de l'autre ne nous atteint que parce qu'elle réveille en nous cette conscience latente de notre propre mortalité qui constitue la face obscure de notre existence »*[251]. En effet, comme le développe Sigmund Freud (1915) : « Notre inconscient ne croit pas à la mort personnelle, il se conduit comme s'il était immortel. Ce que nous appelons notre « inconscient », les couches les plus profondes de notre âme, constituées de motions pulsionnelles, ne connaît absolument rien de négatif, aucune (dé) négation – en lui les contraires se recouvrent – et de ce fait ne connaît pas non plus notre propre mort, à laquelle nous ne pouvons donner qu'un contenu négatif. Ainsi rien de pulsionnel en nous ne favorise la croyance en la mort »[252].

Au travail, l'expérience de la mort périnatale laisse la subjectivité buter sur l'impensable de la mort avec l'incapacité de penser sa propre fin autrement que par un concept vide. Personne, pas plus le soignant que les parents, n'a d'expérience de cet événement inéluctable que représente la mort en soi : *« Je n'ai pas été confronté à ma propre mort non plus »*, constate d'ailleurs un gynécologue-obstétricien. Cependant les soignants sont contraints d'en partager l'expérience avec les parents, confrontés plus ou moins violemment à leur douleur, comme à la perte concrète qu'elle représente avec le petit corps sans vie de leur enfant. Pour les soignants cette expérience de la mort est imprévue, en tant que telle, en ce qu'elle survient en dehors de toute connaissance ou transmission d'un savoir théorique ou pratique établi. Elle s'inscrit dans une dimension étrangère à la causalité et à la rationalité, lesquelles gouvernent l'activité médicale. Elle bute aussi sur l'impossibilité à être représentée (Freud, 1915). De cette façon, elle ne peut que faire violence à toute subjectivité. Qui plus est, à travers le contexte de la naissance, la mort prend une force dramatique singulière, alors qu'elle surgit à l'endroit même où la vie est attendue. Cette singularité touche également à la figure sous laquelle elle apparaît, celle de la mort d'un enfant. Figure particulièrement éprouvante et inacceptable, naître et mourir s'y confondent, renversant l'ordre de l'existence qui habituellement les sépare. Le registre symbolique des pertes fondamentales les plus douloureuses de l'existence humaine s'y trouve inévitablement convoqué sur la scène du travail des soignants, en écho aux fantômes de la naissance d'autrefois.

---

[251] Dastur, 2005, p.8

[252] Freud, 1981, p.36

« C'est sûr quand on part pour sage-femme, on ne sait pas qu'il y a tout ça, les morts fœtales, qu'on fait des accouchements par voie basse de bébés morts. Mais tout ça on ne me l'a pas expliqué à la base »[SFAude]. Autant, pour devenir médecin, la rencontre avec la maladie et la mort semble incontournable, autant pour devenir sage-femme la pensée de cette occurrence, dans l'activité, ne semble pas aller de soi.

La pensée de la mort peut même apparaître comme résiduelle dans l'activité, en maternité type 1, lorsque *« 99% du temps »*, *« on ne vit que de la joie et qu'on a de beaux bébés qui naissent et que les couples on voit de la magie dans leurs yeux parce que sinon, moi je sais que je fais ce métier parce que ça reste 1% de mon boulot, on va dire, le deuil périnatal »*[SFAude]. Fraction réduite, négatif enseveli sous la souveraineté de la naissance ou encore « sale boulot », la pensée de la mort se dévoile pourtant peu à peu, dans l'activité professionnelle, en fonction des aléas de la formation, mais surtout en fonction des situations réelles, variables, vécues à la rencontre des patientes.

Lorsque les sages-femmes parlent des apports théoriques concernant la mort périnatale, elles n'évoquent pas les connaissances médicales acquises. Elles ont tendance à se situer d'emblée sur le versant relationnel de l'accompagnement. Pour celui-ci, l'apport est généralement jugé insuffisant : *« je me suis toujours dit qu'il faudrait peut-être travailler sur la formation initiale parce que j'ai senti qu'on n'était pas assez armé pour ça »*[SFNell]. Ce, d'autant plus que « *c'est difficile de former les gens sur l'attitude à avoir »*[SFNell]. La mort périnatale ne prendra sens qu'à travers l'expérience de situations réelles rencontrées dans l'activité. Les hasards du parcours de formation peuvent même laisser sans expérience.

La pensée de la mort périnatale peut être absente initialement des représentations professionnelles, même lorsqu'elle se présente dans une confrontation quasiment nez à nez : *« moi, petite élève, je l'accueille, je pose le monito [monitoring] et là je trouve rien... et sur le coup je me suis dit, j'ai pas j'ai pas saisi d'emblée que ça pouvait être un bébé mort, en fait, et puis elle disait « si je le sens bouger », c'était un peu confus »*[SFLéa]. Parfois c'est l'occasion de mettre en doute sa compétence : *« voilà, j'ai fait clac clac, une ½ heure, clac clac, c'est bizarre ça et la sage-femme va te dire « non non t'arrives même pas à trouver le cœur du bébé »*[SFGaby]. Ce rôle méconnu de l'activité sage -femme se découvre de façon très contrastée, parfois par surprise, « *au fur et à mesure »*, voire même plus brutalement.

Pendant le temps de formation, les étudiantes sages-femmes n'ont pas à faire avec les IVG, comme c'est le cas pour les internes de spécialité. Elles n'ont pas, non plus, à prendre en charge les fausses couches précoces, voire tardives, restant affectées plutôt aux naissances vivantes. La future sage-femme peut rester avec relativement peu d'acquis et toute une expérience à construire pour y faire face : «*j'ai l'impression que c'est assez général parce que quand on voit des jeunes diplômées qui arrivent c'est dans ces situations qu'elles sont en difficulté qu'elles manquent d'expérience [...] effectivement je me souviens quand je sortais du diplôme c'était ce qui m'inquiétait le plus ce qui m'angoissait le plus c'était de me dire « quand ça va m'arriver comment je vais réagir » »*[SFNell].

Malgré les changements survenus dans les pratiques professionnelles, elles peuvent être tenues à l'écart de ces situations : «*parce que c'est vrai qu'on nous « protège » entre guillemets quand on est étudiante, les professionnels nous protègent en nous disant « non tu auras bien le temps de vivre ça »*[SFLuce]. Cette mesure de protection se teinte d'autres motifs, dans la mesure où elle facilite l'activité déployée au travail. La présence de l'étudiante peut *« biaiser »* le soutien relationnel spécifique qu'il faut prodiguer. Il n'y a pas de place pour une apprentie, même observatrice, dans une situation où, à strictement parler : *« transmettre ce n'est pas quelque chose qui s'apprend »*[SFNell]. La mise à distance de l'étudiante sage-femme, incite celle-ci à retenir des émotions et des représentations susceptibles d'accompagner la mort périnatale : « *on entend les sages-femmes en parler, on est entre guillemets « un peu à distance » un regard un peu extérieur, et on nous emmène pas dans la salle c'est sûr qu'il y a une sorte de mystère qui entoure ces salles-là [...] On nous dit « C'est mieux que tu n'y ailles pas »*[SFNell]. La nécessité d'apprendre se heurte à la difficulté de transmettre. L'apprentissage est ainsi différé devant celui, considéré prioritaire, pour une future sage-femme, celui de la gestion de la vie.

Pour les obstétriciens(ne)s, la formation prévoit des passages par plusieurs spécialités avec les stages d'internat, dont la chirurgie. L'apprentissage en alternance combine la formation scientifique avec l'activité médicale du parcours hospitalier. Le gynécologue-obstétricien(ne) a déjà rencontré la mort bien avant d'être en mesure de choisir sa spécialité, y compris la mort périnatale, durant ses stages en maternité. Néanmoins, l'appréhension de celle-ci devient plus manifeste une fois la spécialisation commencée, en particulier avec ce *« lot commun »*[OBJade] des IVG et des fausses couches qui lui reviennent dès le départ, quand ce ne sont pas les morts fœtales plus tardives.

La mort précoce *in utero* est également dévolue à l'interne en formation. Souvent il la prend en charge seul, même s'il en réfère à son chef de clinique, comme une activité encore une fois peu valorisée, à laquelle il se confronte sans cesse, tant ces situations sont fréquentes : *« c'est toujours quelque chose qui nous qui nous marque, mais on apprend très vite que cela fait partie en fait de l'obstétrique... [...] et puis après en effet on est assez vite confronté à ça parce ce que cela arrive assez régulièrement en fait, on voit que l'obstétrique, c'est aussi lié au deuil, à la douleur voilà »*[OBLaure].

Avec les termes plus tardifs, la répartition du travail et des tâches change. Le recours au chef de garde devient plus systématique, même si c'est l'interne ou la sage-femme qui a fait le diagnostic. Il revient au chef la responsabilité d'annoncer la mort périnatale, tout particulièrement si le fœtus était viable : *« on ne se risque pas à se lancer, on a peur de se tromper, parce que c'est bête, mais on voit que le cœur ne bat pas, mais on a peur de dire que le bébé est mort. »*[OBDavid].

Même si le chef n'assure pas la prise en charge ultérieure du travail et de l'accouchement, son intervention accentue la portée et la gravité de l'annonce, en même temps qu'elle souligne son rôle prépondérant dans l'équipe médicale de garde. Le futur gynécologue-obstétricien(ne), en tant qu'interne, n'a pas encore à supporter frontalement les premières réactions déclenchées par l'annonce. Ce sont, pour lui, encore des temps d'apprentissage : *« ben c'est assez particulier, au début quand t'es interne, c'est sûr que t'as un chef qui est là, tu vois que c'est violent, mais t'es spectateur, t'es pas vraiment acteur, t'es pas en première ligne avec les patients, même si tu sens la souffrance, tu la partages un peu, mais c'est pas toi qui partages directement avec la patiente [...] et je regardais un peu ce qui se passait, j'étais assez spectatrice au début parce que je trouvais que j'étais sidérée quand même, hein en fait »*[OBMaya].

Les obstétricien(ne)s évoquent eux aussi le manque de formation dispensée pour faire face à de telles situations, dont la mort périnatale est un cas singulier : « *on apprend en suivant les autres qui font des annonces (insiste sur ce mot), qui suivent des gens, on répète, à sa façon, les mêmes gestes, les mêmes paroles, c'est comme ça, en tout cas pour les annonces de maladies graves, c'est comme ça qu'on fait, ça s'apprend pas en Fac »*[OBOlga]. Après la sempiternelle question d'internat, chacun semble devoir se construire son apprentissage au gré de l'expérience des stages de la spécialité, où *« on apprend à se débrouiller avec nous-mêmes »*[OBDavid]. Seuls ceux qui se formeront au DAN, comme spécialité complémentaire, rapportent des apports psychologiques et relationnels, notamment sous la forme de mises en situation.

La mort périnatale, l'expérience de la perte existentielle

La souffrance liée à la perte subjective, que représente la mort périnatale, est renvoyée aux soignants par l'intensité de la douleur manifestée par les parents, une des expressions émotionnelles du deuil, du latin *dolus* qui signifie douleur.

Certes, la mort peut apparaître aux soignants comme « une irrécusable donnée de fait », tels « des processus « objectifs » extérieurs » à eux-mêmes, « advenant de manière contingente », et remis « inconditionnellement aux sciences de la nature »[253]. Mais la douleur est là pour marquer avec insistance un au-delà de ce qui est signifié par l'objectivation biologique. Perte d'enfant, perte incommensurable, elle est l'expérience angoissante de la mort pour les parents. Pour les soignants, dans l'activité réelle et l'intersubjectivité de la relation clinique, cette expérience de la mort de l'autre et chez l'autre, s'entremêle du vécu de la perte d'un enfant, en tant qu'objet de soin. Une expérience singulière, alors qu'il n'y a pas « d'expérience directe de la mort. C'est ce qu'Épicure exprime parfaitement en déclarant, dans sa *Lettre à Ménécée*, que tant que nous existons, la mort n'est pas et que, lorsque la mort est là, nous ne sommes plus, de sorte qu'elle n'est par conséquent rien pour nous - mais seulement expérience de la mort de l'autre et institution, dans cette expérience première du deuil, du propre rapport à soi comme mortel » [254]

Pourtant, si nous ne pouvons rien savoir de la mort, ni avoir aucun commerce avec elle, tout projet d'un enfant à venir autorise à chaque fois la conjuration de cet impensable par cette projection au-delà de toute mort, et de la sienne propre, dans la chaîne générationnelle et dans l'avenir. L'expérience d'une mort d'enfant n'en est que plus douloureuse pour les parents, mais non moins retentissante pour les soignants dont l'effort dans le travail est quotidiennement au service de cette conjuration. Les liens de proximité ou de distance au cœur des processus d'identification viennent en moduler l'impact. Plus ces derniers se sentent proches d'autrui, plus la mort peut leur sembler menaçante et source d'angoisses : « La mort d'autrui, qui est lointaine et indifférente », devient ainsi celle de « la proximité de la mort du proche [...] la mort d'un être cher est, presque comme la nôtre, presque aussi déchirante que la nôtre »[255]. L'autre du soin n'est certes pas ce proche qu'est l'être cher, sans être jamais cependant un autrui lointain, anonyme ou impersonnel. Il est un être devenu « de » proximité, à travers la dimension relationnelle de la clinique et du soin[256].

La mort périnatale dans sa réalité clinique

Dans son acception première, la clinique renvoie les soignants dans un rapport direct « au pied du lit du malade » et, de façon élargie, au chevet du sujet, soit à l'intersubjectivité. La mort périnatale renvoie les soignants auprès de la femme enceinte ou auprès du nouveau-né. Dans ce contexte, elle a ceci de caractéristique qu'elle est liée à l'action des soignants, sans force de causalité directe cependant, à l'exception du cas particulier de la situation de l'IMG.

---

[253] Dastur, 2005, p.25
[254] Dastur, 2007, p.25
[255] Jankélévitch, 1966, p.27
[256] Hirsch, 2001, p.63

Dans ce cas, l'action des soignants en est doublement responsable, d'une part par l'activité diagnostique qui aura conduit à la décision d'interrompre la grossesse, d'autre part avec sa mise en œuvre. L'accent est mis sur le faire, le pouvoir d'action, médicalement conditionné, qu'il leur est permis de déployer.

Avant la viabilité du fœtus, parce que les soignants ne peuvent « rien faire » pour sa vie s'il naissait, ils peuvent se vivre comme n'y étant « pour rien ». Au seuil de la viabilité, leur action reste incertaine, tandis qu'avec la viabilité acquise, le champ des interventions concrètes s'étend considérablement. Les soignants les plus anciens dans le métier témoignent de ces changements marquants, lorsqu'ils évoquent ces naissances prématurées pour lesquelles rien n'était possible, si ce n'est de laisser mourir, alors qu'actuellement ces naissances permettent l'espoir de la vie. Toute la subjectivité engagée s'en trouve plus ou moins marquée. Car toutes ces morts périnatales rassemblent des contextes différents avec des tableaux qui témoignent d'épreuves au travail, dont l'intensité dramatique fluctue selon les circonstances, allant de l'événement indésirable jusqu'à la tragédie, pour les soignants.

4. La mort paradoxale de l'IMG

La lutte contre la mort, dans une activité dédiée à la vie, prend une tournure particulière, dès lors qu'au-delà des efforts pour la préserver ou la sauver, lui est assortie une possibilité supplémentaire, celle de pouvoir y mettre fin. Michel Foucault avait formulé par un néologisme, le « bio-pouvoir[257] », ce rapport particulier entre le pouvoir et la vie, lorsque celui-ci suit des modalités d'exercice où prédominent des stratégies centrées sur la vie, qu'il compare à un pouvoir souverain : « *Au vieux droit de faire mourir ou de laisser vivre s'est substitué un pouvoir de faire vivre ou rejeter dans la mort* »[258]. Les soignants des CPDPN sont actifs quotidiennement suivant un verbatim en étroite correspondance à cette formulation. Même si l'IMG, comme l'IVG, ne sont pas à l'initiative de la demande ou de la volonté des soignants, leur réalisation dépend néanmoins complètement de l'activité médicale. Dans l'IMG, la demande parentale reste entièrement tributaire de l'attestation de gravité, pour le fœtus ou pour la santé de la mère, établie par les soignants. L'expertise du gynécologue-obstétricien(ne) est ici déterminante et incontournable : *« pour l'IMG, ce sont les parents qui prennent la décision, mais on est obligé quand même d'être d'accord avec eux. »*[OBSam]

Les sages-femmes évoquent clairement l'IMG comme une activité étrangère à ce qui définit leur identité professionnelle, tout en l'incorporant à celle l'obstétricien(ne) : *« dans le cadre d'une IMG, je distingue un peu la mort*

257 Foucault, 1976
258 Foucault, 1976, p.181

fœtale de l'IMG, on est vraiment dans une intervention médicale d'interrompre la grossesse et pour moi, ce n'est pas le cœur de mon métier je n'ai pas fait sage-femme pour ça, c'est vraiment quelque chose qui va être de l'ordre du médical et du pathologique. Je n'ai pas choisi mon métier pour ça. Vous voyez ce que je veux dire [...] c'est une partie de notre métier qui est... qu'on peut éviter par la clause de conscience, que moi je n'envisage pas d'éviter, après c'est bien quand ça arrive peu d'en vivre »[SFNell]. Du côté des obstétricien(ne)s, de la même façon, l'activité est associée à l'identité professionnelle, tout en la distinguant nettement de celle des sages-femmes : *« C'est-à-dire que le diagnostic doit être fait par un médecin puisqu'on sort de la normalité, on n'est plus dans une grossesse normale, donc ce n'est plus du ressort de la sage-femme »*[OBJules]. Le versant médical de leur profession, que les sages-femmes ont parfois du mal à faire reconnaître face aux obstétriciens(ne)s, est ici concédé, voire abandonné, sans velléités, face à cette activité ingrate, en correspondance avec un « sale boulot » et contraire au projet professionnel. Comme si le bon objet professionnel, pour les sages-femmes, tenait plus du fœtus vivant en bonne santé, tandis que celui du gynécologue-obstétricien(ne) prendrait ici un rang équivalent au fœtus devenu « tumoral »[259] dans le vécu des parents, lorsque celui-ci ne peut être investi d'aucun projet.

Pourtant la prise en charge du corps sans vie du fœtus incombe complètement aux sages-femmes, tout comme le suivi du travail et, en grande partie, l'accouchement. Deux équipes de sages-femmes rencontrées ont clairement exprimé leur point de vue professionnel sur l'activité IMG. Une des équipes venait d'être agréée comme CPDPN, mais les sages-femmes craignaient un afflux d'IMG en salle des naissances, car *« ce n'est pas le cœur du métier »*. L'autre équipe, avec le développement du diagnostic prénatal et la prise en charge des IMG sur place, fait dire aux sages-femmes, avec des regrets, qu'elles n'ont *« pas fait sage-femme pour ça »*. Cette relégation d'une activité, qui a trait à l'œuvre de la mort, jugée dévalorisante, tel un sale boulot, protège par là même, un tant soit peu, leur activité propre, mise en valeur par la vie. Plus loin, les décrets de loi confirmant, en 2016, l'entrée de l'IVG médicamenteuse[260] dans le champ de compétences des sages-femmes, auront révélé, au sein de la profession, des lignes de tensions manifestes pour une activité considérée plus proche de celle de l'avorteuse, et de ce fait loin d'être revendiquée par toutes les sages-femmes. Du côté des syndicats d'obstétricien(ne)s, cependant, cet acquis d'expertise est dénoncé comme dangereux. Encore une fois, les enjeux de ces conflits sont ici principalement étrangers à toute considération scientifique, mais relèvent plutôt des défenses

---

[259] Boltanski 2004, Soubieux, 2008

[260] Décret n° 2016-743 du 2 juin 2016 relatif aux compétences des sages-femmes en matière d'interruption volontaire de grossesse par voie médicamenteuse et en matière de vaccination. L'IVG est possible jusqu'à 7 SA, soit 5 semaines de grossesse.

de l'identité professionnelle, avec son idéologie[261]. Ils sont au service d'intérêts corporatistes sur fond d'un imaginaire qui tend à préserver autant l'image de soi que celle du corps de métier investi, grâce à « une idéologie défensive du métier »[262].

Dans les maternités, centre de référence pour le DAN, soit effectuant des IMG, l'activité sage-femme est largement impactée par leur accomplissement, au-delà de celle des obstétricien(ne)s : *« (silence) c'est les sages-femmes qui portent le plus gros quand même parce que l'accompagnement du travail, nous on intervient au début et puis on met les dilapans [dilatateurs cervicaux], et puis on revient au moment de l'expulsion et c'est pour ça aussi que les sages-femmes elles avaient ce ras le bol »*[OBJade]. La division des tâches dans le cadre de l'IMG est clairement évoquée, chez les sages-femmes comme chez les obstétriciens(ne)s, avec une organisation du travail bien différenciée, jusqu'à la naissance. Les obstétriciens(ne)s relatent généralement l'activité diagnostique conjointement aux informations données aux parents, la préparation et la réalisation de l'acte létal sur le fœtus, ainsi que parfois l'examen de celui-ci, une fois né, pour constater les malformations.

Dans ces différents moments, à côté de l'expertise du gynécologue-obstétricien(ne), la sage-femme, lorsqu'elle est présente, intervient en complémentarité, à côté d'autres professionnels. L'activité autonome des sages-femmes se situe plutôt du côté de la prise en charge du travail, de l'accouchement et de la naissance, avec *« des choses qui s'anticipent »*[SFElena], une *« situation qui est préparée »*[SFNell], bien avant qu'elle ne soit entre leurs mains. Ce qui donne à la trajectoire de l'IMG un aspect particulier dans son déroulement temporel, puisqu'elle trouve moins son origine au moment de la mort que dans les temps qui la devanceront, loin de l'impuissance à laquelle elle renvoie généralement : *« on parle de la mort, on est obligé d'en parler, y a pas le non-dit, il faut des protocoles, il faut que tout le monde fasse pareil, il faut que si ça arrive en pleine nuit, on puisse savoir ce qu'il faut qu'on fasse et ça oblige à en parler. »*[SFElena].

La fréquence de l'IMG est estimée autour de 7000 cas par an en France, à côté de près de 210 à 220 000 IVG[263]. Elle n'en reste pas moins un acte problématique pour les obstétriciens(ne)s, alors que tout son processus repose sur la condition exclusive de leur activité. La figure de la mort périnatale portée par l'IMG est celle d'une mort attendue, contrôlée, fruit des sciences médicales elles-mêmes, comme une émanation de leur pouvoir. Décider de la mort, de son temps d'arrivée, de son accomplissement peut même se lire comme un

---

261 Kaës, 1980

262 Dejours, 1993

263 Les interruptions volontaires de grossesse en 2015, DRESS, n°0968, juin 2016, URL : https://dress.social-sante.gouv.fr/IMG/pdf/er968.pdf, consulté le 18 septembre 2016.

pouvoir supplémentaire, une figure de la démesure, où l'intervention médicale tantôt s'assure du triomphe de la vie sur la mort avec les naissances, tantôt s'arroge le pouvoir de décider de sa survenue. De manière tout à fait paradoxale, elle confirme le gynécologue-obstétricien(ne) dans son expertise et son identité professionnelle, tout en l'entraînant vers un acte impossible à concilier avec la lutte contre la mort.

Son déroulement repose sur la maîtrise de compétences très spécialisées, avec ces *« beaux diagnostics »,* qui apportent la satisfaction intellectuelle et la valorisation auprès des pairs, comme le constate ce gynécologue-obstétricien d'un CPDPN : *« c'est quelque chose qui me frappe beaucoup dans ma spécialité, c'est qu'il y a beaucoup beaucoup de collègues qui à partir du moment et moi je suis dedans aussi à partir du moment où on a fait un beau diagnostic alors ça y est on est très fort on est très beau, on a la reconnaissance de nos collègues »*[OBJules]. Mais, humainement, pour chaque gynécologue-obstétricien(ne), ce pouvoir sur la mort peut s'avérer écrasant.

L'IMG, la trajectoire d'un « sale boulot »

Avec l'IMG, l'expertise du gynécologue-obstétricien(ne) a son revers de médaille, auquel il ne peut pas échapper. Sa place, dans le champ d'un secteur scientifique de pointe, l'assigne, par la même occasion, à être celui qui a charge d'accomplir la mort périnatale. Au même titre que les autres experts, il participe collégialement à la définition des diagnostics de gravité, des discussions et des décisions. Néanmoins, tout en étant porteur des décisions de l'équipe et de la volonté parentale, il est celui qui devra réaliser, dans un acte médical individuel, le geste létal qui mettra fin à la vie du fœtus. Pour le médecin qu'il est, ayant choisi d'œuvrer au service de la vie, retourner son action contre celle-ci peut se solder par un conflit plus ou moins complexe, sous le signe de la transgression et de la négation de valeurs professionnelles ou personnelles. Même acceptée, cette activité reste problématique dans le discours des obstétricien(ne)s, par sa valeur transgressive, le dégoût, le déplaisir ou la violence éprouvée par un acte contraint, en forte résonance parfois avec le vécu des actes d'IVG : *« tout ce qui est en rapport avec la mort, c'est-à-dire les IMG, les IVG, c'est difficile, mais surtout, bon, il n'y a pas un terme, les termes tardifs, les termes précoces, non, c'est toujours difficile »*[OBMaya].

L'expérience de l'IVG entre en résonance avec celle de l'IMG, par les douloureux souvenirs d'une pratique *« réservée »* à l'interne, comme d'un « sale boulot » abandonné aux débutants, parfois sans formation ni accompagnement, dont ils seront dégagés plus tard lorsqu'ils avanceront dans la hiérarchie médicale : *« c'est pas quelque chose de simple à gérer que la question de l'IMG est une question qui m'est qui me pose énormément de problèmes et de questions et de même que l'IVG, hein, j'ai fait beaucoup d'IVG* *quand j'étais interne euh... oui on en faisait trois tous les matins avant de commencer le programme au bloc opératoire »*OBJean.

Le geste létal de l'IMG, celui qui porte le réel de la mort, constitue un paradoxe poussé à l'extrême pour le gynécologue-obstétricien(ne). Sur cette scène mortifère, il apparaît en totale contradiction avec son projet professionnel, confronté aux charges émotionnelles de représentations à valeurs transgressives majeures. Avec l'IMG, la part prestigieuse de son activité diagnostique est étroitement associée à sa part la plus ingrate, celui d'un « sale boulot » pour lequel il ne souhaite pas de témoins : « *Et par contre je n'aimais pas la présence des étudiants, ce n'est pas un spectacle sauf s'il y a un rôle. Ce n'est pas intéressant à voir, c'est juste moche.* »OBLili. Les mots qui accompagnent l'activité IMG, avec leur terminologie, leur sémantique, leur résonance affective ou symbolique témoignent de stratégies susceptibles d'en atténuer sa portée éprouvante. Le terme « interruption médicale de grossesse », ou l'expression « arrêt de vie », évitent d'énoncer la mort et reportent l'attention sur l'événement plutôt que sur le geste. Le recours à un acronyme, même s'il s'agit d'une pratique habituelle en médecine pour contracter la réalité, n'en est pas moins plus désaffecté sous la forme d'une abstraction comme le ferait un euphémisme, moins pénible à la pensée.

Le mot « fœticide », quant à lui, le plus souvent utilisé dans les entretiens par les soignants, évoque bien l'action qui fait mourir le fœtus, tout en contenant sa portée éprouvante et mortifère par la terminologie d'un vocabulaire médical spécialisé, qui dissipe une résonance trop forte avec des représentations et des fantasmes plus violents. La manière de se représenter le stade de développement du fœtus y contribue : *« déjà quand c'est une aspiration, quand c'est au premier trimestre, on ne voit jamais le corps en fait du coup, aspiration hop ça part dans le bocal même si c'est pénible hein j'aime pas, mais c'est pas, il n'y avait pas ce corps et puis quand c'est avec des petits après l'aspect de très prémas avec la grosse tête les membres tout grêles, etc. ça fait plus représentation de fœtus, moi dans mon esprit que de bébé ; à partir de 32 semaines les proportions sont différentes et là ça fait vraiment bébé ; pour les IMG quand il y a des malformations, mais quand il y a des malformations je regarde après et je trouve ça tellement triste et pourtant je me dis là vraiment oui il a un spina bifida[264], il y a le bébé, je vois bien qu'il y a malformation, mais il y a un bébé, je trouve ça triste, je trouve ça triste, mais... je dirais que oui quand morphologiquement les proportions sont celles d'un bébé je trouve ça dur, mais les patientes elles c'est différent [...] mais nous c'est plus, voilà comme cela se présente le fœtus aux différents stades »*OBMarie.

---

264 Malformation congénitale de la colonne vertébrale et de la moelle épinière apparaissant dès le stade embryonnaire.

Dans l'avis sur la « Fin de vie, arrêt de vie, euthanasie »[265], le Comité Consultatif National d'Éthique (CCNE) considère que le respect de l'interdit de ne jamais « provoquer délibérément la mort », relève d'une exigence fondamentale pour chaque médecin, quelle que soit son activité : « La mort donnée reste, quelle que soient les circonstances et les justifications une transgression. Mais l'arrêt de réanimation et l'arrêt de vie conduisent parfois à assumer le paradoxe d'une transgression de ce qui doit être considéré comme intransgressible ». La notion controversée d'« exception d'euthanasie » introduit cependant la tolérance pour des actes touchant à la fin de vie ou à l'arrêt de vie, tout en rappelant le principe de l'inviolabilité de toute vie humaine, sans la sacraliser indépendamment du contexte. L'arrêt de vie, avec le fœticide, rassemble tous ces paradoxes de façon unique et singulière pour chaque situation clinique à laquelle le gynécologue-obstétricien(ne) aura à faire.[266] Comment affronter cette mort périnatale qui survient dans l'activité de façon totalement paradoxale opposant, à chaque fois, sous forme de contre-sens, l'interdit à la tolérance, l'activité prescrite à l'activité réelle, la mort inattendue involontaire à la mort programmée telle une fin de vie, l'activité réelle au projet professionnel initialement investi, ou encore la question de la fin, poursuivie dans l'activité médicale, aux moyens fournis par les progrès scientifiques ?

D'un point de vue médical, les statistiques 2014[267] de l'Agence de biomédecine précisent que près des deux tiers des attestations d'IMG, pour motif fœtal, sont réalisées avant 22 SA. Le consensus médical prévoit la nécessité d'une intervention active, par un geste létal sur le fœtus, au-dessus de 22 à 24 SA, pour éviter une naissance vivante[268]. Toutefois le fœticide répond aussi à une obligation éthique : « éviter de faire subir au fœtus la douleur d'un accouchement et au couple et à l'équipe médicale d'assister au décès plus ou moins rapide du nouveau-né en cas de pathologie létale »[269].

---

[265] Comité Consultatif National d'Éthique des sciences de la vie et de la santé : avis n°63 du 27 janvier 2000, consulté le 12 septembre 2016 : *Fin de vie, arrêt de vie, euthanasie*, consulté le 16 septembre 2016, consultable sur URL : http://www.ccnee thique.fr/sites/default/files/publications/avis063.pdf

[266] Comité Consultatif National d'Éthique des sciences de la vie et de la santé : avis n°107 du 31 mars 2015, Avis sur les problèmes éthiques liés aux diagnostics anténatals : le diagnostic prénatal (DPN) et le diagnostic préimplantatoire (DPI) consulté le 12 septembre 2016, consultable sur URL : http://www.ccne-ethique.fr/sites/default/files/publications/avis_107.pdf

[267] https://www.agence-biomedecine.fr/annexes/bilan2014/donnees/diag-prenat/02-centres/synthese.htm: consulté le 11 janvier 2016

[268] Mandelbrot, Girard, 2008

[269] Houffin-Debarge, Vasst, 2008, p.51

Entre 14 SA et 20 SA, l'intervention par voie instrumentale pour effectuer le fœticide par évacuation et curetage utérin, est un geste considéré comme éprouvant pour le médecin, « ... difficile techniquement, mais aussi psychologiquement »[270]. L'accouchement déclenché, qui conduit le plus souvent à la mort du fœtus, est privilégié. C'est l'activité sage-femme, avec la prise en charge du travail, qui prend alors le relais de celle du gynécologue-obstétricien(ne) sur la trajectoire de l'IMG : *« Pour les termes précoces, 13 semaines, ça peut être fait on n'intervient pas tout est fait au bloc par aspiration, je sais qu'il y en a quelques-uns pour lesquels on n'est pas trop sollicités et après il y a des termes entre on va dire 14 et 20 semaines pour le coup on les prend en charge et il 'y a pas de de fœticide »*[SFNell].

Bien que l'acte, qui conduit à la fin de vie du fœtus, relève d'une décision collégiale de toute une équipe, il s'inscrit néanmoins, à chaque fois, dans une situation clinique singulière, qui peut susciter de vives tensions contradictoires, où les sages-femmes ne sont pas épargnées. Paradoxalement, pour accomplir l'IMG, les soignants se voient parfois dans l'obligation d'enfreindre les règles et le cadre prescrit, afin que soit fait ce qu'on attend d'eux. Mais aussi afin qu'une activité problématique ne retombe pas sur d'autres professionnels. Au comble du paradoxe, le gynécologue-obstétricien(ne) se doit de « réussir » à accomplir la mort périnatale pour éviter de tels dilemmes, voire pour éviter des conflits corporatistes sur fond de « sale boulot » : *« Ils font des PIC [ponction intra cardiaque] parce que nous ce qu'on fait c'est dégueulasse. Ils font des PIC, ça se fait partout disent-ils, parce qu'ils ne savent pas faire au cordon et l'explication de tout c'est que quand il naît vivant, nous les sages-femmes on fait des trucs atroces, on leur met du sufenta [dérivé morphinique anesthésique] des choses comme ça. Ça a été dit comme ça [...] mais quand ils naissent vivants pour le sufenta c'est comme ça qu'on a appris à faire parce que là aussi pas de pédiatres rien du tout, alors c'est peut-être propre à N., mais c'est comme ça. C'est vraiment une histoire de sages-femmes, les « petits morts », comme on dit. Nos « petits morts », c'est à nous uniquement. M. [sage-femme coordinatrice] quand elle les récupère avec les papiers dans le frigo, elle les appelle ses « petits morts »*[SFPia].

Autrement dit le « sale boulot » demande à être bien fait. En l'occurrence, si le fœtus est vivant à la naissance, une série d'épreuves supplémentaires se répercutent sur l'équipe, notamment sur les sages-femmes, entre transgression légale face à l'échec de l'IMG et décisions qui relèvent de la fin de vie, pour la hâter ou l'accompagner. L'explication, apportée par cette sage-femme, du passage d'une technique médicale fœticide à une autre, cache encore une toute autre négociation, avec des tractations corporatistes, autour de la qualification du « sale boulot ». Certes, le gynécologue-obstétricien(ne) récupère le « sale boulot » laissé aux sages-femmes, lorsque la naissance est vivante, mais sous

[270] Houffin-Debarge, Vasst, 2008, p.49

une forme atténuée, presque valorisante, puisqu'il s'agit d'empêcher celles-ci de faire pire que lui. La sage-femme considère, de son côté, que cette opération de requalification ne cherche qu'à masquer une expertise hésitante doublée d'une relégation, où le « sale boulot » ne sert que de prétexte. Dans cette circulation entre professionnels, le « sale boulot » subit un traitement de nettoyage symbolique, tel un recyclage, grâce à la technicité et à l'expertise médicale.

Sans vouloir forcer le trait par l'usage d'une formule triviale et populaire qui considère qu'on se « refile le bébé », c'est pourtant bien le cas lorsque dans l'équipe médicale, le « sale boulot » n'arrive pas à être fait par les uns ou les autres, notamment avec la clause de conscience. Il reste pourtant, à l'intérieur de l'équipe médicale, comme une affaire qui lui incombe. Le « sale boulot » peut se voir ainsi relégué vers le bas, vers les sages-femmes, comme précédemment, à moins que celles-ci, à leur tour, s'y refusent ou ne puissent l'effectuer : *« c'était une IMG, à 34 semaines, il y avait eu une euthanasie fœticide in utero et en fait le bébé est né vivant, alors qu'on ne s'y attendait pas du tout et dans ces cas-là, comme on essaye toujours d'être deux sages-femmes si possible et là j'étais là et heureusement ma collègue a eu le réflexe de mettre une compresse sur le bébé et on l'a vite emmené ah ! et là on était vraiment effondrées quand tu ne t'y attends pas du tout, quand tu t'attends à ce qu'il soit décédé à la naissance donc là pour le coup on avait rappelé l'obstétricien qui avait fait le geste et là c'est lui qui était intervenu, pourtant il avait attendu après qu'il n'y ait plus d'activité cardiaque, mais c'est décrit que parfois il y a des bébés surtout sur des termes avancés que le cœur reparte malgré tout donc… oui très très choquant »*[SFEmy].

Ce renvoi vers le haut de l'échelle hiérarchique de cette tâche impossible à faire, peut même, dans certains cas, atteindre le sommet de l'équipe médicale, le chef de service lui-même : *« j'ai refusé parce que c'était une interruption médicale pour raison maternelle parce que pour raison psychiatrique maternelle parce que le bébé avait une fente, une fente labio-palatine [bec de lièvre] pour moi c'était extrêmement violent parce que, pour moi, ce n'est pas une indication […] mais à Z. ils étaient tous traumatisés parce qu'il y a une patiente qui s'est défenestrée pour un refus d'IMG et du coup ils ont l'IMG pour raison maternelle beaucoup plus fréquente. […] mon collègue qui était présent ce jour-là n'avait pas voulu la faire non plus et c'est D. [chef de service] qui a dû le faire, moi je ne pouvais pas »*[OBLili]. Ainsi, l'activité peut être si problématique qu'*« en dernier lieu c'est le responsable de l'équipe qui devra être l'exécutant de la décision malgré tout »*, mentionne le CCNE. Tout se passe comme si le « sale boulot » était renvoyé, en dernière instance, à celui qui occupe la place la plus importante, le chef d'équipe, qui se porte garant de ce qui doit être fait néanmoins.

Lorsque le gynécologue-obstétricien(ne) est en désaccord avec l'indication de l'IMG, d'importants malaises surviennent face à la difficulté d'exécuter des tâches en contradiction avec ses propres valeurs, même si le choix de l'équipe est sans ambiguïté. Cette « souffrance éthique »[271] est l'expression des lignes de tensions douloureuses entre ce qui est fait au travail et ce qui est contraire aux convictions et aux valeurs propres, avec une perte de sens indéniable. Elle touche aussi, quelquefois, les sages-femmes avec le refus de prendre en charge le travail et l'accouchement des situations d'IMG pour motif de détresse maternelle : *« parce que pour elles cela ne se justifiait pas, on tuait un enfant... qui allait bien »*[SFEmy]. Pour les mêmes raisons, une des obstétriciennes rencontrée confie avoir quitté une équipe après une IMG, faite sur un fœtus vivant et viable, dans un contexte de pathologie psychiatrique maternelle sévère, dont elle dit « *ne jamais s'être remise* ».

Le « sale boulot », sous la figure de la souffrance éthique, révèle un conflit de loyauté au travail, au sens où ce concept a été développé, avec l'approche systémique en psychologie clinique, par Boszormenyi-Nagy (1973). Il donne une teinte particulière à la dynamique conflictuelle, lorsqu'il faut choisir entre deux positions, toutes deux aussi impossibles à tenir l'une que l'autre. Une souffrance qui charrie son lot de honte, de frustration, de culpabilité, de colère ou d'anxiété, où le fœticide dans sa pénible réalité expose parfois à des épreuves supplémentaires : *« l'IMG pour raison maternelle c'était une bonne indication, mais j'étais en tel décalage avec ce couple que moi ce que j'allais faire que j'allais arrêter de la vie et un petit bébé qui était juste parfait et eux tous les deux ils étaient là derrière le champ en train de se bisouiller comme un couple d'adolescents, ils s'embrassaient sur la bouche « smack smack smack » et son copain qui disait « chérie ne t'inquiète pas tout à l'heure quand tu seras dans ta chambre, je vais aller acheter du tarama, on se fera un petit pique-nique » et moi je n'en pouvais plus j'étais dans la violence de mon geste, qui était majorée par leur inconscience et du coup j'ai enlevé les champs et j'ai dit « voilà c'est fait, j'ai tué votre bébé » (rire) et c'est dégueulasse, hein, de dire ça, mais c'est sorti comme ça et je pense que j'avais besoin qu'ils réalisent ce qui était en train de se passer parce que c'était trop, ils étaient trop ailleurs, ils étaient pas là et c'était un petit bébé quoi [...] mais bon j'étais mauvaise (rire) si c'était à refaire je ne le referais pas, c'était dégueulasse je n'aurais pas dû dire ça, comme quoi on est humain. C'était ma façon, c'était ma réaction. Cela m'a affecté en fait et j'étais en décalage par rapport à eux et ce qu'ils étaient en train de faire derrière le champ et de n'en avoir rien à foutre ça m'était violent pour moi qui étais quand même obligée de faire ça et je l'ai fait pour elle et je n'avais pas envie de le faire... voilà »*[OBLili].

[271] Dejours, 1998

Dans ce contexte, le rire et le jugement négatif de son propre comportement soulignent la souffrance du soignant lui-même. L'acte effectué, qui fait conflit, lui est violemment retourné en même temps que la transgression qu'il représente à ses propres yeux. Cette tension douloureuse n'est pas seulement un conflit avec soi-même. Le fait de ne pas pouvoir faire le choix d'être vraiment solidaire de la décision de l'équipe, à laquelle cette gynécologue-obstétricienne appartient, ou encore avec les parents, la laisse seule face à ce qu'elle fait, privée du sens construit et partagé collectivement. Seul psychiquement, le gynécologue-obstétricien(ne) peut se vivre plus facilement ravalé à l'acte technique, associé à ce que Pierre Marty qualifie de pensée opératoire[272]. Elle accompagne les faits et les actes, plutôt qu'elle ne les représente, sans activité de symbolisation qui puisse les soutenir. Il semble vital que le geste létal puisse s'appuyer, d'une façon ou d'une autre, sur un sens à lui donner, contenu et soutenu par l'intersubjectivité partagée, pour atténuer la violence d'un vécu d'instrumentalisation ou de déshumanisation.

Les techniques médicales, et le savoir dont elles relèvent sont, en effet, incapables de dire s'il faut agir ou non. Synonymes d'efficacité en termes de moyens, elles n'ont pas de solutions sur la question des fins en elles-mêmes. Elles n'apportent pas de protection face au vécu subjectif auquel s'exposent les soignants avec la réalisation de l'œuvre de la mort avec l'IMG. De sorte que *« l'application d'un savoir scientifique à des domaines dans lesquels est en jeu ce que l'on nomme aujourd'hui la compréhension de soi de l'homme, non seulement conduit souvent à des conflits, mais fait intervenir également des éléments fondamentalement non scientifiques qui font entendre leur propre droit »*[273]. Dans cette clinique paradoxale les soignants ne manquent pas d'affronter des représentations de meurtre, des pulsions sadiques ou omnipotentes, avec l'angoisse qu'elles génèrent. Entre l'activité prescrite, et l'activité réelle vécue par les soignants, s'ouvre un paradoxe des grandeurs, creusé par le réel de la mort derrière chacune de ces morts périnatales, où *« c'est l'absence de sens, l'incompréhensible qui rend le travail insupportable »*[274].

Les épreuves de la mort

Avec l'IMG les soignants ne sont pas impactés par la survenue intempestive de la mort qui pourrait perturber leur travail et leur vécu par un effet de surprise. La mort est contrôlée par l'activité elle-même, puisque le moment de sa survenue repose sur une décision et une action prévisible. Lorsque l'IMG ne

---

272 Marty, 1976

273 Gadamer, 1998, p.20

274 Schepens, 2013, p.225

nécessite pas de geste létal, elle se dissout dans l'activité professionnelle déployée, avec le déclenchement du travail et l'accouchement, qui mettent fin à la vie d'un fœtus non viable. La mort survient en silence, sans qu'on sache exactement quand, puisque les bruits du cœur, audibles ou visibles, ne sont plus surveillés. Dans ce processus la sensibilité perceptive des soignants est également singulière. Généralement les bruits du cœur du fœtus sont omniprésents, audibles, recherchés et surveillés activement. Leur tonalité vigoureuse, classiquement celle d'un galop de cheval, permet ordinairement d'affirmer la vitalité du fœtus. Dans le cadre de l'IMG, cette perception est neutralisée, afin d'atténuer pour tous une atmosphère perceptive générale déjà très éprouvante : *« j'essayais toujours d'être là avec le médecin aussi, qu'on soit plusieurs et je pense que c'est là que j'avais les plus grosses émotions quand on voyait le cœur qui ralentissait qui s'arrêtait et je pense que c'est là qu'il y avait une espèce de truc dans la salle tout le monde était un peu sous le choc quoi »*[SFJane].

Ainsi, seule l'image échographique reste présente et accessible aux soignants. Le gynécologue-obstétricien(ne) vérifie la réalisation de son geste en silence. C'est dans la ritualisation de l'activité que la mort sera signifiée aux parents, alors que les soignants la contrôleront visuellement, dans le silence : *« il se passe quand même quelque chose de très solennel au moment de l'arrêt de vie, au moment où on retire le champ, où je retire les gants et je vais la voir et je dis « voilà c'est terminé », c'est terminé, le geste est terminé et en même temps la grossesse est terminée je leur ai expliqué avant donc elles savent que le cœur est arrêté donc... il y a quelque chose qui s'effondre, enfin ce moment-là le temps est suspendu donc ça y est c'est fait et après voilà il y aura les contractions de l'accouchement, elles ont très bien conscience que c'est à ce moment-là que la mort se fait »*[OBMarie]. La mort s'accomplit pour tous, dans l'activité, sans bruit, sous forme d'une dilatation temporelle, alors que, pour la mort périnatale inattendue, elle survient plutôt sous le signe d'une rupture, temporelle et perceptive, plus ou moins marquée.

La subjectivité des soignants n'est pas épargnée dans cette épreuve, lorsqu'elle réclame un geste habile et précis pour le fœticide. Les soignants parlent de la mort d'un « bébé », plutôt que d'un « fœtus », dans leur propos sur l'IMG. La pensée de la mort, sous cette représentation, au moment du geste létal est proprement impossible, tant elle est transgressive et chargée de violence, alors même que le cadre légal distingue clairement le « foeticide » de l'« infanticide ».

Du point de vue psychique cependant, cette frontière devient floue, voire confuse, rendant le geste létal d'autant plus difficile, si bien que l'effort produit par la pensée vise à maintenir ces deux représentations dissociées. Ce n'est pas tant que le geste soit impensable[275], mais tout est fait afin qu'il ne soit pas pensé et que soit maintenue par cet interdit la possibilité même de l'exécuter. En se

---

275 Weber et coll., 2009

référant à Sigmund Freud, plusieurs mécanismes de défense pourraient être invoqués ici, en tant que stratégies efficaces, capables de protéger les soignants, le gynécologue-obstétricien(ne), tout particulièrement, de *« l'horreur du geste qu'on est en train de réaliser »*[OBLili], ou de *« l'effroi de soi »*[276].

Freud (1915, 1923) propose trois possibilités de traitements psychiques à l'œuvre dans le refus de la réalité, pour la nier partiellement ou totalement, lorsqu'elle s'avère trop douloureuse à accepter. Ils permettent de rejeter tout ou partie d'une perception, d'une émotion, d'un désir ou d'une représentation. Ils font respectivement appel au refoulement, « Verdrängung », au déni, « Verleugnung » et à la dénégation, « Verneinung », ou le préfixe « ver », sans équivalent en français, modifie le radical du mot, pour orienter vers une tromperie, une erreur, un manquement, une dissolution ou une perte. Il permet, ici plus spécifiquement, un regroupement autour du sens de la négation. Le refoulement fait l'objet de la cure psychanalytique, proposée dans le cadre d'une prise en charge individuelle du sujet. Le déni renvoie à un refus massif et constant de la réalité, où le sujet fait comme si elle n'existait pas. Tout comme le refoulement, la part de déni « dans l'administration de la mort » [277] est difficile à identifier ou à confirmer en dehors d'une exploration des conflits intrapsychiques. Par contre, le processus de dénégation, en tant que moyen défensif pour faire face à une réalité douloureuse, est retrouvé dans le discours des soignants, sous différents aspects. La dénégation permet, tout en affirmant une réalité, de s'en défendre ou de refuser de la reconnaître, dès lors qu'elle est source de conflits intrapsychiques douloureux.

L'enjeu en serait, pour le soignant, d'affirmer qu'il n'est pas face à un infanticide : *« enfin une fois j'ai été obligée de faire une IMG juste avant une césarienne parce qu'il y avait un problème de périnée, etc. eh donc je me suis dit je vais faire l'arrêt de vie et puis on va faire la césarienne et il y a un de mes collègues un peu plus expérimenté et qui me dit non tu sors le cordon, t'injectes et tu sors le bébé, j'étais incapable de faire ça j'étais incapable de faire ça, en fait cette interface avec l'échographie ça permet de faire le geste [...], mais moi je ne le vis pas du tout comme ça je n'ai pas du tout l'impression d'avoir tué un enfant quand je rentre chez moi, mais par contre je pense que si j'injectais vraiment directement un produit j'aurais cette impression, je ne pourrais pas ne pas le voir. Alors que là j'ai un écran. Quelque part c'est complètement hypocrite... en tout cas ça protège »*[OBMarie].

Ainsi, pendant la réalisation du geste fœticide lui-même, les procédés de dénégation apparaissent sous la forme d'une négation de sa portée, grâce par exemple, à la dissociation du geste avec la pensée d'une signification insupportable, où les affects sont maîtrisés par le clivage. Le champ de conscience peut se réduire aux efforts de concentration sur des aspects

---

[276] Foulon, 2014

[277] Weber et coll., 2009, p. 22

techniques ou pragmatiques, soit sur des pensées-écrans, pour faire « oublier », un court instant, ses effets. La circonscription de la pensée aux perceptions physiques, sa fixation sur une image ou une opération mentale hors contexte, exclut momentanément d'autres liens.

L'imaginaire peut servir de secours pour s'interposer et protéger de la violence : *« alors après c'est vrai que j'ai déjà pensé à ça ; ça m'a fait bizarre, je m'en suis pas rendu compte sur le coup, mais quand on fait un fœticide, je pense que c'est une manière de se protéger, ça fait bizarre, mais j'ai l'impression que c'est un jeu vidéo [...] Oui, on n'imagine pas que c'est un bébé, on voit une image, on va dans le cordon et on injecte comme si c'était un jeu vidéo donc on n'a pas la pleine conscience, que c'est le bébé qui est là »*[OBSam]. Par nécessité, l'expertise du geste que requiert le fœticide neutralise momentanément sa portée par *« la médiation de l'outil »*[278], qui soustrait à trop de *« proximité »*. Autant d'opérations qui permettent d'éviter la représentation de la présence du *« bébé »* et d'avoir à faire avec lui directement.

Toute forme de négation fait appel à des opérations psychiques qui remplacent, soit une perception, soit une représentation par une autre. La négation procède, de ce fait, par clivage. L'effet *« bizarre »* peut être directement compris avec le vécu qu'il produit, sous cette apparente étrangeté à soi-même. Le clivage, quant à lui, permet d'isoler le geste, par une suspension des connexions associées entre une action et une pensée, à l'abri d'une charge affective mortifère : *« mais moi quand je fais l'arrêt de vie je fais juste que cela dure le moins possible, que cela soit le moins pénible pour la dame et quelque part je fais totalement abstraction du fait que je suis en train d'injecter un produit qui va arrêter le cœur de ce bébé »*[OBMarie]. Les apprentissages défensifs de la formation initiale, où le gynécologue-obstétricien(ne) apprend à contenir, réprimer, mettre ses émotions et ses sentiments à distance, particulièrement avec les gestes techniques chirurgicaux, y trouvent leur utilité. De même que faire toujours de la même façon, comme l'évoquent certains obstétricien(ne)s, offre à la fois une mise en forme technique, qui isole le geste comme par un protocole de soin, et une médiation qui opère une séparation entre le geste lui-même et des pensées intolérables.

Lorsque ces effets de distanciation et de dissociation sont maintenus de façon répétitive, elles contribuent à constituer un émoussement, voire une neutralisation des affects, sous forme de lassitude ou d'habitude. La portée du geste s'en trouve atténuée pour une plus grande stabilité émotionnelle au travail, sans menaces d'intégrité psychique : *« malheureusement on « s'habitue » entre guillemets, c'est pas bien de dire ça, mais la première fois que quelqu'un m'a dit « mais tu verras on s'habitue », j'ai dit « ben non, non », c'est difficile à dire, mais on s'habitue. Enfin pendant des années j'ai fait du diagnostic anténatal avec échographie, des fœticides, et donc on s'habitue...*

[278] Weber et coll., 2009, p.42

enfin on s'habitue pas à la douleur des personnes qu'on a en face de soi, mais on s'habitue nous au bout d'un moment c'est vrai on ressent plus ce qu'on ressentait la première fois où on se disait « oh là là c'est difficile » ; là on le sait que c'est difficile... à la limite du coup c'est tant mieux parce que ça facilite la prise en charge »[OBSam].

Chaque stratégie de défense vient à sa façon permettre une mise à distance d'un réel qui *« ne se laisse pas prendre dans les ressorts du symbolique »*[279]. De ce fait, à cet endroit, au-delà de la dénégation, œuvre la force du déni, celui de la mort. Toutefois, la confrontation au fœtus, une fois né, fait resurgir immanquablement la portée du geste fœticide avec le corps sans vie. Le réel de la mort, suspendu derrière un acte technique, perçu avec l'arrêt des battements du cœur sur l'écran, ou encore survenu pendant le travail ou l'accouchement, sans que l'on sache vraiment quand, se dévoile concrètement, au cœur de l'activité. La mort a vraiment eu lieu, elle ne peut plus être évacuée de la réalité. Elle prend le pas sur toute autre forme de mise à distance, même lorsqu'elle prête à confusion dans sa perception : « *Mais mmm, c'est c'est surtout qu'il y a ce truc imperceptible de la mort qui se voit je ne sais pas comment dire, ils... du coup un... ils... un bébé qui est mort comme ça quelques heures avant parfois il n'y a pas grand-chose qui montre qu'il est mort, en fait on pourrait presque penser quelques secondes qu'il dort, mais en fait il y a quelque chose qui est parti et c'est juste ça c'est très troublant en fait* »[OBMarie].

Inévitablement *« la pensée du bébé »* se trouve sollicitée, éventuellement d'autant plus vivement selon l'aspect, la forme et l'âge du fœtus : *« donc quelque part on nous aide à ne pas trop réaliser ce qu'on est en train de faire, mais quand à l'arrivée après l'accouchement il y a un bébé à terme qui naît qui est sans vie c'est ouh... (elle montre avec ses mains le volume d'un bébé à terme)... ce n'est pas simple »*[OBMarie].

La prise en charge du corps sans vie revient aux sages-femmes, dans la continuité de celle du travail et de l'accouchement. Les sages-femmes font état de leur solitude durant l'accouchement, mais aussi face au corps sans vie, alors que le gynécologue-obstétricien(ne) ne se déplace pas, tout comme Jean-Christophe Weber lui-même le mentionne[280]. Le gynécologue-obstétricien(ne) n'est vraiment présent sur cette scène que pour une pathologie supplémentaire, ou pour vérifier le diagnostic initial : *« des fois ils viennent jeter un coup d'œil au bébé pour voir s'il n'y a pas des malformations »*[SFJane].

L'absence du gynécologue-obstétricien(ne) cependant, en ce moment particulier, offre une double lecture défensive et protectrice. Éviter cette confrontation, lui permet une fois encore de lutter contre l'entrée en résonance de pensées douloureuses et conflictuelles, avec des représentations

---

[279] Lhuilier, 2011, p.38
[280] Weber, 2009

d'infanticide. D'autre part, cette distribution ou cette délégation du travail lui permet aussi de se soustraire à sa part moins prestigieuse, plus déroutante, qui heurte les pensées et la sensibilité perceptive avec le traitement nécessaire d'un cadavre. La charge mortifère d'un « sale boulot », auquel le gynécologue-obstétricien(ne) ne peut pas échapper avec le geste fœticide, est déviée de son activité. Sa négativité est reléguée et déposée en d'autres mains que les siennes, celles des sages-femmes, aidées parfois des infirmières ou des auxiliaires de puériculture. Sous la forme du traitement du corps sans vie, le « sale boulot » est évacué vers le bas de l'échelle, avec une prégnance de la portée du mortifère d'autant plus forte.

5. La mort sous la figure de la mort inattendue

À l'inverse de la mort périnatale programmée de l'IMG, intimement liée aux progrès techniques et médicaux, la mort périnatale inattendue s'inscrit sur fond de la condition humaine éternelle, marquée par un début et une fin. La mort périnatale survient, ici, de façon inattendue pour marquer une rupture dans l'activité générale des soignants, extrêmement encadrée, dès lors que *« tout ce qu'on fait tout le temps tend vers la vie malgré tout »*[SFPia]. Elle s'articule, alors, autour de la prise en charge de la mort, dès son apparition. Dans un dispositif centré sur la prévention des risques, avec une échelle qui ne conçoit pas de zone sans risque, la mort se mesure, de l'événement indésirable à la tragédie. Elle rassemble ces morts *in utero* qui surviennent en dessous du seuil de viabilité ; mais aussi toutes celles, *in utero*, *per partum* ou après la naissance, intervenant dans la période de viabilité fœtale, où les soignants auront été actifs. La plus tragique, manifestement, étant la mort *per partum* de l'enfant à terme.

La mort fœtale in utero

Cette mort périnatale est inattendue pour les parents comme pour les soignants. Elle s'annonce de façon aléatoire, impromptue, sous la forme d'un événement qui vient heurter l'essentiel de l'activité plus routinière autour des naissances : *« voilà ça nous tombe dessus chacun son tour »* de façon *« assez régulière »*, estime ce gynécologue-obstétricien. La mort fœtale *in utero* fond littéralement sur le soignant, alors qu'il était en train de s'assurer de la présence de la vie. Cette mort *« on ne s'y attend pas »*, dit une sage-femme, ou *« on n'y pense pas »*, dit un gynécologue-obstétricien(ne). C'est un étrange silence que le soignant perçoit sensiblement alors qu'il ne trouve pas les bruits du cœur du fœtus ; c'est encore ces battements du cœur dont il constate la disparition avec la fixité de l'image échographique.

Le décalage entre la tragédie vécue par la patiente ou les parents et l'événement qu'elle représente pour les soignants à leur travail peut être d'autant plus grand que leur capacité d'action et d'intervention est réduite : *« mais je pense peut-être je prenais plus plus en considération plus on avançait vers la fin de la grossesse par rapport au vécu »*[SFLuce]. Les soignants font mention de ces écarts dans leurs représentations propres, par l'effort qu'ils fournissent pour reconnaître le vécu des parents : « *Quand on a fait trois fausses-couches dans une année... c'est très très sévère et en fait et je dis toujours à mes internes, aux internes qui font les urgences qu'il faut faire attention avec ça, je ne dis pas qu'ils prennent une demi-heure, mais qu'ils prennent un peu le temps de remplir un dossier et qu'ils expliquent bien parce que parfois c'est dramatique »*[OBDavid].

Les sages-femmes sont habituellement moins concernées par les fausses couches dites précoces et n'interviennent qu'à partir des termes plus tardifs. Même si l'événement est désagréable au travail, la fausse couche précoce chez les soignants est perçue comme une mort qui présente, d'une certaine façon, encore un caractère de normalité, au vu de ses occurrences. Pour les règles du métier, elle apparaît comme une réalité banale, puisque *« c'est tellement fréquent au plan médical qu'on ne s'inquiète qu'à partir de la troisième fausse couche consécutive »*[OBLili]. Les obstétriciens(ne)s relèvent une réalité au travail, certes pénible, mais qui les déstabilise peu dans leur activité. Ils ont tendance à vouloir surtout informer et rassurer les parents, quant à leur capacité à entreprendre un nouveau projet « bébé ». Cependant la tragédie gagne du terrain également du côté des soignants, avec les fausses couches tardives, pour prendre toute son ampleur avec le fœtus devenu viable.

« Sur les morts c'est jamais de la routine »[SFPaul] constate cet homme sage-femme. Les soignants, sages-femmes et obstétricien(ne)s confondus, expriment généralement l'effet de surprise, voire la brutalité ou le choc par lesquels ils se trouvent confrontés à cette mort périnatale. Dans peu de métiers, la mort peut faire irruption de cette façon-là, telle une effraction. La brutalité tient de la façon dont elle heurte l'activité en cours et de l'intense charge émotionnelle à laquelle les soignants devront faire face, que ce soit la leur en propre, ou celle des parents : *« parce qu'ils ont une souffrance qui fait qu'elle rejaillit sur nous quoi »*[OBOlga]. Car, *« finalement ce qui est le plus violent c'est quand on se prend en pleine face la douleur la douleur d'une mère ou d'un père. Et donc c'est aussi ça je trouve qui détermine notre ressenti, alors, la réaction, notre réaction n'est jamais la même »*[OBJean].

Cette mort, qui surgit au sein du travail lui-même, renvoie pour le moins à la mise en échec des tentatives de contrôle instaurées. Elle frappe et tombe tel un malheur. L'acuité des récits des soignants en témoigne, comme si l'événement était récent, alors qu'il a eu lieu, parfois de nombreuses années auparavant, telle la remémoration du choc d'un accident. *« Et de la salle de naissance j'ai entendu un cri, j'ai entendu la patiente crier... »*[SFLise], raconte cette sage-femme, tandis qu'une autre estime que *« ça donne la chair de poule »*[SFInès].

Pleurs, cris, hurlements, effroi, sidération, rictus de douleur, déni, agressivité ou colère vis-à-vis d'eux, parfois avec des propos accusateurs : ces éléments dressent un tableau poignant rapporté par les soignants. Ils montrent invariablement des scènes de détresse émotionnelle aiguë chez les parents, à la mesure du traumatisme, dont les soignants sont immédiatement les témoins, en première ligne, autant qu'ils sont les intervenants censés apporter de l'aide. Au gynécologue-obstétricien(ne) revient généralement la tâche particulièrement ingrate d'annoncer la mort, comme un diagnostic de gravité laissé à l'expert. Même s'il *« essaye de faire en sorte que ça ne se voie pas »*[OBAnna], pour cacher son malaise, elle peut le décontenancer : *« parce que la scène de l'annonce a été... horrible (insiste sur ce mot), le père a hurlé, mais hurlé [...] et ça a été très très dur et là on en a discuté avec la jeune médecin justement elle était à deux doigts de pleurer, elle aussi elle n'était vraiment pas bien quoi »*[SFLuce].

La gestion de l'aspect émotionnel prend le pas sur le savoir, parfois au risque d'être *« débordé »* ou *« submergé »* au travail : *« les médecins se retiennent et je pense que c'est important, si vous annoncez une mort fœtale et que vous vous mettez à pleurer quand vous êtes médecin de garde, pour la patiente c'est « je suis perdue, je suis toute seule ». Il faut quelqu'un, à mon avis, qui soit pour faire ce qui doit être fait, ça ne veut pas dire qu'il ne faut pas montrer de l'empathie et voilà parce qu'on est tous émus, hein »*[OBDavid]. Les obstétriciens(ne)s soulignent combien, pour eux, l'expertise passe alors au second plan, derrière l'obligation *« de présence »,* ou encore *« l'accompagnement »* des parents, tant évoqué dans les motivations professionnelles des sages-femmes : *« parce qu'ils ont besoin qu'on soit proche d'eux parce que c'est douloureux, on s'investit plus »*[OBMaya]. Certains obstétricien(ne)s considèrent même l'aspect médical *« moins compliqué à gérer que le reste » ;* c'est-à-dire *« l'émotion »* pour laquelle il faut trouver des possibilités de régulation : *« Je ne sais pas... Je pense qu'on essaie de prendre du recul, d'être avec de l'empathie la bienveillance, on reste avec une certaine distance avec les gens et puis soi-même aussi on partage ça avec d'autres, avec d'autres collègues, avec la sage-femme... »*[OBMarie].

De leur côté, les sages-femmes rapportent avoir été *« figées sur place », « choquées », « sidérées »,* mais aussi d'avoir été face à une situation où le travail d'accompagnement laisse au dépourvu, ne sachant plus comment s'y prendre devant *« la souffrance de la mère »,* ou *« quoi faire »* devant une douleur qui, *« même avec une péridurale »*, ne se soulage pas. Cette douleur singulière, angoissante par son étrangeté, rebelle à toute thérapeutique curative, incite les soignants à chercher des comportements adaptatifs relationnels *« très personnels »,* où *« rien n'est jamais identique ».* Les soignants rapportent aussi des réactions agressives, mêlées à la douleur, qui les mettent directement en cause : « *la mère était complètement sidérée, et le père m'a hurlé dessus « vous avez tué mon enfant, vous avez tué mon enfant », donc évidemment moi j'ai été vraiment dégagée, si je puis dire, de la salle, c'est le médecin qui a pris le relais et mon autre collègue de garde parce qu'elle a accouché du coup très rapidement dans la foulée, un magnifique bébé, on n'a rien retrouvé »*[SFEmy].

Les scènes relatées montrent un changement brutal du climat émotionnel, qui sous-tend le travail. Il expose les soignants à un ensemble de réactions imprévisibles, intenses, souvent très pénibles, qu'ils vont chercher à contenir, que ce soit les leurs ou celles des parents, pour continuer à travailler malgré tout. Une fois la mort constatée, elle devient ensuite plus spécifiquement l'affaire des sages-femmes pour le travail et l'accouchement : *« Ben le médecin son rôle c'est pas de suivre le travail de toute manière, il vient dans les moments où la sage-femme l'appelle pour des pathologies et donc pareil pour une mort fœtale in utero. Il a posé le diagnostic et après sa présence n'est plus nécessaire. Il ne doit pas rester »*[SFInès].

Pour les soignants le tableau clinique de cette mort figure le scandale au cœur de chaque mort périnatale inattendue, soit la mort qui arrive en lieu et place de la vie. Il faut pourtant savoir l'oublier pour pouvoir travailler, autant qu'il faut savoir l'oublier pour pouvoir vivre. Pour vivre, en effet, il est indispensable pour les hommes de rester « dans l'ignorance de leur propre mort », affirme Hans-Georg Gadamer[281], en reprenant l'interprétation donnée par le tragique grec Eschyle du vieux mythe de Prométhée. Car si les hommes sont si « redevables » à Prométhée, c'est bien moins parce qu'il leur aura fait don du feu et de la technique, que parce qu'il leur a « retiré la connaissance de l'heure de leur mort ». La portée de cette méconnaissance offre aux hommes tout l'avenir d'une existence à investir. Elle leur offre « la capacité à se projeter dans un futur et à donner à ce futur une présence tangible de sorte qu'il devient impossible d'en envisager la fin. On a un futur tant que l'on ne sait pas que l'on n'a pas de futur. Le refoulement de la mort est volonté de vivre »[282]. Sous cette forme d'irruption brutale dans la vie, la mort se rappelle comme intimement liée à elle. Cette pensée soudaine, qui réveille l'oubli de la mort, peut s'accompagner de profondes angoisses archaïques. Elle pousse le soignant, qui en fait l'expérience, vers un possible retour de ce réel dans sa propre vie, individuelle, avec une conscience plus ou moins forte. Là où *« la conscience de la nécessité de sa propre mort reste comme voilée, même une fois qu'elle s'est lentement affermie, et qu'elle est devenue, au cours de la maturation de l'homme, une certitude intérieure extrêmement profonde »*[283].

---

[281] Gadamer, 1998, p.74
[282] Gadamer, p.74
[283] Gadamer, 1998, p.75

Que ce soit pour les IMG ou pour les morts périnatales inattendues *in utero*, la gestion du travail prend une tournure singulière, lorsque plus aucun monitoring ne défile, aucun signal visuel ou auditif ne fluctue pour indiquer la vitalité du fœtus : « *on sait ce qui va arriver que l'enfant est décédé ou va naître mort* »[SFNell]. La vigilance des soignants n'a plus lieu d'être : « *parce qu'il n'y a pas de surveillance fœtale on examine moins, même si on vient la [la mère] voir régulièrement, c'est pas la même approche.* »[SFNell].

Dans l'activité, les obstétriciens(ne)s sont relayés par les sages-femmes pour la gestion du travail, de l'accouchement et du corps sans vie, mais « *chacun est en première ligne à son tour* »[OBMaya]. Avec moins d'interventions, moins d'actes, moins d'examens, une tonalité plus silencieuse s'impose dans l'activité des soignants. Leur attention est sollicitée différemment, puisqu'il n'y a pas « *tout ce qui gravite normalement autour des patientes* »[SFElena].

Quant à l'accouchement lui-même, il prend lui aussi une tournure inhabituelle par son imprévisibilité qui laisse les soignants dans l'attente. Ce qui fait dire à une sage-femme, soulignant la métaphore, qu'il s'agit comme d'un « *temps mort* », très éloigné des tensions habituelles liées à l'attente de la naissance. L'accouchement peut survenir subitement, parfois avec une certaine fulgurance, qui étourdit même les patientes : « *parce qu'elles ne savent pas forcément qu'elles ont accouché, mais c'est gênant parce que c'est comme si on avait un peu loupé quelque chose dans le moment où on n'était pas là avec elle, elle était seule à ce moment-là, heureusement, ça n'arrive pas tout le temps, mais ça arrive... souvent à un moment donné le col ne s'ouvre pas, ce n'est pas grand-chose et puis d'un coup ça va vite. C'est un peu la loi du tout ou rien c'est pour ça que tout à l'heure je parlais de « temps mort »* »[SFNell]. La mort surprend, encore une fois, par son silence : « *Tu sais que tu vas le [bébé] prendre, tu vas le poser à côté et tout va rester dans le calme, dans la salle qui est calfeutrée et c'est assez particulier, c'est très particulier* »[SFGaby].

Durant cette période, les sages-femmes disent donner la priorité au travail relationnel, alors que la surveillance médicale est réduite, parfois sur de longues heures, qui laissent une grande part à son investissement. La sage-femme est, alors, « *l'accompagnatrice psychologique du couple. Je pense que le médecin il n'est pas là pour rencontrer les couples au niveau de la tristesse, quoi. En tout cas, pas là où j'ai travaillé* »[SFAude]. Les sages-femmes relatent leurs efforts, pour trouver des ajustements possibles, à la détresse émotionnelle des parents, par une forme d'accordage affectif pour tenter de les soulager : « *parfois la parole n'a pas d'impact, elle [la mère] est dans la douleur, en fait, donc pour le coup le fait de contenir, le fait de toucher, mais à sa juste mesure [...] en fait, savoir qu'on est là !* »[SFLuce].

Chercher *« les bons mots », « appropriés »,* la bonne *« présence »* ou *« disponibilité »,* fait appel à l'inventivité de chaque sage-femme. Les sages-femmes expriment leur crainte d'avoir des comportements inadaptés, ou de *« mal faire »*, alors que la formation initiale n'est pas d'un grand secours. L'expérience, conjuguée à celle des collègues, semble conduire à une *« maturité émotionnelle »* par une aptitude plus grande à supporter une proximité émotionnelle durable. C'est pourquoi les sages-femmes mettent ici leurs compétences médicales très peu en avant, pour insister sur celles, relationnelles, qui les distingueraient de l'expertise des obstétriciens(ne)s. Cette spécificité du travail relationnel des sages-femmes est soulignée par les obstétricien(ne)s, comme relevant d'une division habituelle et normale du travail et des tâches, même si certains restent parfois très présents : « *L'organisation du travail c'est elles qui gèrent ça... mais elles ne vont pas t'appeler à trois heures du matin pour te dire « tu sais la dame pleure, et c'est très dur », mais si t'es là, elles vont le sortir, finalement on se soutient mutuellement »*[OBMaya].

Partager le « sale boulot »

« Mais c'est vrai que finalement comme travail de sage-femme on fait l'accouchement, mais d'un mort et d'un bébé mort »[SFGaby]. La mort devient le point de résurgence d'activités pénibles et peu agréables, tandis que la disponibilité et le soutien relationnel demandent souvent un aménagement des conditions de travail des sages-femmes. Ce que les obstétricien(ne)s reconnaissent et favorisent, parfois eux-mêmes, en déchargeant celles-ci de certains actes médicaux qui leur reviennent. Entre sages-femmes, il s'agit d'alléger le travail et de soutenir la collègue qui s'occupe d'une situation reconnue comme pénible : *« en général on s'organise entre nous pour que celle qui s'occupe d'une mort fœtale ou d'une IMG ait le moins de patientes possible. Là on sait que ça va prendre du temps, prendre de l'accompagnement pour le coup et donc on essaie toujours de s'organiser »*[SFNell].

Dans les maternités à très forte activité, cette répartition peut suivre un tour de rôle, où l'une d'elles prend spécifiquement en charge les morts périnatales, pendant que les autres se répartissent le reste de l'activité. Cet arrangement collectif préserve et soutient autant la sage-femme dédiée à la mort périnatale que ses collègues, ou encore l'équipe tout entière. Tandis que tout le monde pourra échapper à des conditions de travail reconnues comme bien plus dures : *« Pour moi ce qui m'a posé le plus de problèmes avec les gardes difficiles, c'est de switcher entre la vie et la mort »*[SFEmy]. En effet, sages-femmes et obstétricien(ne)s reconnaissent ensemble combien *« c'est un peu schizo »*[SFJane] de passer d'une situation de vie à une situation de mort, lorsqu'ils doivent s'en occuper en même temps : *« les collègues elles sont sympas quand on a genre un décès comme ça, elles vont dire « les autres dames on s'en occupe », « tu ne t'occupes que de cette dame » ou alors au moins on n'a qu'une dame à côté, mais à ce moment-là elles gèrent nos patientes, elles aident les collègues, celles qui comprenaient qu'on n'avait pas envie de passer de l'accouchement voie basse hyper heureux à la mort fœtale juste avant »*[SFAude].

Cette séparation des activités, dédiées à la vie de celles dédiées à la mort, permet un meilleur équilibre psychologique et émotionnel de chacun au travail. Dans l'idée des soignants, elle rend aussi service aux parents, puisqu'elle permet de *« limiter le nombre d'intervenants »* auprès d'eux, tout en favorisant une forme d'économie globale pour l'équipe, où l'impact émotionnel est mieux contenu pour tous. La répartition des situations entre sages-femmes, née d'une entente collective, ne laisse toutefois pas vraiment seule celle qui s'occupe plus spécifiquement des morts périnatales.

La sage-femme est, à la fois, seule face aux parents, et en même temps soutenue dans son activité par les autres. Pas seulement par l'allègement de la charge de travail, mais aussi par l'intervention de ses collègues sages-femmes, parfois infirmières ou auxiliaires de soins, rarement les obstétricien(ne)s, dans les moments les plus redoutés émotionnellement, soit l'accouchement et la prise en charge du corps sans vie. Certaines sages-femmes contournent cette difficulté en appelant le gynécologue-obstétricien(ne) systématiquement pour l'accouchement, considérant qu'il doit être là, puisque *« ce n'est pas un accouchement normal et que ce n'est pas de leur ressort. Elles ne veulent pas être seules pour l'accouchement d'un enfant sans vie »*[SFElena].

Pour une naissance vivante la sage-femme n'est généralement pas seule. Cette présence n'est pas requise dans le cas de la mort périnatale, alors qu'elle s'avère pourtant indispensable, en termes de soutien émotionnel dans le travail : *« je pense qu'il ne faut pas rester seul ppffff parce que... oui c'est pour avoir un regard extérieur, je pense juste au moment de l'expulsion et... au moment de l'expulsion, du contact du bébé à la naissance en fait, il faut qu'il y ait quelqu'un à côté pour aider un peu quand même en gros émotionnellement... moi je pense qu'il vaut mieux ne pas être tout seul en fait, pour les parents aussi en fait »*[SFGaby]. Mais rien n'est prévu dans cette organisation *« tacite »*.

Les sages-femmes sont unanimes, avoir quelqu'un avec soi dans ces pénibles moments est essentiel : *« ce petit enfant, pour lui faire les premiers soins, seule, c'est glauque hein d'être toute seule »*[SFLéa]. La solidarité, en ce temps malaisé de l'activité, offre une contention efficace face aux afflux émotionnels, ainsi qu'une aide concrète pour les soins du corps sans vie ; mais aussi pour *« les papiers »,* décrits comme un travail fastidieux par toutes les sages-femmes : *« il y a un travail administratif au niveau de la prise en charge de la mort fœtale et ça reste un stress ces papiers parce que c'est hyperprotocolaire »*[SFLuce]. Cette paperasserie administrative, médicale et légale, est jugée complexe et rébarbative, comme une corvée ou un sale boulot supplémentaire, qui se surajoute à la mort périnatale elle-même : *« j'ai toujours trouvé que ces paperasses d'IMG étaient pesantes, mais est-ce que c'est lié au fait que ce soit un bébé qui n'est pas né ou lié au fait que c'est des papiers auxquels on n'a pas l'habitude, en plus de donner de l'énergie au couple, en plus on doit se taper des papiers et on ne doit pas se tromper dans les certificats »*[SFJane]. Cette sage-femme remarque que, malgré tout, cette forme d'activité peut avoir un effet rassurant, par une sorte de mise à distance qu'elle procure, face à *« ce truc hyperdur et on sait quoi faire, mais d'un autre côté peut être que cela empêche de penser aussi. »*[SFJane]. L'angoisse soulevée pourrait ainsi être déplacée vers du faire, où la composante matérielle de l'activité concrète permet d'atténuer les tensions qu'elle aura suscitées, comme d'en détourner la pensée. Deux autres hommes sages-femmes constatent que cette pénibilité les incite à vouloir être les plus efficaces possible, afin que ce *« soit fait et pas le laisser aux autres »*[SFPaul], comme un « sale boulot » qui ne doit pas peser sur les collègues. L'efficacité permet aux soignants, comme aux parents, d'avoir à faire, concrètement, avec la mort, le moins longtemps possible.

Présenter un enfant à ses parents

La présentation d'un enfant à ses parents, avec son corps sans vie, repose presque entièrement sur les sages-femmes. Si elle a lieu, elle se fait seule. Mais, pour sa préparation, les sages-femmes s'entraident ou s'adressent aussi, autant que faire se peut, à leurs collègues paramédicales qui sont néanmoins en droit de refuser, car : *« Y en a qui te disent : ça c'est pas mon boulot »*[SFPia]. Ne pas être seule est ici un leitmotiv qui revient. Car il s'agit de manipuler un cadavre, parfois déjà plus ou moins abîmé, pour lui donner un aspect *« présentable »*, le plus avantageux possible, qui puisse le faire apparaître comme la dépouille du bébé perdu par les parents. La dépouille d'un corps humain renvoie dans le langage courant à la personne à qui elle appartenait en propre, qui est convoquée sous la forme d'une présence devenue absence. Ainsi le bébé, porté dans le projet parental, est lui aussi convoqué à travers l'humanisation du corps sans vie du fœtus que les sages-femmes vont entreprendre de réaliser.

Ce travail fait dire à une sage-femme *« qu'il y a des moments où peut-être que professionnellement on pourrait fuir »*, mais où, parce que c'est impossible, *« il y a plein de choses qui se passent »*[SFPia], dans l'affrontement au réel de l'activité. Ces manipulations ressemblent, de très près, aux soins pratiqués sur les défunts dans les rites funéraires, et quelques rares fois relèvent quasiment de la thanatopraxie, lorsqu'il faut réparer ou reconstituer le corps abîmé.

Toutes ces manipulations signifient, pour les sages-femmes, qu'il faut laver ce corps sans vie, effacer les traces de sang, nettoyer ou arranger une peau sale ou déchirée, le couvrir, l'habiller *« pour les tout petits termes avec des vêtements miniatures, des tout petits vêtements »*[SFElena], lui confectionner un bonnet adapté, *« le mettre dans une position mignonne »*, restituer une posture de tout petit *« sur un lit douillet »*, pour « *arriver à faire ressortir le côté beau de l'enfant, même mort »*[SFAude]. Cette minutieuse reconstitution demande des efforts de créativité et d'inventivité différents, selon les contextes, afin de faire apparaître l'image la plus fidèle d'un bébé, pour les empreintes, mais surtout pour les photos remises ultérieurement aux parents : *« C'est pas évident, c'est pas facile à 18 semaines, ils sont, ils sont tout noir, enfin ils sont, bon, ils peuvent être « beaux » entre guillemets, mais c'est pas un bébé à terme avec la peau déjà bien formée et là on voit tout le système vasculaire, etc., donc c'est vrai que c'est difficile et puis le petit crâne tout mou, enfin, ces petits membres, donc essayer de les envelopper au mieux, est-ce que vraiment c'est nécessaire de voir tout le corps, leur mettre un petit bonnet, en fait essayer d'habiller cette photo au maximum pour la rendre humaine en fait »*[SFLuce].

Certes les sages-femmes font état de pénibilité, de recul, de dégoût devant le corps sans vie, mais elles témoignent aussi d'une implication particulière, plus individuelle, par l'investissement de leur propre subjectivité, lorsqu'elles cherchent délibérément à le faire apparaître sous la figure la plus humaine possible. Au-delà de ce travail sur les apparences, certaines confient avec beaucoup d'émotion, combien elles-mêmes se sentent interpellées dans leur propre humanité, alors qu'elles se sentent convoquées au dialogue par ce *« bébé »* en devenir qui a cessé de vivre : « *alors moi je parle, quand j'habille les bébés, même si je suis toute seule, moi je leur parle, c'est ma thérapie de parler, donc je leur parle, quand je les prends, donc voilà, peut-être pas autant qu'à un nouveau-né qui est vivant, oui, même tout petit donc voilà »*[SFElena]. Une autre sage-femme raconte la présentation du « bébé » mort aux parents ayant été, aussi, leur sage-femme pour l'accouchement : *« une fois qu'ils étaient partis que je devais remettre le bébé dans le frigo ben je lui avais dit un petit mot à l'enfant... enfin... je ne suis pas croyante, mais je lui avais juste dit voilà tes parents étaient très forts et ils vont t'aider à partir je l'avais remis dans le frigo et ça m'avait fait du bien en fait de lui dire... ça peut paraître un peu débile... [...] oui, je lui avais parlé comme avec un bébé vivant en fait... et du coup quand je l'ai remis dans son frigo eh bien c'était moins violent que s'il était resté dans le frigo »*[SFJane]. Parce qu'il *« faut que ça reste une naissance »* et qu'il *« faut que ça reste un enfant même s'il y a la mort »*[SFJane], s'adresser au bébé, que portait ce corps sans vie, opère la transformation de celui-ci. Il n'est plus réifié, tel un objet inerte manipulé, mais condition et témoin de la part essentielle de l'existence humaine, la subjectivité.

Tout se passe comme si elle était néanmoins instaurée, lorsque c'est *« comme de parler avec quelqu'un d'autre, de rompre le silence »*[SFElena]. La mort, dans sa réalité crue, du corps sans vie, dévitalisé ou abîmé, est mise à distance. Sa violence est atténuée, pour les soignants autant que pour les parents, par une intersubjectivité protectrice et partagée : *« c'est pour les parents ! Mais ça peut presque aider les soignants faire tout ça parce que du coup ces choses-là le bain et tout ça je les ai vues apparaître dans le cursus, mais c'est vrai qu'au début c'était fait pour les parents, mais se prendre un moment déjà pour avoir cet enfant mort dans les bras, de s'en occuper tranquillement, de veiller à ce que, parce qu'on va le montrer aux parents, nous on s'en fait une image d'un être vivant j'allais dire, qui vient de mourir, et pas d'un bout de placenta qu'on va mettre dans le frigo, c'est hyperimportant que pendant qu'on n'a pas enfin toute la pression, le temps à courir d'une femme à l'autre, on prend ce temps pour laver l'enfant, pour l'habiller, pour imaginer ce que l'on va aller dire aux parents et tout ça eh bien c'est presque du temps qu'on prend aussi pour nous. On a eu 12 heures de suivi de travail on n'a pas imaginé qu'à un moment donné, il y a un bébé, même s'il est mort, il y a un bébé et on peut s'occuper d'un bébé et c'est un temps pour le bébé. C'est un temps pour les parents, à venir, et c'est un temps pour nous »*[SFPia].

Le temps de préparation du corps sans vie, pour restituer de lui *« une image d'être vivant »*, ne relève donc pas seulement de manipulations physiques prescrites par les protocoles d'accompagnement du deuil périnatal. Il est aussi préparé et manipulé subjectivement, appréhendé tel un bébé, avant d'être présenté aux parents. Lorsque vient le temps de cette présentation, les soignants sont alors en mesure de les rencontrer, en vérité, à la hauteur de leur projet parental, plus à même de trouver les comportements et les mots les plus adaptés pour transformer une présentation en une rencontre, où *« c'est un vrai temps de mère avec son bébé »*[SFElsa].

La force de cette subversion subjective est restituée par ces contextes, où ils hésitent à montrer un corps par trop abîmé, difficilement reconstitué, auquel les parents restent insensibles, ne voyant qu'un bébé, à l'image de l'enfant attendu, rêvé et perdu : *« tiens la dernière fois pareil, un enfant macéré, vraiment pas beau à la naissance, tout émacié on avait même du mal à le baigner [...] et puis à un moment donné je ne sais pas si c'est moi ou quelqu'un d'autre a dit « mais non non ils veulent le voir on ne peut pas aller contre », donc on l'a habillé du mieux qu'on a pu et ben là la mère l'a touché et l'a trouvé le plus beau bébé du monde, alors que c'était juste horrible »*[SFPia]. Car « le bébé construit la parentalité. Même le bébé mort. Très souvent le fait de porter l'enfant déclenche d'autres gestes de maternage »[284].

Pour la naissance sans vie, la pénibilité du « sale boulot » s'intègre presque naturellement dans l'activité des sages-femmes puisque, de façon routinière, elles ont toujours la charge du nouveau-né, vivant ou mort. Cependant elles évoquent leur solitude là où ni le gynécologue-obstétricien(ne), ni le pédiatre n'interviennent. Tout se passe comme s'ils n'avaient de place, sur cette scène, que tant que l'espoir de la vie est permis, principalement dans l'urgence. Sans

---

[284] Bacqué, Merg, 2013, p.63

cet espoir, les sages-femmes considèrent qu'on leur abandonne la gestion du fœtus mort, ou de celui qui va mourir inéluctablement : *« alors pour le coup on se retrouve assez seule. Et les pédiatres ne viennent jamais dans ce cas-là et parfois il y a des anesthésistes qui viennent nous aider, mais souvent on est à deux sages-femmes pour accompagner ce bébé souvent, on se met dans une petite pièce à l'écart et voilà. »*[SFEmy].

Accompagner signifie, pour les sages-femmes, qui en parlent, à cet endroit, à la fois hâter sa fin de vie en l'endormant par une drogue anesthésiante, mais aussi rester avec lui, être *« concrètement auprès de lui »,* afin qu'il ne soit pas *« seul ».* Cette assistance est prodiguée, là aussi, à un *« bébé »,* dont l'humanité n'a de cesse d'interpeller les sages-femmes, pour une situation qui prend réellement le statut de fin de vie d'une existence humaine : « *« mais là pour le coup quand ça m'est arrivé encore il n'y a pas très très longtemps d'accompagner des bébés pour lui dire au moins « je suis là », pour parler [...] donc moi je me dis, je peux lui parler, je peux l'accompagner »*[SFEmy]. Les obstétriciens(ne)s rapportent peu de situations où leur activité les confronte à la gestion de la fin de vie d'un fœtus non viable. Une obstétricienne considère, d'ailleurs, que l'évitement de ces pénibles contextes est une tendance qu'elle considère spécifique à la profession, alors que *« du côté des sages-femmes, elles sont plus prises dans le truc, et des fois elles sont de garde, elles sont obligées d'être là de donner leur avis, mais au niveau des médecins, que ce soit les pédiatres, les anesthésistes et certains de mes collègues obstétriciens, ils ont toujours de bonnes excuses pour se défiler et tu ne les vois pas »*[OBRose]. Si, de façon récurrente, les sages-femmes déplorent l'absence du gynécologue-obstétricien(ne) dans ces circonstances, les obstétriciens(ne)s, de leur côté, valorisent plutôt le travail des sages-femmes, sans y participer cependant : *« je pense que les sages-femmes le font elles sont très bien [...] ah oui c'est éprouvant... c'est difficile c'est difficile non, mais je trouve que c'est bien fait, partout où j'ai été je trouve que c'est vraiment bien fait »*[OBDavid]. Certains obstétricien(ne)s expriment le désir de rester présents malgré tout, en soutien, sous forme d'une attitude de retenue, comme si leur présence pouvait gêner le travail des sages-femmes par un intervenant supplémentaire, ou par une forme d'intrusion injustifiée dans ce temps d'intimité, notamment avec les parents.

Comme les obstétriciens(ne)s, d'ailleurs, seules les sages-femmes les plus anciennes dans le métier auront connu des temps différents, *« où même les psychologues disaient « faut pas montrer le corps » »*[SFEmy]. Ces temps où *« on ne s'en occupait pas comme d'un placenta, mais... pas loin, on les mettait dans du papier, les bébés morts avant, voire dans un pot quand c'était des fausses couches »*[SFPia]. Cette sage-femme pense que les nouvelles pratiques auront permis une sorte de libération de la *« chape de plomb du professionnel* », en permettant de prendre en compte combien les parents, autant que les soignants, étaient affectés, là où auparavant elle identifie un *« vécu à la sauvage »*, pesant et muet, car inaccessible à toute forme de pensée.

6. La mort périnatale inattendue en situation d'urgence

Cette mort périnatale est marquée par l'action concrète des soignants sur la mère ou le nouveau-né, que la mort neutralise cependant, en la rendant inefficace. Elle offre son tableau le plus dramatique, dans le contexte de l'urgence vitale, quand les soignants interviennent pour sauver le fœtus ou le nouveau-né. Elle rassemble, ainsi, la quintessence de la lutte contre la mort dans la naissance par ce qui prend la quasi-tournure d'un face à face, où *« la vie la mort sont tellement proches, tellement sans espace »*, qu'elles se présentent en même temps et semblent se chevaucher. Les soignants sont alors tout à leur action, combattants acharnés sous l'étendard des pulsions de vie opposées aux pulsions de mort : *« Quand tu réanimes un enfant, quand t'as l'impression que t'y es t'as la vie là et que un battement en moins, un coup d'adrénaline en moins, t'as le gamin qui va passer de l'autre côté quoi. Et là tu l'actes, là tu l'as dans les mains quoi. Et tu peux pas faire comme si tu n'étais pas en train de te battre contre la mort quelque part et que vraiment c'est là »*[SFPia].

Sous sa figure principale, la mort *per partum* à terme, il est proprement impensable que naître et mourir puissent advenir en même temps. Cet insensé ne fait pas partie des représentations mentales des parents, pas plus que de celles des soignants : *« et puis après il y a d'autres situations encore et... c'est les décès périnatals d'enfants qu'on n'attendait pas aller mal et qui décèdent en salle de travail. C'est encore une autre situation (retient son souffle)... et je n'ai pas envie de dire que c'est la plus dure, mais c'est celle qu'on attend le moins finalement et c'est celle-là qui est vraiment difficile »*[SFNell]. Bien qu'elle fasse partie du corpus des connaissances, cette mort est surtout celle que les soignants souhaitent ne jamais rencontrer : *« c'est tellement rare qu'on se dit que ça ne va pas nous arriver forcément »*[SFEva].

L'impensable du réel de la mort s'abat sur la vie des parents, mais aussi sur l'activité des soignants. Entre parents et soignants, la perte est collatérale. *« On l'a perdu »* disent certains soignants, pour évoquer le nouveau-né décédé, soulignant ainsi combien cette perte s'inscrit dans l'activité collective. L'activité elle-même est vécue sur le mode de la perte, alors qu'elle semble inutile, vouée à l'échec et à l'impuissance : *« .... comme ça, un échec de réanimation, on se sent incompétente, pas forcément moi, mais l'équipe, on est face à un échec « on n'a pas pu sauver un bébé », voilà c'est plutôt ça »*[SFEva].

La mort relève, presque toujours, d'un contexte d'urgence, où l'ensemble de l'équipe médicale est active sur la scène d'un sauvetage, tout en étant mis en échec. Son effet est palpable entre les mains avec le corps du nouveau-né, qui est dit en état de mort apparente à la naissance, lorsqu'il est mou comme une poupée de chiffon, sans respiration, avec un cœur faible ou absent. Dans le cadre de leur travail, les soignants ont tous été confrontés à une mort périnatale *per partum* à terme, soit comme acteurs, soit comme témoins : *« toutes ces histoires elles sont ancrées en moi »*[OBDavid], dit un gynécologue-obstétricien, tandis qu'une autre affirme : *« Je comptabilise mes échecs »*[OBLili]. Chacun d'entre eux rapporte au moins un événement ayant laissé un souvenir émotionnel si vif que l'on pourrait penser qu'il est récent dans l'histoire professionnelle.

Il est parfois encore si pénible qu'il témoigne de la souffrance liée au passé professionnel. L'émotion que suscite la remémoration de telles scènes est manifeste chez les sages-femmes, avec parfois des larmes, tandis qu'elle est moins visible chez les obstétriciens(ne)s, qui se contiennent beaucoup plus, sauf exception : *« le lendemain matin au staff j'ai éclaté en sanglots de toute façon et j'ai pleuré toutes les larmes de mon corps devant tout le monde. Ça fait du bien et ça s'est réglé comme ça. »*[OBLili].

Les récits font également état de pensées indésirables qui surviennent ultérieurement : *« ah je me souviens très bien des gens en pleurs et des gens en pleurs partout, tout le monde pleurait, les sages-femmes, les infirmières, les aides-soignantes. Ce sont des images des flashs qui me resteront »*[OBDavid], rapporte ce gynécologue-obstétricien pour des jumeaux à terme, morts à la naissance. Certains soignants évoquent un sommeil altéré, des *« rêves »*, des *« cauchemars »* ou des reviviscences intrusives : *« ils ont arrêté la réa au bout de trente minutes [...] et je me souviens il [le bébé] avait la bouche qui s'ouvrait et je lui ai refermé la bouche et après je ne sais pas pendant une quinzaine de jours, trois semaines, à chaque fois que j'étais toute seule avant de m'endormir ou que j'étais toute seule en voiture, je me voyais fermer la bouche de cet enfant »*[OBLili]. D'autres encore signalent des pensées qui s'imposent par le fait de *« ruminer »*, ou *« d'être tourneboulée »*, lorsque *« tu te refais le film pendant longtemps »*[OBJade] et qu'*« on en rêve la nuit »*[SFNell]. Le plus souvent, ce sont des sentiments de tristesse et de culpabilité, parfois très intenses, surtout chez les sages-femmes, qui accompagnent ces états. À plus long terme les soignants évoquent des changements dans leurs investissements professionnels, signe d'une souffrance au travail : « *cette sage-femme je l'ai vue revenir, on sentait qu'elle n'avait plus trop envie de faire de la salle... elle était vraiment triste...* »[SFAude]. Pour se protéger, certains tentent d'éviter de se retrouver dans la même situation : *« elle travaille, elle a continué à être sage-femme, mais elle est vraiment traumatisée ; c'est-à-dire que pendant un an, même deux ans, elle ne voulait plus s'occuper de gémellaire par exemple »*[OBDavid]. Une sage-femme signale l'apparition d'un eczéma qui, de fait, l'empêchera de retourner travailler en salle des naissances : *« c'était horrible, hein, j'ai eu de l'eczéma sur les mains et les pieds pendant un an, mais horrible, tout de suite après »*[SFElsa].

Généralement, dans les récits, les soignants évoquent la difficulté de retourner sur le lieu du drame : *« c'est dur de revenir en salle »*[SFAude]. La *« peur, je pense le stress de revivre ça »*[SFEva], suscite l'intense sentiment d'une reviviscence. Face à l'anxiété, qui peut se déclencher plus facilement, l'évitement de certaines situations obstétricales, ou même de la salle des naissances, sont des mesures de protection psychique. Il est notoire, cependant, pour les sages-femmes comme pour les obstétriciens(ne)s, qu'une mort périnatale, de ce type, peut avoir des répercussions si importantes sur la vie professionnelle qu'elle peut conduire à des cessations d'activité : *« non j'ai vu une fois quelqu'un qui a eu une dystocie grave des épaules*[285]*, bébé mort, elle s'est arrêtée. Il y a des choses qui traumatisent tellement qu'on s'arrête »*[OBDavid]. Une telle décision suscite de la compréhension, tant ils ont eu chacun à faire face, à un moment ou à un autre, à une situation qui les aura grandement éprouvés.

La peur semble venir s'immiscer davantage dans le travail, avec la crainte d'une reviviscence ou d'une répétition, mais aussi celle d'une mise en cause personnelle et individuelle, avec un recours médico-légal, possible des années après : *« non, ça ne m'empêche pas de dormir tous les soirs, non, j'y pense tous les 14 février. Ça, c'est clair, c'est comme ça. Mais non je ne vis pas la peur au ventre d'un procès ou quoi que ce soit, mais quand j'y pense, je me dis « ben tiens si les gens voulaient... »*[SFLéa]. Pour cette sage-femme, l'événement passé reste marquant, au point d'être réactivée par une simple date anniversaire.

D'autres soignants évoquent des faits similaires, où le souvenir garde longtemps une capacité troublante, voire déstabilisante. Dans le cas d'une sage-femme, il est littéralement entretenu par un devoir de mémoire qui montre à quel point la mort périnatale l'aura affectée, non pas seulement professionnellement, mais aussi personnellement dans sa vie privée : *«je vais sur la tombe de ce bébé qui est décédé, la première petite fille, à peu près tous les ans, j'y vais »*[SFElsa].

Ainsi la mort périnatale, qui survient en ce lieu, est la marque d'une défaite pour les soignants. Elle réduit à l'impuissance leur savoir, leur savoir-faire et le pouvoir donné par la technique, si bien qu'elle ressemble à l'accident, par ce qui échappe de façon fortuite et imprévisible. L'accident est, par définition, ce qui ne doit pas arriver, mais qui arrive néanmoins. Une de ses acceptions renvoie, par ailleurs, à l'événement funeste qui désigne ici, très justement, la mort.

Cette défaite se solde, aussi, par la faillite de l'idéal thérapeutique communément partagé, comme celui de la tâche primaire confiée à l'institution. En ce sens, cette faillite vient directement questionner l'activité des soignants, individuellement et collectivement, pour leur demander des comptes. C'est-à-dire qu'ils se saisissent aussitôt de questions qui tentent d'évaluer comment la situation, dont ils sont partie prenante, a pu échapper à leur contrôle.

---

[285] Accident obstétrical majeur avec le blocage du fœtus après le dégagement de la tête

Chapitre V : Le questionnement sur l'action

> *« Dans la vie de l'homme, la mort est sans doute la seule expérience qui marque aussi nettement les limites posées à la maîtrise de la nature que la science et la technique ont rendu possible. Même les immenses progrès techniques que l'on a réalisés dans le prolongement souvent artificiel de la vie ne font que démontrer la limite absolue de notre savoir-faire »* Hans-Georg Gadamer, 1998, p.72.

Les enjeux du questionnement sur l'action constituent la toile de fond sur laquelle les soignants projettent leur activité dans le cadre de chaque mort périnatale inattendue. L'action des soignants est instruite suivant la logique qui attribue aux mêmes événements les mêmes causes, et qui prévaut en médecine. Ce sont les faits, dans leurs liens de causalité, qui apportent la certitude que procure « l'objectivité », puisque celle-ci *« signifie qu'elle peut servir tous les contextes d'action possible »*[286]. Cette logique est structurelle à tous les protocoles de soins, ainsi qu'à toutes les techniques médicales, autant qu'à toute reprise de la situation étayée sur le dossier médical, notamment les revues de morbi-mortalité (RMM), censées analyser collectivement et rétrospectivement les facteurs organisationnels, techniques et humains.

1. La recherche récurrente d'une cause

Dans une activité conditionnée par le déterminisme de la science médicale, la première réaction est toujours la même : à la fois comprendre les causes qui ont pu être à l'origine de la mort, construire des procédures qui empêcheraient qu'elle se reproduise, mais aussi se rassurer qu'il n'y a rien à se reprocher individuellement pour chaque soignant, sages-femmes ou obstétricien(ne)s, ou encore collectivement, en termes d'équipe. L'esprit général, comme en cas d'accident, est d'identifier et d'attribuer les différentes causalités pour en dégager les responsabilités. L'activité est passée au crible avec des *« remises en question importantes »* auxquelles se livrent quasiment tous les soignants : *« qu'est-ce que j'ai raté ? »*[OBMaya], *« est-ce que j'aurais pu mieux faire ? »*[OBJade]. La question des *« reproches »* est envisagée du point de vue de l'activité individuelle et collective, face à soi-même, face à l'équipe ou face à la justice. Les questions de l'erreur ou de la faute sont posées, mêlées à d'intenses sentiments de culpabilité, même si, à l'examen de la situation, elles s'avèrent infondées.

---

[286] Gadamer, 1998, p.12

Tout se passe comme si les soignants avaient à rendre compte de leur travail, avec une enquête à charge dans un premier temps : *« c'est vrai que moi j'ai toujours vu des équipes médicales la première chose qu'on regarde quand il y a une mort in utero c'est dire « qu'est-ce qu'on n'a pas trouvé, qu'est-ce qu'on n'a pas fait, où est-ce qu'on n'a mmm... », quand il y a des morts néonatales, on épluche le dossier pour savoir qui n'a pas fait quoi et ce qu'il y avait à faire »*[OBRose].

Une sage-femme résume ce constat commun à tous les soignants : *« dans la mort périnatale on fait le tour du dossier et si on voit qu'il y a rien à se mettre sous la dent, on se dit voilà c'est comme ça quoi, après toutes les sages-femmes on aura à cœur de se dire « qu'est-ce que j'ai loupé » ; quand il y a quelque chose qui ne va pas, on reprend le dossier en se disant « qu'est-ce que j'ai pu bien louper et qu'est-ce que j'aurais pu faire »*[SFJane].

La mort périnatale est d'abord envisagée comme quelque chose qui n'aurait pas dû arriver : *« parce qu'il y des trucs imparables de l'obstétrique malgré tout quand ça arrive c'est inacceptable quoi »*[OBMarie]. L'enquête s'appuie sur le dossier médical, comme preuve de ce qui a été fait dans l'activité réelle pour constater, ou non, si elle correspond bien à ce qui est attendu par l'activité prescrite, les protocoles et les recommandations de bonne pratique médicale. Retrouver une causalité dans l'action retentit directement sur le jugement porté sur l'activité. Les causalités, considérées comme « non évitables » par la rationalité scientifique, confirment le statut de l'accident lié à l'objet du travail. Il met l'action des soignants « hors de cause », tandis que toutes les autres situations laissent planer un doute sur l'action dans l'activité des soignants.

Au-delà du choc infligé aux soignants par sa survenue, d'autant plus violent avec la mort périnatale *per partum* à terme, chacun doit rendre compte de la situation en justifiant son activité. Si tous les soignants ont à l'esprit le recours médico-légal immédiatement possible pour les parents, les événements prennent d'emblée la tournure d'une telle forme de procédure, avec l'examen du dossier. La recherche de l'enchaînement des causalités met l'accent sur des éléments à charge ou à décharge, avec une possible erreur ou faute, qu'elle soit individuelle ou collective : *« alors, la première la première des choses c'est de se préoccuper enfin, en premier lieu je vérifie tout le dossier pour vérifier que tout a bien été fait. Cela permet justement de protéger l'équipe, de se protéger du médico-légal, ça c'est mon rôle de chef de service. Ça, ça commence par ça. »*[OBLoïc].

Le terme de « dossier » est fréquemment utilisé pour évoquer une pluralité de références : celle du dossier médical avec ses différentes pièces, mais aussi la patiente qu'il concerne, la pathologie qu'il représente, l'événement, dont la mort périnatale qui en dépend, et surtout l'activité dont il témoigne. Si bien que, dans cette enquête, le dossier médical s'avère être le support de toutes les reprises de l'activité qui aura été déployée. Les soignants le reprennent individuellement et collectivement pour s'assurer *« qu'on n'a rien à se reprocher ».* Ils appellent cette activité de reprise, avec un ou une collègue, parfois à plusieurs, souvent en équipe, du *« débriefing »* : *« ben après effectivement on peut discuter, de la prise en charge, on ne discute pas du ressenti hein, « voilà on a fait ça on a fait ça » « on aurait pu mieux faire », « qu'est-ce que j'ai fait de pas bien », ou pas, enfin on se remet en question »*[SFInès].

Les débriefings collectifs ont lieu de façon plus formelle lors des réunions médicales institutionnelles. Dans tous les hôpitaux, les situations, surtout si elles sont problématiques, sont examinées lors d'un « staff » qui rassemble les différents membres de l'équipe médicale sous la direction du chef de service. Ces réunions d'équipe, où se prennent les décisions médicales, mais où l'on peut aussi se faire *« critiquer ouvertement devant toute l'équipe, discréditer, humilier »*[OBMarie], sont susceptibles d'aggraver, comme d'atténuer, les incertitudes concernant une erreur ou une faute dans la mort périnatale : *« c'est pour ça que moi je l'ai dit au staff ce matin-là « l'interne a pas fait de faute, la sage-femme n'a pas fait de faute », c'est pas bien de coller une mort fœtale à quelqu'un, c'est qu'il va l'avoir d'abord sur sa conscience. Surtout si son dossier est parfaitement normal »*[OBSarah]. Au-delà du jugement individuel, le regard de l'équipe est déterminant pour le soignant pour alimenter la suspicion, le *« démonter »,* ou consolider sa conviction qu'il ne pouvait pas empêcher cette mort périnatale : *« quand même je me suis dit que on est passé à côté de quelque chose et après le staff tout le monde disait qu'on n'y pouvait rien sur le coup et là on n'avait pas fait de RMM puisqu'il n'y avait rien, on est passé au bloc rapidement, la césarienne a été faite très vite toute l'équipe était sur place, donc là je me remets moins en question que pour le premier dossier »*[SFEva].

Avec l'enquête médicale, tout se passe comme si l'activité des soignants était passée au crible des méfiances, où les sages-femmes se montrent particulièrement affectées, alors qu'elles expriment individuellement de fortes remises en question. L'action concrète de chaque soignant prend rang dans l'ordre des causalités, et par là devient elle aussi suspecte, quelle que soit sa nature, même en amont de la mort périnatale, notamment pour la dernière intervention médicale auprès de la patiente : *« On a eu une mort fœtale à 36 semaines au printemps dernier, la sage-femme qui l'avait suivie en consultation était bien sûr complètement effondrée »* explique ce chef de service. Alors que, pour cette patiente, elle *« l'avait vue en dernier et on a revu le dossier ensemble, on a tout revu ensemble, on a discuté, je lui ai dit que je ne voyais pas ce qu'on pouvait faire de plus pour empêcher ça, que là on était vraiment devant une situation totalement imparable, y avait pas de faute »*[OBJean].

L'enquête médicale entre en résonance avec des scénarii d'enquête judiciaire, où les fantasmes associés cherchent un coupable. Mais, bien que la *« peur du procès »* soit forte chez les soignants, le recours médico-légal est, malgré tout, considéré comme *« légitime »* chez les parents, comme une sorte d'aide pour *« comprendre »* et leur permettre de faire avec l'inacceptable à long terme. Ce point de vue leur offre également une possibilité de relativiser leurs propres inquiétudes au moyen d'une restructuration cognitive permise par la rationalisation : *« après je me suis dit « elles ont le droit, c'est légitime », si elles doivent porter plainte elles vont porter plainte, c'est normal. À l'époque j'étais jeune maman, j'avais un bébé de six mois et je sais que ça a été difficile à ce moment-là parce que je me suis projetée en tant que maman, ben je me suis mise à leur place, en fait. Et donc si elles doivent porter plainte elles peuvent porter plainte. C'est normal »*[SFEva]. Toutefois, avec le recours médico-légal, les soignants entrent, *ipso facto*, dans la catégorie des suspects. La tragédie se transforme, dès lors, en théâtre d'une enquête policière.

Bien que les soignants aient conscience du caractère aléatoire de la judiciarisation, tout comme de son résultat *« qui tombe souvent à côté »*, elle plane telle une ombre sur la scène de toute mort périnatale inattendue à terme : *« Je pense que si ça m'arrivait, j'aurais aussi ce poids de « je vais avoir une enquête » »*[OBAnna]. Cette ombre peut s'avérer lancinante même à distance : *« Et après il y a plutôt... on donne des nouvelles du couple, de l'enfant, dans un cas est-ce qu'ils ont accepté l'autopsie ou pas, dans un deuxième cas de savoir si, comment ils ont vécu la chose, ce qu'ils ont compris ce qu'ils n'ont pas compris, est-ce qu'il y a plainte... »*[SFNell].

Certains soignants ont été directement confrontés à la judiciarisation, tandis que la plupart d'entre eux ont été témoins du malaise de collègues ou d'une équipe à qui c'est arrivé : *« moi j'ai vu des gens du coup qui étaient mal à cause de plaintes, même de savoir qu'on est peut-être responsable... soit d'un décès soit d'un enfant qui sera handicapé plus tard. C'est sûr c'est pas facile à vivre »*[OBAnna]. Si les parents portent plainte, le contexte de l'enquête appelle, très rapidement, un changement de décor. La scène prend une allure d'enquête judiciaire qui transforme le contexte du travail en quasi scène de crime : *« Le problème c'est qu'au commissariat, à l'expertise médicale on se retrouve toute seule malgré tout hein et pour moi c'était une grande première j'ai trouvé ça très impressionnant, surtout le commissariat parce que j'étais la première à passer on va dire, on était donc six à être interrogés, convoqués, et c'est vrai qu'on est un peu considérés comme des criminels et c'est assez dur je trouve à encaisser et surtout au commissariat on a affaire à quelqu'un qui ne connaît rien en obstétrique, donc on doit tout tout justifier, tout expliquer, tout détailler »*[SFEmy].

Les soignants se vivent comme mis en accusation sans avoir les moyens de se défendre, alors que devant les experts du médico-légal, qui interviennent dans un second temps, ils *« parlent le même langage »*. Le sentiment d'injustice se double d'un sentiment d'absurdité, lorsqu'une activité dévouée à la vie devient suspecte d'avoir causé la mort. La judiciarisation individualise surtout l'impact de la mort périnatale : *« d'avoir à se justifier devant les autorités, devant l'instance judiciaire, de se justifier, expliquer son métier... ils ne savent pas du tout comment ça fonctionne en plus [...] est-ce que vraiment j'ai bien fait, est-ce que j'ai bien fait mon travail ; alors qu'ils ont aucune légitimité pour juger notre travail »*[OBMarie].

Le recours médico-légal accentue à son tour le choc de la mort périnatale supporté par les soignants, collectivement, mais surtout individuellement. Dans les équipes, la crainte qu'il développe se traduit parfois dans l'activité réelle par des conduites médicales systématiques, excessivement prudentes, censées l'éviter : *« je ne veux surtout pas tomber dans les travers de la médecine défensive où on pratique une médecine qui est destinée avant tout à se protéger de procédures judiciaires, parce qu'on voit ça beaucoup et on ne fait pas de la bonne médecine [...] j'ai vu cette plus grande phobie du médico-judiciaire c'était le service où il y avait le plus de procédures, il n'y avait pas cette phobie à cause du nombre de procédures, mais il y avait ce nombre de procédures à cause de cette phobie, finalement les patientes elles ne voyaient qu'une chose, c'était des médecins qui avaient peur de se faire attraper »*[OBJean].

2. De la cause et de l'attribution dans la mort périnatale inattendue

Finalement l'identification d'une pathologie, avec sa gravité et l'absence de moyens médicaux actuels pour l'empêcher, conduit à juger l'accident « inévitable ». C'est la cause qui atténue le plus efficacement l'impact de la mort sur les soignants, surtout pour la culpabilité ressentie : *« j'ai eu une collègue qui a eu un bébé qui est mort à la naissance, mais on a retrouvé une cardiopathie, donc là elle culpabilisait moins parce que là il y avait une cause. Là pour le coup il n'y a pas eu d'autopsie, les parents n'ont pas voulu »*[SFEva]. La mort s'inscrit dans une logique qui construit, malgré tout, une sorte de sens à sa survenue, aussi bien pour les soignants, pour les parents, que pour le travail. Il n'en est pas disqualifié. Sa compréhension est cohérente, avec la théorie des soignants, le raisonnement scientifique, le savoir médical et son pouvoir d'intervention. Retrouver une pathologie médicale rend même la mort périnatale prévisible *a posteriori*, dans le respect de l'ordre des causalités, même si elle s'avère *« inévitable ».* C'est elle la cause, la coupable, la responsable du malheur survenu dans le travail des soignants, comme dans la vie des parents. Elle disculpe tout le monde. Les parents eux-mêmes y trouvent un soulagement certain, alors que la culpabilité est toujours importante et complexifie leur travail du deuil. La pathologie, en tant que cause objective, réunit soignants et parents, sans doute possible, dans le même camp, celui de l'impuissance face à la mort. Avec le travail, ils sont aussi, par là, tous « innocentés ».

Sans pathologie retrouvée, les efforts se reportent sur l'activité. Ils s'apparentent alors plutôt à la recherche d'une erreur ou d'une faute, avec la même logique déterministe : *« est-ce que l'on peut accepter qu'il y ait une mort sans qu'il y ait de coupable, sans cause, c'est pas évident hein... »*[OBMarie]. L'erreur renvoie à quelque chose qui aurait pu être manqué dans l'activité, comme si le travail avait été mal fait. La faute attribue à ce qui a été fait au travail la connotation d'un jugement moral, face au préjudice qui aurait été infligé à l'autre. Ainsi, dans le discours des soignants, l'évocation d'une faute est toujours plus intimement mêlée à un sentiment de culpabilité, alors que l'évocation d'une erreur se restreint plus volontiers à l'ordre de l'échec. L'erreur n'a pas immédiatement valeur de faute. Elle prend sa place dans le rang des causes possibles de la mort périnatale, comme s'il était toujours encore question d'être à la recherche du bon diagnostic qui saurait la rendre compréhensible. Tout au plus n'aurait-on pas réussi à le mettre en évidence. Néanmoins, trouver l'erreur désigne son auteur, voire un coupable. Le travail est mis sur la sellette à partir du moment où le *« doute »* est toujours permis : *« finalement on essaye de trouver, mais on ne peut pas avoir jamais de doute sur les compétences »*[OBOlga].

Les obstétricien(ne)s mettent l'accent, avant tout, sur les difficultés liées à une erreur de diagnostic ou de traitement de leur part ou d'autrui. Les sages-femmes évoquent surtout le sentiment de culpabilité qui les envahit face à la mort périnatale, quelles qu'en soient les circonstances, avec le constat récurrent d'être plus exposées à la suspicion. Ces deux tendances apparaissent comme indirectement liées aux conditions spécifiques d'exercice du métier. En effet, dans l'activité prescrite, les obstétriciens(ne)s, garants du diagnostic, formés et incités à la contenance émotionnelle en tant que médecin chef d'équipe, semblent, en apparence, moins affectés : *« j'ai vu des gens des collègues enfin très mal enfin c'est vrai que quand on est médecin enfin les médecins ont l'habitude un peu de... cela fait partie de ce que l'on acquiert. On essaye un peu de prendre sur soi quoi (grande respiration) »*[OBLaure].

L'expression du sentiment de culpabilité apparaît plus retenue ou davantage masquée. Lorsqu'il est exprimé, il est atténué beaucoup plus vite que chez les sages-femmes, dans la mesure où il peut faire place plus facilement à un sentiment d'échec, là où il est possible de prendre *« une mauvaise décision »*, de rater une analyse ou un geste. Mais comme les sages-femmes, les obstétricien(ne)s referont de façon obsédante *« le film »* ou *« l'histoire »,* à la recherche de l'erreur en compulsant les données médicales, pour *« voir s'il n'y a pas une faille »* dans l'expertise : *« j'ai longtemps repris tout dans tous les sens en me disant et si et si et si... je me suis dit bon voilà... et objectivement pourtant je sais que si je reprends le dossier et si j'analyse de façon rationnelle mmm si c'était une collègue je dirais, mais tu vois bien il n'y a aucun problème, tout le monde aurait fait pareil, y a pas d'erreur, y a pas d'erreur [...] et ça je ne sais pas comment je fais le jour où ça arriverait »*[OBMarie].

Même si aucun gynécologue-obstétricien(ne) ne se dit *« à l'abri de faire une erreur »*, être porteur de l'expertise du diagnostic lui offre malgré tout une plus grande latitude pour pouvoir justifier que son activité n'était pas défaillante. Le chef de service, avec qui les événements sont repris *« entre médecins »,* participe de cette tendance par la qualité de son expertise reconnue comme supérieure. Son autorité permet d'exclure l'erreur ou parfois de la supporter, sans qu'elle ne devienne une faute morale : *«je suis quand même allé voir le chef de service et pourtant il ne dit pas des choses extraordinaires il dit toujours la même chose, il n'y a que ceux qui font rien qui n'ont pas de problème »*[OBMarie].

Les sages-femmes expriment clairement qu'elles pensent que les obstétriciens(ne)s ont davantage la possibilité de se justifier pour écarter l'erreur et plus loin une faute, en se servant de leur *« savoir »* comme d'un bouclier : *« Il y a des médecins, je pense, au niveau médico-légal, ils se cachent derrière le dossier, genre « j'ai pas fait de faute », des trucs comme ça quoi »*[SFJane]. Ce qui peut donner lieu à une forme de protection corporatiste, qui vise à défendre l'activité pour pouvoir continuer à travailler : *« l'enfant était décédé. Il n'y a pas grand monde qui a défendu la sage-femme, certains quand même... mais dans le dossier obstétrical les trois jours précédents il y avait aucun mot du médecin non plus et le dossier déjà avait été mauvais »*[SFElsa].

Face à cette solidarité, où *« il n'y pas de remise en cause des confrères »,* les sages-femmes se considèrent comme plus exposées, voire menacées, dans leur propre travail. Les temps de passage du relais dans l'activité, lorsque la sage-femme fait appel au gynécologue-obstétricien(ne), sont particulièrement mis en avant : *« enfin c'est un enchaînement de circonstances, c'est toujours pareil, c'est un enchaînement de... C'est la sage-femme qui ne donne pas l'alerte assez tôt ou qui ne la donne pas franchement plus tôt »*[OBFred].

Comme dans le relais sportif, il s'agit de passer le témoin *« au bon moment »,* au risque de perdre la course contre la mort. Mais cet état des lieux favorise, en réaction, chez les sages-femmes, le renforcement de leurs propres défenses corporatistes, en guise de protection : *« Alors c'est peut-être complètement faux, mais faudrait voir des statistiques, mais on a toujours l'impression que l'anesthésiste, le médecin vont se défausser sur la sage-femme, genre « oh la sage-femme nous a appelés trop tard, la sage-femme n'a pas mentionné ça » enfin voilà, on a toujours l'impression qu'on est en cause... [...] enfin on a l'impression que ceux qui sont au-dessus de nous vont pouvoir se défausser sur nous ; ce qui est peut-être complètement faux, si ça se trouve c'est juste un fantasme de la part des sages-femmes ou on a peur de ça.... »*[SFJane].

La coordination des activités fait place à la tendance corporatiste du repli identitaire et défensif. Il se manifeste par le fait que, dans quelques équipes, sages-femmes et obstétricien(ne)s ne savent pas comment se vivent, se discutent ou s'expriment, dans l'autre métier, les répercussions individuelles ou collectives de la mort périnatale, à laquelle pourtant toute l'équipe médicale aura été confrontée : *« Après est-ce qu'ils en parlent entre eux... est-ce que je pense enfin qu'ils en reparlent entre eux je sais qu'il y a des débriefes entre eux, le chef de l'unité et les autres chefs d'obstétrique ; je pense qu'il leur parle seul à seul entre guillemets « entre médecins » avec le dossier dans les mains »*[SFNell].

Ainsi, deux univers professionnels se relayent ou interviennent parfois ensemble, dans l'activité réelle, tout en restreignant leurs échanges intersubjectifs, pour entretenir une frontière défensive invisible. Chacun cherche à protéger son travail du travail de l'autre, éventuellement menaçant pour le sien, dans cette dépendance réciproque de l'activité : *« c'est juste que c'est plus comme avant. Tout le monde est méfiant un peu de tout [...] En fait on a quand même une responsabilité, il me semble que, dès qu'il se passe quoi que ce soit c'est « la sage-femme n'a pas fait ci, n'a pas fait ça ». Alors du coup on note vraiment tout dans nos dossiers maintenant, à quelle heure on appelle »*[SFEva].

Être hors de cause

L'incertitude sur les faits, alors que *« quelque chose aurait pu être fait différemment »,* favorise la reprise, *a posteriori*, des événements survenus. Les reconstruire idéalement, avec la même logique causaliste, suivant un ensemble de *« si »,* d'hypothèses, laisse penser que la mort périnatale aurait pu être évitée : *« Mais moi dans mon for intérieur, je me suis toujours dit « cette femme si je l'avais hospitalisée son bébé ne serait peut-être pas mort » »*[SFEmy].

Car, face aux certitudes et à l'universalité de la science à laquelle les soignants se réfèrent, l'activité réelle les renvoie à de fortes contradictions. La pratique exige des décisions *hic et nunc,* là où, pour trancher, la science s'avère n'être, malgré tout, qu'*« un choix et une décision entre des possibilités »*[287].

Cette re-visitation de l'activité réelle passée entremêle les causalités contextuelles aux causalités imaginaires, à la recherche de celle qui pourrait mettre le soignant hors de cause, au risque de gommer le contexte du travail lui-même. *« L'obstétrique du lendemain c'est toujours plus facile »,* résume une sage-femme. Ainsi le processus d'attribution suit des procédés variables, selon ses manifestations. Certains d'entre eux, d'ailleurs, ont plus recours à la pensée magique qu'à la pensée rationnelle.

Tous cependant tendent vers le même objectif : mettre hors de cause les soignants. Le procédé le plus commun vise à *« se défausser »,* au sens propre de ce mot, c'est-à-dire rejeter la faute sur quelqu'un d'autre : *« il y a différentes attitudes. Il y a des gens qui déjà commencent à se poser des questions sur leur façon de faire, y a des gens qui cherchent à jeter la responsabilité sur*

[287] Gadamer, 1998, p.13

quelqu'un d'autre, « c'est la sage-femme, c'est l'interne » [...] exactement, « c'est pas moi, c'est l'autre »[OBSarah].

Se défausser permet de se mettre soi-même hors de cause, et parfois, par la même occasion, tous ceux du métier ou de l'équipe : « *on accuse qu'une personne. S'il y a en qu'un qui coule, les autres ont pas trop à se sentir coupables »*[SFElena]. Des mesures de rétorsion ou de *« punition »,* comme d'éloigner cette sage-femme de la salle des naissances en l'affectant ailleurs, portent crédit au processus d'attribution et semblent le rendre légitime : « *Mes collègues m'ont raconté après coup qu'elles avaient l'impression que l'équipe médicale, le chef de service de l'époque, avaient décidé qu'ils allaient me virer. Donc j'étais en CDD, en vacation, on pouvait très bien y mettre fin... mais les sages-femmes se sont un peu révoltées contre ça [...], mais la révolte c'est que ça pouvait arriver à n'importe qui, il ne fallait pas que je sois tenue responsable pour... seule de cet événement » [...] Et il y avait des médecins, notamment L.P., qui m'a dit, qui a dit « c'est pas une seule personne c'est l'équipe »*[SFElsa].

Cette stratégie défensive vise à protéger l'activité individuelle et collective, pour la sauvegarder d'une défaillance, par la mise en œuvre d'un bouc émissaire, au sens où l'entend René Girard (1972)[288]. Le soignant assigné à cette place sacrificielle devient une *« victime expiatoire ».* Par l'exclusion, il est le réceptacle de la part négative la plus sombre de l'activité au travail qui, localisée chez l'autre, préserve tous les autres, tel un rempart. Les représentations et les émotions délétères, la part de « sale boulot » de l'activité, est projetée et localisée chez quelqu'un d'autre que soi, évacuée et reléguée hors du périmètre du travail individuel ou collectif, grâce à l'efficacité d'un traitement symbolique : « *non je pense que cet événement a fait que les médecins ont eu peur de moi [...] peur que s'ils sont en garde avec moi je puisse mmm ne pas mm faire exactement, ne pas faire exactement comme ils voudraient que je fasse »*[SFElsa].

Lorsque la logique du processus d'attribution ne permet pas d'identifier une cause cohérente, d'autres éléments apparaissent. Ils font appel à des causes irrationnelles, à teneur superstitieuse ou magique, sous forme de croyances, capables de faire rentrer la mort périnatale dans une rationalité formelle : *« ben « j'ai la poisse ». C'est ce qu'on me dit, c'est ce que je me dis [...] c'est aussi le même médecin. Elle aussi elle se le dit, elle attire beaucoup de travail, des choses qui ne se passent pas trop bien »*[SFEva].

Ce sont essentiellement les sages-femmes qui expriment ces croyances, même si elles rapportent, ici et là, les avoir partagées avec un gynécologue-obstétricien(ne), avec la même conviction. Les obstétricien(ne)s convoquent le

---

[288] Il reprend la thématique originelle du bouc émissaire développée par James G. Frazer dans *Le rameau d'or*, 1911, traduction française Geuthner, 1925.

hasard ou la malchance plutôt que des croyances incompatibles avec une position d'expert sans perte de crédibilité. Mais probablement aussi par la force d'une logique scientifique omniprésente dans les raisonnements médicaux qui laisse peu de place à cette forme de pensée. Ces croyances sont pourtant relativement partagées autour d'autres aspects de l'activité. Les soignants, sages-femmes ou gynécologue-obstétricien(ne), croient généralement que certains d'entre eux ont plus souvent des gardes calmes ou chargées, qu'ils *« attirent le boulot »*, ou encore qu'ils *« attirent la physiologie »* ou *« collectionnent »* la pathologie.

Il y va même de l'association des soignants entre eux. Déjà présentes pour appréhender le travail en général, ces croyances se trouvent accentuées, lorsque la mort périnatale frappe comme un malheur : *« ces deux dernières années, il y a eu beaucoup de choses qui me sont arrivées pendant les gardes [...] et puis de se dire c'est le binôme qui ne fonctionne pas quoi, parce qu'il y a aussi ça derrière on se dit, on ne veut plus travailler avec cette collègue-là parce que ça vous rappelle des situations difficiles, on se dit que ça peut recommencer il y a une sorte de superstition parfois sur le binôme »*[SFNell]. Trouver une logique, attribuer la mort périnatale à un principe, fût-il irrationnel, parvient à mettre encore une fois le soignant hors de cause, tout en le rassurant, quant à son activité. Ce n'est pas lui le responsable, le fautif, l'incompétent, c'est le mauvais sort qui s'acharne, lorsque les situations pathologiques s'enchaînent, ou lorsque la mort revient trop souvent. Fussent-elles irrationnelles, ces croyances protègent le travail commun, puisque les causes de la survenue de la mort périnatale lui sont extérieures.

Elles témoignent aussi de stratégies de défense pour soulager les angoisses au travail : *« et la chose qui est tolérable de façon, on va dire espacée, là quand c'est groupé c'est comme si on se mettait à avoir le mauvais œil » [...] on peut se sentir un peu... mal perçue, quand même dans le sens de « putain elle a la guigne », et « je ne veux pas être de garde avec elle » « je lui file pas ma patiente parce que, mince, elle porte la poisse ». Il y a tout ça qui se véhicule, y a tout ça c'est plus du tout scientifique. La sage-femme qui se dit « je prends juste ma garde tous les monitos se mettent à décélérer d'un coup, qu'est-ce que j'ai fait » et derrière ça si on va pousser c'est la guigne, oui la guigne, « pourquoi il m'arrive ça » : et ça s'auto-entretient parce que plus on se sent guigneuse, je pense et plus on est amené à faire des choses que peut-être on ferait pas. C'est très... alors que c'est pas rationnel, mais là oui avec les deux choses qui me sont arrivées très rapprochées, il y a une espèce de silence qui s'est mis autour de moi comme si on voulait me protéger ou est-ce qu'on voulait me signifier que quand même c'était bizarre ou qu'il y avait quelque chose c'est pas possible que ça arrive, quoi »*[SFPia]. Attribuer la poisse ou la guigne à un soignant revient, encore une fois, à protéger tous les autres, tout en ne l'accusant pas directement. Là aussi, par un traitement symbolique, ce procédé sert d'exutoire au dépôt de la part la plus pénible de l'activité, le « sale boulot », dont chacun cherche à se préserver. Mais il participe aussi, de façon plus ou moins efficace, selon le contexte de la mort périnatale, à la modulation du sentiment de culpabilité qui affecte généralement les soignants.

Les aléas de la culpabilité

Dans l'activité, les sages-femmes sont confrontées à une proximité psycho-affective inévitable avec les patientes ou les parents, à travers les enjeux du temps relationnel particulier de la salle des naissances. Ce versant affectif du métier peut développer une forte dimension compassionnelle et générer ainsi une culpabilité indéniable, dès lors que survient la mort. Au même titre que ce sentiment accompagne toute expérience humaine de la mort de l'autre : *« peut-être que ça n'aurait rien changé, mais on ne le saura jamais, ça. Et moi, oui, je me sens coupable, oui, je me sens coupable pour moi, pour la dame, pour le couple [...], mais la culpabilité c'est d'abord vis-à-vis de cet enfant et de ce couple parce que je trouve ça affreux et cette femme elle n'aura jamais d'autre enfant »*[SFLéa].

Cette position relationnelle rend les sages-femmes d'autant plus sensibles au processus d'attribution d'une erreur ou d'une faute. Même s'il est possible d'établir, par l'objectivité des faits, qu'il n'y a aucune raison « d'être coupable », le sentiment subjectif prépondérant, qui peut rester, est celui de se « sentir coupable », et d'y être pour quelque chose dans la mort qui vient de survenir. L'ombre de la culpabilité, omniprésente chez les soignants comme chez les parents, comporte différentes facettes, avec des contours variables.

La distinction entre la culpabilité objective, et le sentiment de culpabilité, plus subjectif, faite par Paul Ricoeur, prend ici tout son sens : *« Cette distinction verbale est faite lorsque l'on veut distinguer la culpabilité effective (le fait d'être effectivement coupable, mais d'abord aux yeux des autres) d'une culpabilité qui peut être mesurée à une échelle de fautes [...] Quant au sentiment de culpabilité, il s'agit plutôt de la façon dont cela est ressenti par celui qui est accusé. Accusé par les autres ou par lui-même. S'il y a bien deux possibilités, la première étant celle d'avoir à faire face à une accusation extérieure, le point ultime de resserrement, de repli, sera l'intériorité de « se » sentir coupable, de « se » déclarer coupable, de « se » reconnaître coupable. C'est là où se trouve le sens vraiment fort de la culpabilité [...] jusqu'à l'auto-accusation, qui est alors ce qu'on appelle le « sentiment de culpabilité »*[289]. Dans sa version la plus subjective, la culpabilité, en tant que sentiment, est bien identifiée par les soignants, chez les parents, comme une constante : *« déjà la première chose qu'elles [les mères] font c'est « est-ce que c'est ma faute, à moi » »*[OBSarah].

---

[289] Ricoeur, 1998, pp.13-14

Elle marque les premiers temps du choc et du deuil périnatal, lorsque la mort ne peut pas être acceptée, avec un retour incessant au passé pour envisager des hypothèses, souvent irrationnelles, qui auraient pu empêcher la perte de leur enfant. Comme pour l'IMG, les soignants identifient la constance du sentiment de culpabilité entremêlé dans la souffrance des parents. Ils tentent de les soulager en acceptant là aussi de l'endosser, comme le rapporte une sage-femme dans sa discussion avec une gynécologue-obstétricienne : *« elle m'a dit « tu sais je pense qu'à la limite une de nos fonctions c'est de prendre la culpabilité des parents, de prendre en charge la culpabilité des parents... en tant qu'équipe médicale ». C'est intéressant, non »* [SFElsa].

Sur le long chemin des remaniements psychiques à l'œuvre dans le deuil périnatal, elle est, pour les parents, une étape incontournable. Néanmoins, ce sentiment, chez les parents, peut aussi les amener à se retourner contre les soignants pour les mettre en accusation : *« Aujourd'hui j'accepte d'être coupable c'est-à-dire que si des gens [les parents] me disent « vous êtes coupable », je le porte, je veux dire, j'ai eu des procès, j'en aurai d'autres [...] j'attends que ça passe, je veux dire il faut que quelqu'un porte la culpabilité, c'est important pour les mères, c'est important pour les couples »* [OBJules]. S'occuper des affects coupables des parents permet potentiellement aux soignants de leur apporter de l'aide et un apaisement réciproque.

Toutefois, la culpabilité objective et le sentiment de culpabilité, plus subjectif, apparaissent très variables. L'accusation, sous le regard des autres, est susceptible d'être portée par des faits objectifs soigneusement investigués par des instances externes. Ce, d'autant plus que le soignant sera directement « lié par l'action » à la mort périnatale. Elle se conjugue à l'accusation portée contre soi-même dans ce « point de resserrement » de l'intime, relevé par Paul Ricoeur. Sa singularité, chez chaque soignant, peut mouler avec force le sentiment de culpabilité personnel : *« parce que moi je me sentais hypercoupable. En fait c'est un concours de circonstances, c'était une garde où il y avait beaucoup de travail, on est parti au bloc rapidement, le médecin est parti au bloc sans son interne et a commencé la césarienne sans son interne, c'était une césarienne très difficile et on a perdu énormément de temps et donc je pense que c'est là que la petite est... partie quoi »* [SFLéa]. Se dégager de l'ordre accusateur des faits, se justifier dans l'ordre du faire, est un enjeu certain pour rester un bon professionnel, mais aussi pour atténuer le poids du sentiment de culpabilité qui peut rester tenace, en accentuant le regard des autres sur soi « en soi ».

Les circonstances aggravantes

Un autre élément contribue, de façon significative, au retentissement de la mort périnatale sur les soignants par les qualités de l'identification mises en jeu : *« même si on est la professionnelle, il y a une partie de notre vie personnelle qui se reflète dans notre vie professionnelle et qu'on met plus ou moins de côté parce qu'il faut, mais nos émotions forcément on ne peut pas toutes les bloquer, quoi »*[SFLuce]. En suivant la typologie donnée par Sigmund Freud (1925) concernant l'identification[290] à l'autre, et considérée comme matière première du lien, il est possible d'y retrouver deux éléments essentiels : l'expression d'un lien émotionnel et la mise en place dans le sujet, d'un élément commun entre lui et son objet, en l'absence de tout investissement sexuel. L'identification prend ainsi la tonalité de ce qui a été mis en commun. Cet aspect est manifeste d'emblée, pour les soignants, lorsque la patiente est « jeune » : *« souvent les patientes plus jeunes, on a tendance à s'identifier »*[OBAnna]. D'autant plus que *« c'est vrai qu'on a l'âge des femmes qui sont enceintes et on a des grossesses »*[OBLaure].

De nombreuses situations illustrent la manière dont ces phénomènes d'identification concourent à majorer l'impact de la mort périnatale sur les soignants, particulièrement lorsqu'elle fait écho à l'histoire personnelle de la soignante, avec la grossesse : *« Surtout quand tu vois des femmes jeunes, qui aucune explication, et tu te dis « peut-être que c'est moi demain », donc ça stresse. Je pense que c'est une source de stress énorme »*[OBSarah]. S'en protéger peut conduire à des stratégies de clivage marquées : *« en fait, quand je suis médecin, je suis... dans toute ma journée... je ne suis pas enceinte dans mes journées, je ne suis enceinte que le soir »*[OBOlga].

Parfois même au point de devoir péniblement se *« reblinder »,* au retour du congé de maternité, afin d'effacer cette confusion des places, des repères et des rôles. Un des hommes sage-femme rapporte *« ce cas d'il y a quatre ans »* qui *« efface le reste »*, auquel il *« repense souvent, très souvent »,* où la césarienne faite en urgence n'a pas permis de sauver un enfant à terme, alors que lui-même attendait la naissance imminente du sien : *« c'est vrai que moi ça m'avait particulièrement touché parce que c'était un peu le reflet, pas tout à fait, mais comme quoi à 38 semaines et demie, ça peut m'arriver ; c'était un peu en miroir et c'est vrai que ça m'a... marqué »*[SFPaul]. Les situations se suivent dans les récits de ces morts et mettent en scène, pour chaque soignant, selon des critères individuels, des éléments communs dans l'identification souvent liés à la parentalité ou à la naissance ; ce fond commun qui est également celui de la scène professionnelle, celle du travail.

Les effets de cette identification sont restitués au niveau de l'équipe par une situation particulièrement dramatique, où le nouveau-né, petit-fils d'une

---

[290] Il définit l'identification selon trois points. Comme première expression d'un lien émotionnel avec une autre personne, comme substitut régressif d'un choix d'objet abandonné, ou encore comme mise en place d'un élément commun, dans le sujet, entre celui-ci et l'objet, en dehors de tout investissement sexuel.

gynécologue-obstétricienne de l'équipe, décède subitement, collé au sein de sa mère en salle des naissances.

Dans ce contexte la mort périnatale produit individuellement et collectivement une déflagration interne majeure par l'atteinte des soignants et de leur travail : *« c'est vrai que c'était le choc tout le monde était très très choqué de l'ASH [agent de service hospitalier] jusqu'aux médecins [...] oui, ça a touché personnellement et c'était « et qu'est-ce qu'on va faire... maintenant » et les discussions pendant les semaines qui ont suivi, c'était « il ne faut pas qu'on tombe dans l'excès, qu'on mette pas un scope [moniteur de surveillance] à tous les enfants, il faut pas qu'on incrimine un tel et un tel » et après le « pourquoi, pourquoi » [...] je pense que c'est aussi une histoire qui marque l'institution aussi qui m'a marquée, moi, dans ma carrière, plus que d'autres enfants* [SFElena]. Un événement, conçu comme exceptionnel et compris comme tel dans ses répercussions, modifie la perception du travail, s'il est plus fréquent : *« l'équipe a fait cette expérience, malheureusement deux fois en l'espace d'un mois, dont une qui s'est passée un 24 décembre »*[SFRomy].

Toutes les sages-femmes qui ont eu à faire avec la mort périnatale *per partum*, de façon rapprochée, signalent des atteintes, avec un retentissement plus fort et plus difficile à dépasser avec le temps, pour elles-mêmes comme pour l'équipe : *« ces deux situations c'est et puis aussi le fait que ce soit rapproché dans le temps, je pense, et que ce soit avec la même collègue, c'était aussi ça qui était marquant, oui »*[SFNell].

L'exceptionnel, avec la répétition, fait place à une anticipation craintive d'y être à nouveau confronté : « *dire qu'après rentrer à la maison il n'y avait pas des cauchemars des trucs et des machins ça c'est faux, parce qu'il y avait ça, y avait ça et qui fait que quand tu reprends les gardes d'après eh bien tu l'as un petit peu plus dans ta tête, la mort, le truc, le gamin et tout ça »*[SFPia]. Cette sage-femme évoque, longtemps après les faits, les répercussions sur son travail et sa santé, de ces deux morts périnatales *per partum* à terme, survenues en un mois. Elle signale l'apparition progressive d'une usure, une *« fatigue pesante »* dans l'activité, sa *« fébrilité »* contenue dès qu'une difficulté s'annonce, et une forme de perte d'invulnérabilité dans le travail, avec la peur, alors qu'elle déclare n'avoir eu peur que ponctuellement jusque-là. Elle se plaint aussi d'atteintes somatiques avec des lombalgies et des céphalées fréquentes au travail, au point qu'elle aura fait un bilan de santé, revenu normal. Concernant la question de la peur au travail, sages-femmes et obstétricien(ne)s considèrent unanimement qu'elle empêche de travailler comme de se maintenir dans l'activité de la salle des naissances. Dans les situations d'urgence, elle est fortement réprimée, dissociée des actes techniques, des gestes et des décisions à prendre, au moyen d'intenses efforts de concentration et d'attention. Sur leur parcours professionnel, les sages-femmes signalent la façon dont cette émotion est peu à peu apprivoisée par le développement de l'expérience et des compétences professionnelles : *« mais il y a un passage tout d'un coup on se dit « j'ai confiance en moi, ça y est » « je n'ai plus peur quand je vais en garde » « je dors bien les veilles de garde » enfin des choses bêtes »*[SFLuce]. Avec ses résonances, lorsque la peur resurgit trop souvent dans l'activité, elle devient un obstacle à la réalisation d'une partie du travail : *« je pense que si je me mettais à avoir peur, je ne ferais plus de salle. Parce que moi je pense que pour être en salle, il faut avoir une certaine confiance. Si on se met à flipper, on ne peut pas faire du bon travail »*[SFAude].

Parfois, par son aspect tragique, la mort d'un enfant à terme peut également être reprise par les médias, comme un fait divers susceptible d'attirer l'attention publique et d'émouvoir : *« l'histoire (insiste sur ce mot) qui est arrivée à R. qui est une histoire qui peut arriver absolument partout [...] l'incurie des médias à un certain niveau qui ont eu des répercussions sur le nombre d'inscriptions, des répercussions flagrantes, parce que les blogs s'enflamment après ce genre de choses et euh ça peut avoir de lourdes conséquences sur l'équipe c'est-à-dire envers le personnel »*[OBJean]. Avec le jeu médiatique, par *« cette mort qui a fait la une des journaux »*[SFLéa], c'est la reconnaissance de toute une équipe de soignants qui peut être mise à mal : *« souvent ça finit dans les infos aujourd'hui. Un bébé est mort, c'est de la faute de P. [la maternité] tu vois ce que je veux dire »*[SFAude]. Une image sociale dégradée, celle de ceux qui ne font pas bien leur travail, qui ternit la réputation d'une institution, *« dans un secteur très concurrentiel »*, vient s'ajouter aux épreuves traversées par les soignants. Le jugement moral dévalorisant, sous le regard des autres, grossi médiatiquement, laisse planer un relent de honte aggravant les soupçons vis-à-vis des professionnels.

2. Un événement potentiellement traumatique pour les soignants

L'expérience d'une mort périnatale dramatique apparaît à la fois incontournable et plus fréquente avec l'âge de la vie professionnelle. Dans ce cas, si les parents sont sous le choc, celui de la perte de leur enfant, les scènes rapportées du vécu des soignants à leur travail lui sont similaires. En dehors de l'IMG, l'irruption de la mort dans l'activité constitue une effraction, par un réel traumatique, qui fait violence pour le soignant suivant une double rupture, interne et externe, qu'elle provoque : celle de la vie intra-psychique, en même temps que celle du cadre du travail avec ses repères habituels, individuels et collectifs.

Sigmund Freud (1920) définit le traumatisme psychique comme un débordement des capacités de traitement psychiques. Actuellement, la psychopathologie considère qu'un événement à potentiel traumatique présente quatre caractéristiques : il est soudain et inattendu ; il provoque un sentiment d'impuissance extrême, d'affolement et/ou de colère ; de fortes émotions sont présentes, avec la honte, la culpabilité, le chagrin et la peur intense ou l'effroi ; il relève d'une confrontation directe ou indirecte avec la mort. Ces éléments ont été clairement dégagés pour la mort périnatale *per partum* à terme. Sous ces différents aspects, elle peut se révéler comme potentiellement traumatique pour les soignants à leur travail. Sigmund Freud s'était intéressé aux conséquences du psycho-traumatisme, qu'il avait rassemblées initialement sous la notion de névrose traumatique.

De nos jours, la psychiatrie reconnaît ses effets sous la forme de troubles de stress post-traumatiques (TSPT) qui, regroupés par catégories, selon leur fréquence, leur nombre, leur durée et leur intensité constituent un état de stress post-traumatique (EPTS), classifié dans le DSM IV et dans le DSM V[291]. Sans entrer dans les discussions largement débattues sur la constitution de catégories diagnostiques à partir de symptômes répertoriés, il est néanmoins admis de distinguer les effets normaux d'un stress aigu, consécutifs à un événement choquant, de la constitution d'un réel traumatisme psychique. Il est caractérisé par une série de symptômes psychiques devenant chroniques et capables d'altérer le cours de la vie du sujet, notamment par son retentissement familial et social, dont le travail. Les troubles de stress post-traumatiques sont réactionnels, au choc subi et classés, selon trois occurrences : soit des reviviscences intrusives et anxieuses avec des cauchemars, des pensées non désirées, des pleurs, des insomnies ; des comportements d'évitements volontaires ou involontaires de ce qui peut rappeler l'événement traumatique ; une hyper-vigilance malgré l'absence de danger. Tous ces éléments sont également présents et rapportés dans les récits des soignants.

L'hyper-vigilance dans l'activité est retrouvée avec le surinvestissement médical pour tenter de contrôler davantage la survenue de la mort périnatale : *« enfin bon, quitte à surmédicaliser en fait, oui en fait c'est ça, à être taxée d'angoissée par mes collègues et tout ça, maintenant je m'en fiche un petit peu, parce que je pense qu'il y a des gens « oh là là elle demande ça elle demande ça »*[SFElsa]. Les pratiques obstétricales peuvent s'en trouver fortement influencées : *« par exemple il y a des gens qui ont eu des difficultés avec un accouchement par le siège, après ne plus faire un accouchement par le siège, par les voies naturelles, enfin, plutôt par césarienne, je pense, c'est classique... Pareil un accouchement difficile avec dystocie des épaules, après le moindre bébé gros, enfin rien n'est facile, enfin voilà, des choses comme ça. Ça peut changer les pratiques »*[OBSarah]. Ce surinvestissement médical, considéré par les soignants comme une *« surprotection »* des patientes, particulièrement pour celles qui ont eu des antécédents de mort périnatale, apparaît aussi comme une surprotection pour eux-mêmes, comme pour l'équipe tout entière : *« ça marque par plus de... plus de prudence, plus de césariennes j'ai remarqué aussi à ce*

---

[291] Manuel diagnostique et statistique des troubles mentaux, en psychiatrie.

moment-là pour des troubles du rythme en particulier, j'ai remarqué l'équipe que ce soit les médecins, les sages-femmes plus inquiets dans la prise en charge des choses et dès qu'il y avait la moindre pathologie, le moindre souci beaucoup plus... comment dire... d'interventions »[SFRomy].

Force est de constater que la mort périnatale peut avoir l'effet d'un choc au travail pour les soignants. Généralement des troubles neurovégétatifs et psychiques variables sont associés à un vécu subjectif relevant de la peur, de l'horreur, de l'impuissance et de la culpabilité. La détresse émotionnelle qui en découle est relatée plus facilement par les sages-femmes, et les femmes, qu'elles soient sages-femmes ou obstétricien(ne)s. Parfois la force de la reviviscence se manifeste par une foule de détails minutieux concernant l'événement, même de nombreuses années après sa survenue. Si bien que les voix chavirent et tremblent, les récits sont moins fluides, plus décousus, entrecoupés de silences, accompagnés de-ci, de-là, par des larmes. Les soignants signalent, à ces occasions, une altération de leur vie au travail en même temps que de leur vie privée. L'événement laisse une empreinte significative définitive dans les deux champs, remarquable par l'expression d'un passé professionnel toujours douloureux lors de son évocation.

La mort met le travail des soignants doublement en échec. L'activité initiale n'aura pas permis la vie, avec la naissance vivante. Mais l'intervention en urgence n'aura pas permis de la sauver non plus, alimentant des sentiments d'échec et de culpabilité. Tous ces éléments témoignent bien de troubles de stress post-traumatique, aigus, ou chroniques. S'ils persistent ils peuvent altérer la santé mentale. Par ailleurs, le malaise ou la souffrance de chacun, par les liens d'équipe, se propage à tous les autres. Les effets d'un psycho-traumatisme sont reconnus pour leur capacité de contamination, chacun pouvant être affecté, en plus de son propre choc émotionnel, par ce qui affecte si durement l'autre. Ils sont particulièrement accentués pour les soignants avec l'évocation de la mort maternelle, même si peu d'entre eux y ont été concrètement confrontés. *« La pire des morts »*[SFSarah], *« l'ultime »* des morts pour l'obstétricien, qui *« reste inimaginable »*[OBDavid], celle où *« elle est en train de mourir et on a tout essayé »*[OBSam], apparaît comme la figure de la mort la plus extrême, au-delà de celle que représente la mort périnatale *per partum* d'un enfant à terme. Tel un miroir tendu, cette *« mort d'adulte »*, renvoie la scène de ce que figurera un jour sa propre mort pour chaque soignant, avec une violence modulée par les processus d'identifications, d'autant plus qu'il s'agit de la mort d'une mère.

Par sa rareté, environ 80 cas annuels en France, par son agressivité, alors qu'elle représente *« le truc le plus aigu qui fait le plus mal possible »*[OBMaya], elle est un séisme dévastateur pour toutes les équipes, et rassemble les aspects les plus tragiques dans l'activité des soignants. Dans leurs propos, les obstétriciens(ne)s, à qui elle s'adresse spécifiquement en leur qualité d'expert, en viennent à avouer leur peur et la valeur traumatique de l'événement au travail : *« je connais des gens qui ont arrêté l'obstétrique, suite à des drames, oui, l'obstétrique, pas la gynéco, qui gardaient la gynéco médicale, mais pas l'obstétrique »*[OBDavid]. Les retentissements de la mort maternelle sur les soignants, dont ils parlent inévitablement, tant elle est associée à la mort périnatale, confirment, point par point, les différents éléments mis à jour pour les morts périnatales les plus tragiques, notamment la présence d'un stress post-traumatique aigu ou chronique.

En contexte d'urgence, pour l'accouchement ou pour une réanimation, les soignants peuvent même être considérés comme directement exposés au stress des sauveteurs, sous forme de traumatisation indirecte. Cette approche a donné lieu aux premiers *débriefings,* avec le modèle de Jeffrey Mitchell[292], le CISD, *Critical Incident Stress Debriefing,* à l'origine des cellules d'urgence médico-psychologiques (CUMP) actuelles, rattachées au SAMU[293].La situation du côté de l'IMG, rapportée par les obstétriciens(ne)s, au moment du geste fœticide, fait état d'un vécu qui en a les mêmes caractéristiques, momentanément. Les obstétriciens(ne)s cherchent à isoler ce geste de leurs émotions, tout en clivant celles-ci des représentations pénibles associées ; ce afin de pouvoir le supporter. Ils se mettent ainsi, volontairement, dans le même état dissociatif que celui produit par un choc traumatique.

Les troubles post-traumatiques chez les intervenants en situation d'urgence sont actuellement reconnus chez les sapeurs-pompiers, le SAMU ou le personnel des urgences. Ils apparaissent comme tels également chez les soignants en maternité, tout particulièrement avec la mort périnatale *per partum* à terme et la mort maternelle. Leurs retentissements à long terme ont leur part dans les changements professionnels individuels au travail. Toutefois la situation diffère nettement, sur un point majeur, de celle des professionnels de l'urgence mentionnés ci-dessus, puisqu'ils ne sont en rien partie prenante, avant sa survenue, du contexte dans lequel la mort survient. Ce n'est généralement pas le cas pour les soignants, qui sont sur scène et déjà impliqués bien avant la naissance.

La « deuxième victime » de la mort périnatale

Sur cette scène, où ils ont déjà un rôle en tant qu'intervenants, interroger leurs pratiques face à ce qui ne devait pas arriver et s'il y avait une possibilité de l'éviter, donne lieu à un questionnement largement soutenu par les sentiments de culpabilité, d'échec et d'impuissance. Mais il vient aussi altérer le rapport au travail, puisque les soignants y remettent en cause leurs compétences individuelles, leur travail d'équipe, autant que leur expérience. L'attention portée aux faits, avec les différents types de débriefings, prend bien

---

[292] Mitchell, 1983
[293] Crocq, 1998

la tournure d'une investigation qui s'articule autour de questions sur la réalité de ce qui s'est passé : Qui ? Quand ? Où ? Quoi ? Comment ? Que s'est-il passé ? Telle quelle, cette investigation est proche, par son contenu, d'une des premières phases de tout *débriefing* psychologique actuellement pratiqué[294]. Elle a pour objectif de permettre à la subjectivité d'ordonner la réalité des événements et de les situer dans une temporalité qui a pu être abrasée. Parler est en soi déjà une récupération de l'activité subjective, par la simple expression des mots, porteurs de représentations concrètes et de sens, insérés dans une temporalité recouvrée avec le récit de ce qui s'est passé. Mais c'est aussi l'occasion pour se remettre en cause, tout en cherchant à se défendre en même temps.

Les retentissements sur les soignants relèvent d'une subjectivité fortement éprouvée par l'activité. À côté de la détresse émotionnelle, des sentiments d'échec, d'impuissance, de culpabilité, voire de honte, les soignants supportent bon nombre d'effets neuro-végétatifs et psychiques qui témoignent d'une réelle souffrance, avec une perte de confiance, d'estime de soi ou une baisse de l'accomplissement de soi au travail, associées à la crainte d'une répétition de l'événement ou d'un recours médico-légal. Ils modifient, aussi, leur pratique dans l'activité réelle par des changements à visée défensive. Ce vécu et ces réactions sont similaires, dans leurs grands traits, à ceux observés chez les médecins à la suite d'une erreur médicale[295]. Depuis les recherches d'Albert Wu, le constat de ces atteintes fait apparaître chaque soignant, comme une « deuxième victime », face aux dommages initiaux provoqués[296]. Ce rapprochement souligne combien les soignants peuvent être profondément perturbés dans leur rapport au travail, comme à eux-mêmes, par le simple fait de remettre en cause leur activité, alors même qu'aucune erreur ou aucune négligence ne sont attestées.

L'irruption de la mort prend d'autant plus une valeur traumatique qu'elle reste soigneusement effacée derrière les investissements des soignants, même en situation d'urgence vitale : *« Je ne pense pas à la mort, je pense vite au bloc »,* dit une sage-femme, tandis qu'un gynécologue-obstétricien(ne) affirme : *« Je ne pense pas à la mort, je... non en fait ce qui me fait peur, c'est de plus pouvoir gérer la situation ».* Lorsque ce réel fait choc, les soignants subissent en réalité deux effets cumulés, celui de la perte d'un patient, associé à l'exposition du vécu traumatique de la mère et des parents. Perdre à la fois ses objets d'investissement dans la relation de soin et, avec eux, toute la reconnaissance en retour obtenue au travail, donne lieu au « deuil des soignants », ou « au deuil des accompagnants ». Il bénéficie d'une attention

[294] Perren-Klinger, 2005
[295] Galam, 2009
[296] Wu, 2000

particulière dans la formation initiale des infirmières, alors que les études médicales lui font peu de place.

Les observations montrent que le deuil du personnel paramédical est proche de celui de l'entourage, sous forme de tristesse et de culpabilité. Pour les médecins, c'est plutôt le vécu d'impuissance et le sentiment d'échec qui sont au premier plan[297]. Ils sont rapportés à une mise en échec de l'action médicale, avec la perte de l'idéal du soin, ce qui est le cas dans la mort périnatale, aussi bien pour les obstétricien(ne)s que pour les sages-femmes. Mais comme pour les infirmières et l'entourage des patients décédés, ces dernières expriment plus souvent des sentiments de culpabilité et de tristesse. Par ailleurs tous les facteurs considérés comme aggravants sont retrouvés pour la mort périnatale : soit la première rencontre avec la mort, la brutalité de sa survenue, le jeune âge de la personne, l'identification, la répétition, ainsi que le sentiment d'avoir mal fait son travail.

Tous ces éléments sont descriptifs d'une sémiologie au travail, où les soignants apparaissent marqués dans leur subjectivité par des atteintes qu'ils subissent, telles des conséquences ou des « dommages » liés à leurs conditions de travail. Les enjeux réels de la subjectivité au travail disparaissent dans les confusions qu'engendre le malheur. Mais cette sémiologie des causes révèle une phénoménologie de la vie subjective ordinaire au travail, pour les soignants. Soit le vécu d'un investissement actif, partie prenante de la portée de ces atteintes, partie prenante aussi des stratégies individuelles et collectives qui permettent d'en comprendre, plus loin, les voies possibles de leur dégagement. La dynamique intersubjective qui s'en dégage est celle de la reconnaissance au travail, avec ses altérations identitaires. De ce fait, derrière le drame de la mort se joue, pour les soignants, celui des épreuves de la reconnaissance au travail.

3. La dynamique de la reconnaissance au travail

La reconnaissance selon la psychodynamique du travail

Les recherches sur le travail s'accordent sur l'importance donnée à la reconnaissance dans tous les investissements qui le concernent. Pour la psychodynamique du travail[298], elle est au cœur de toute activité concrète engagée en termes d'actions, de délibérations, de choix ou de décisions, tout *« en défendant l'idée selon laquelle la forme majeure de reconnaissance porte*

[297] Maubon, 2011
[298] Dejours, 1993

d'abord sur le faire, c'est-à-dire sur le travail réalisé et non pas directement l'être »[299].

La reconnaissance découle d'un jugement porté sur le travail, et non pas sur la personne, alors qu'elle lui est néanmoins individuellement adressée. La personne en a « connaissance » comme d'un jugement qui la concerne, qu'elle reprend pour elle-même, soit sous la forme d'une réflexivité. Ainsi, pour Paul Ricoeur, la reconnaissance est toujours constituée de trois termes[300]. Elle est à la fois un processus d'identification et d'attribution, en même temps qu'elle nécessite une référence, qui est le déterminant de l'identification elle-même. Ce double mouvement est clairement restitué par le terme allemand utilisé pour la reconnaissance, l'anerkennung. En effet, « l'erkennung », la re-connaissance, se fait au moyen de l'identification d'une référence, qui est aussitôt reprise par le soi pour se l'attribuer. Ce mouvement de retour vers soi, traduit par le préfixe « an », nécessite, cependant, le passage d'une dimension cognitive et intellectuelle à une dimension éthique, lorsque cette réflexivité inclut un rapport indispensable à l'altérité. De cette façon, en tant que processus, la reconnaissance suppose une dynamique de l'intersubjectivité sans laquelle elle ne pourrait advenir. C'est ainsi qu'il est possible de comprendre pourquoi, ou dans quel objectif, la personne est reconnue, tandis qu'elle-même y consent par son adhésion. C'est le travail qui fait figure, ici, de référence. Il vient signifier ce pour quoi la reconnaissance a eu lieu d'être. L'autre du travail, actif dans cette dynamique, occupe plusieurs places, liée à la distance relationnelle qui le situe dans l'interaction. Il est cet autre impersonnel d'une dimension sociale plus générale dans laquelle s'inscrit tout travail en tant que lien social. Il est cet autre d'une dimension plus proche des liens professionnels, à travers le métier ou l'activité. Il est encore cet autre, celui d'une plus grande proximité personnelle comme c'est possible dans le cas de la relation de soin.

Pour les soignants, la dynamique de la reconnaissance au travail tisse ainsi un ensemble de liens symboliques qui en soutiennent le sens et le plaisir pris à travailler ; à la fois socialement, professionnellement et personnellement. La contribution individuelle apportée reçoit une rétribution, accordée par autrui, dont les enjeux dépassent largement le cadre contractuel matériel et social. Ce « retour sur investissement » [301]se voit dédoublé, lorsque la reconnaissance se joue « à la fois à ses propres yeux (en termes d'usage de soi) et aux yeux des autres »[302]. Dans le travail, la reconnaissance passe par le métier, « un des éléments qui influence le plus la manière dont on se juge soi-même »[303]. C'est pourquoi l'altération de cette dynamique intersubjective conduit à des

---

[299] Dejours, Genet, 2009, p.33
[300] Ricoeur, 2004
[301] Lhuilier, 2006, p.50
[302] Lhuilier, 2006, p.86
[303] Hughes, 1976, p.75

altérations identitaires, dans les différents registres intriqués des dimensions sociales, professionnelles et personnelles. Ces différentes formes d'altérations de soi sont susceptibles d'éprouver les soignants, parfois rudement dans la confrontation à la mort périnatale.

Les enjeux de la reconnaissance, selon Axel Honneth

Axel Honneth met la dynamique de la reconnaissance au cœur de sa théorie sociale[304]. Transposée aux pertes symboliques supportées par les soignants, dans le cadre de la mort périnatale, elle offre un éclairage supplémentaire essentiel. Ces pertes, en tant que *« processus de négation réitérés »*[305] d'une reconnaissance déniée, peuvent être envisagées comme autant de conditions intersubjectives qui mettent au jour les attentes positives, implicites et réciproques, portées par les partenaires d'interactions. Cette expérience négative s'appuie, pour Axel Honneth, sur une autre, positive et souvent tacite qui la présuppose, celle de l'expérience de la reconnaissance réciproque, qui est *« un facteur constitutif de l'être humain. Pour parvenir à une relation réussie à soi, celui-ci a besoin d'une reconnaissance intersubjective de ses capacités et de ses prestations »*[306]. Cette approche centrée sur une analyse philosophique et psychosociologique, prend naissance dans les premiers travaux de Hegel sur « l'anerkennung », en tant que constitutive de l'accès à la conscience de soi. Elle témoigne d'une conception qui fait des problématiques liées à la reconnaissance un des moteurs principaux du progrès social, où les conflits sociaux sont l'expression d'une véritable *« lutte pour la reconnaissance »*. Rapportée et transposée spécifiquement au travail, pour les épreuves de la mort périnatale, elle n'en est pas moins heuristique.

Axel Honneth dégage trois modèles de reconnaissance mutuelle, indispensables à l'intégrité humaine, dans la constitution progressive de l'identité individuelle. Chacune d'elle engage un mode particulier de rapport à soi, car ce sont autant de *« différents types de rapports positifs que les sujets peuvent entretenir avec eux-mêmes »*[307]. L'être humain trouve ainsi une reconnaissance élémentaire, fondatrice, dans ses liens affectifs d'amour et d'amitiés. L'analyse est rapportée à la lecture psychanalytique du développement de l'enfant, selon Donald Winnicott, avec ses concepts essentiels de « l'objet transitionnel » et de « l'espace transitionnel »[308]. Elle figure le fondement des conditions de possibilité de l'intersubjectivité lorsque, ancré en

[304] Honneth,1992
[305] Honneth, 2000, p.33
[306] Honneth, 2000, p.231
[307] Honneth, 2000, p.239
[308] Winnicott, 1971

toute sécurité dans la symbiose et la certitude de l'amour maternel, le nourrisson peut explorer la « capacité d'être seul », avec l'affrontement à la réalité que cela suppose. Donald Winnicott caractérise le terrain de jeu de ce mouvement psychique paradoxal comme une aire transitionnelle, un jeu exploratoire entre la réalité interne et externe. Inaugurée chez l'enfant, elle est sans cesse renouvelée la vie durant, tant le jeu avec la réalité de l'autre et du monde est inépuisable et déclinable à l'infini. C'est pourquoi, pour Axel Honneth, ce type de reconnaissance est à l'origine de la « confiance en soi ». Il souligne[309] l'importance de cette expérience dans le développement et l'établissement des ressources propres de la subjectivité, ainsi que pour la vie émotionnelle dans la capacité à être affecté par l'autre.

Le droit est, pour Axel Honneth, cette autre dimension qui offre à l'être humain, en tant que sujet, une forme supplémentaire de reconnaissance, cette fois plutôt cognitive. L'intersubjectivité s'y construit dans une relation contractuelle où la reconnaissance des sujets entre eux, au moyen de la relation juridique, les situe comme des partenaires aux exigences et aux obligations réciproques. Chacun y trouve la reconnaissance d'être sujet, lorsque « les droits individuels se trouvent dissociés des attentes concrètes liées aux différents rôles sociaux »[310]. Cette reconnaissance ouvre, pour chacun, sur le « respect de soi », à travers les garanties apportées par la loi.

Une dernière dimension de la reconnaissance s'acquiert, pour Axel Honneth, par l'appartenance à une communauté où les contributions individuelles seront valorisées, pour peu qu'elles se réfèrent aux mêmes valeurs et aux mêmes fins que celles définies collectivement. Elle conduit à « l'estime de soi » à travers une identité sociale consolidée. Pour Axel Honneth, ces différentes formes de reconnaissance coexistent, ont leur propre logique, sont complémentaires et dépendantes, à chaque fois, des conditions intersubjectives qui régissent le tissu relationnel en fonction des différentes sphères sociales concernées.

Après avoir dégagé ces trois formes d'expérience de la reconnaissance, Axel Honneth leur oppose point par point, tel un négatif indissociable, autant de catégories d'expériences intersubjectives qu'il appelle « le mépris », en ce que l'intégrité des hommes est *« blessée dans l'idée positive qu'ils ont pu acquérir d'eux-mêmes »*[311]. Elles *« constituent le noyau d'expériences morales qui interviennent dans la structure des interactions sociales »* qui *« peuvent conduire à des actions collectives, dans la mesure où un nombre important de sujets les perçoit comme typiques d'une situation sociale »*[312].

---

309 Honneth, 2010
310 Honneth, 2000, p.185
311 Honneth, 2000, p.223
312 Honneth, 2000, p.276

Dans ce type d'expériences, le rapport de réciprocité de la reconnaissance est rompu, pour affecter, soit la confiance en soi, le respect de soi ou encore l'estime de soi, construits socialement. Ces expériences négatives se soldent ainsi par un rapport devenu inégal, essentiellement marqué par la déception, mais aussi par d'autres sentiments consécutifs aux différents défauts de reconnaissance, tels la culpabilité, la honte ou encore le sentiment de colère ou d'injustice. Les pertes ou privations de reconnaissance sont, d'abord, des expériences affectives liées à des situations concrètes, marquées négativement par un ensemble de sentiments pénibles ou angoissants, qui altèrent le rapport à soi, à travers l'altération du rapport à l'autre. Pour Axel Honneth, elles sont aussi l'origine, voire l'accélérateur, de mouvements sociaux collectifs, qui viennent exiger ou rétablir les différentes formes d'intégrité perdues, à travers la reconnaissance déniée.

La perte des étayages identitaires à l'épreuve de la mort périnatale

La confrontation avec la mort dans le travail pour les soignants est déjà, en soi, une expérience assez bouleversante. Le questionnement sur l'activité réelle n'en prend que davantage d'ampleur, dès lors qu'*« on doute de soi, on doute de tout, on doute de ses capacités professionnelles »*. Il vient altérer un ensemble de positionnements subjectifs et intersubjectifs qui, normalement, soutiennent les soignants. Les enjeux, liés à la reconnaissance, deviennent un foyer d'instabilité qui peut susciter un vécu d'étrangeté par le fait que les soignants ne se reconnaissent plus dans ce qu'ils font dans leur travail. Il peut être vécu comme vidé d'une partie de son sens, sous la forme d'une altération du rapport à soi. La position subjective investie, est proche de celle de ceux qui sont « sans travail », tels les placardisés. Il s'agit d'une « expérience de la perte : perte des étayages qui soutiennent la conscience et la continuité de soi, perte des attributs investis du travail qui résonne comme une sorte d'amputation de soi, perte du lien aux autres »[313]. Ce vécu est consécutif à l'effritement des étayages identitaires, fournis aux soignants par la dynamique de la reconnaissance au travail, dans ses différentes sphères interactives, soit celle de la dimension sociale générale, celle de la communauté de travail et celle de la proximité avec l'autre dans la relation de soin.

En effet, en ce qui concerne la dimension sociale, le travail des soignants, sages-femmes et obstétricien(ne)s, s'inscrit dans un champ d'attentes sociales fortement investies. Les sages-femmes en tirent une reconnaissance, aux racines plus affectives, par une activité qui s'apparente plus à l'aide et au soutien auprès des femmes. Les obstétriciens(ne)s en tirent une reconnaissance, valorisant davantage leur expertise, qui leur confère le prestige social ou le

[313] Lhuilier, 2006, p.87

pouvoir encore habituellement associé à la « profession médicale » ; une formulation qui s'adresse avant tout aux médecins, telle une restriction de la reconnaissance sociale à leur endroit. Avec la mort périnatale, toutes les expertises sont en échec. La faillite de l'idéal des soignants y fait écho à la faillite des attentes sociales investies. Il est difficile, pour les sages-femmes comme pour les obstétriciens(ne)s, d'y trouver une activité socialement reconnue. C'est pourquoi la mort périnatale est passée sous silence, même pour l'activité IMG. Les soignants font part de leur tendance générale à éviter de parler de cet aspect en dehors de leur travail, dans les autres sphères sociales lointaines ou plus proches. Sont évoqués l'incompréhension des autres, l'embarras, l'évitement, le risque d'offusquer ou même de blesser. La tendance à la reconnaissance sociale serait même inversée, avec la crainte du recours médico-légal, qui laisse toujours entendre une remise en question publique. De même, pour les morts périnatales qui deviennent des affaires médiatiques : l'image sociale valorisée, ainsi que la réputation de toute une équipe, peuvent s'en trouver ternies, tandis que chaque soignant se sentira stigmatisé, socialement, d'en faire partie.

Si dans l'IMG cet aspect est absent, son versant négatif ne fournit aucun prestige, ni une quelconque valorisation. Parfois il confine même à un « sale boulot », presque honteux, dont on ne se vante pas. Du côté des étayages professionnels collectifs, la situation peut s'avérer critique là aussi. L'intense sentiment d'échec et d'impuissance, face au réel de la mort, pèse sur le travail. La voix des interrogations ou des doutes sur les actions concrètes, les choix, les délibérations ou les décisions laisse planer l'ombre d'une disqualification pour les soignants, les uns par rapport aux autres. L'instruction de ce qui a été fait, à travers la revue du dossier, les staffs, les RMM sont une vérification, mais aussi un jugement porté, malgré tout, sur les savoirs comme sur les savoir-faire individuels et collectifs. Cette instruction menace directement la reconnaissance conférée par autrui, celle des pairs, indispensable à chaque soignant pour se reconnaître comme intégré au sein d'une communauté d'appartenance professionnelle, autant que d'une communauté de travail.

C'est un jugement sur la concordance de l'activité, face à ce qui est attendu du métier exercé. Le sentiment d'échec est, de ce fait, d'autant plus perturbant que l'expertise conférée est plus importante, là où, pour le gynécologue-obstétricien(ne), il n'est parfois pas très loin d'une blessure narcissique : *« c'est pour l'amour propre, c'est pour l'amour propre, je trouve qu'il y a beaucoup d'amour propre dans notre métier c'est vrai quand on fait une erreur, quand il y a un imprévu qui nous arrive, on est quand même vexé quoi. On a beau dire que non, si on est quand même vexé. Mais voilà il en faut pour bien travailler, justement »*[OBSam].

Avec la survenue de la mort, l'équipe entière peut se vivre comme disqualifiée par le travail individuel d'un seul soignant. Mais c'est aussi un jugement sur la participation à l'activité collective qui est prononcé. Il peut venir menacer les liens de solidarité et de coopération. Celui ou ceux qui apparaissent comme ayant mal fait leur travail, au regard des règles écrites ou non écrites, instaurées au sein du collectif de travail, peuvent se vivre déchus de la reconnaissance accordée par les pairs. Certains obstétricien(ne)s évoquent le sentiment d'humiliation, voire de honte, survenus durant un staff, ou encore la difficulté à parler entre pairs, de ces situations, comme s'il en allait de reconnaître un échec personnel qui compromet l'image professionnelle.

Dans ces enjeux du travail d'équipe, par le biais des relations de hiérarchie et de dépendance, les sages-femmes se révèlent particulièrement sensibles à l'appréciation que les obstétriciens(ne)s portent à leur activité, en leur qualité d'expert, notamment pour ces temps où elles les *« appellent »*. De leur côté, les obstétriciens(ne)s eux-mêmes, en tant que chef d'équipe, supportent péniblement tout discrédit non seulement pour eux-mêmes, mais aussi pour l'équipe qu'ils représentent, tout en n'ignorant pas que les sages-femmes sont en mesure de porter des appréciations et des jugements circonstanciés sur leur propre travail. Toute recherche d'imputation causale, vis-à-vis d'un soignant, risque de désarticuler l'ensemble de l'équipe par l'altération de la reconnaissance professionnelle.

Cependant, la perte de reconnaissance la plus vive, parce que la plus intime, vient de ce travail particulier qu'est le soin, dans sa dimension relationnelle. Autrui, celui à qui sont dispensés les soins dans l'activité, est nécessairement aussi celui avec qui les soignants tissent des liens de solidarité, de coopération ou de négociation, selon la qualité de leurs propres investissements. À ce niveau, la rencontre entre soignants et patients se décline dans la proximité inévitable d'une intersubjectivité partagée, souvent dans un face à face entre deux sujets. L'alliance contractée dépasse ses aspects concrets, pour engager des échanges symboliques qui, sous cet angle, apparaissent sous forme d'obligations mutuelles liées à la spécificité du don, celui du « donner, recevoir, rendre »[314]. « Quelle force y a-t-il dans la chose qu'on donne qui fait que le donataire la rend ? »[315]. Cette question, dans la relation de soin, renvoie directement aux échanges symboliques entre patients et soignants. Car ce que les soignants reçoivent sûrement en échange de ce qu'ils donnent, c'est la reconnaissance pour le travail bien fait, répondant aux attentes des patients. Avec la mort périnatale, le désastre de la mort ruine complètement cette dynamique, alors que les soignants risquent même de devoir rendre compte de leur travail, plutôt qu'à recevoir une quelconque reconnaissance. Se profile, alors, l'ombre de soupçons qui pourraient toucher à leur loyauté, ou encore à celle de manquements à leurs obligations, dont ils sont d'ailleurs conscients, puisqu'ils craignent communément la judiciarisation.

314 Mauss, 1923
315 Mauss, p.33

Ces différents étayages de la reconnaissance professionnelle, dans leur dimension sociale générale, collective au travail, ou plus personnelle dans la relation soignante, sont identifiables, isolément ou conjugués les uns aux autres, à différents degrés, pour chaque mort périnatale. La privation de ces étayages montre, en négatif, à travers la fragilisation des soignants, combien la reconnaissance est vitale pour leur position professionnelle, et combien elle nécessite d'être restaurée, non loin de la perspective développée par l'approche d'Axel Honneth.

Les expériences de « mépris » dans la reconnaissance au travail

Rapportée au cadre du travail et aux répercussions de la mort périnatale sur les soignants, l'approche d'Axel Honneth permet d'établir la perte des étayages de la reconnaissance comme des expériences de « négativité », qu'il souligne par le mépris, générées par le travail réel lui-même. La perte, concrètement, porte « sur le faire ». Par ailleurs tout ce qui relève du « sale boulot » vient y contribuer et la surdéterminer affectivement. Il en va de la perte de soi, par *« amputation »,* comme les placardisés, lorsque le lien avec les autres s'étiole[316], sous l'effet délétère des défauts de reconnaissance. Cette altération du lien intervient à trois niveaux différents. Elle concerne l'« autrui généralisé » du social[317], lorsque la reconnaissance sociale est déniée aux soignants. Elle concerne l'autrui du groupe professionnel ou de la communauté de travail, lorsque les soignants sont privés de la reconnaissance de leurs pairs. Mais elle concerne aussi l'autrui du soin, lorsque l'alliance intersubjective est rompue et que celui-ci se retourne contre les soignants. Là où, justement, en ces temps de survenue de la mort, cette alliance est indispensable aux parents comme aux soignants. Car la mort périnatale s'inscrit pour tous, envers et contre tout, au cœur d'un réel hors norme, qui va bien au-delà de l'échec dans le travail et de la faillite d'un idéal, par sa portée existentielle.

Les sentiments négatifs identifiés, marquant affectivement le travail par une souffrance, dans la mort périnatale, suivent la logique d'une « démonstration négative »[318]. Elle montre, en négatif, les défauts de reconnaissance supportés par les soignants dans leur activité. Ainsi en est-il de la culpabilité, de la honte, de la perte de la confiance, du respect ou de l'estime de soi, au travail, lorsque ce qui a été fait concrètement devient suspect. Ainsi en est-il aussi de la colère ou du sentiment d'injustice devant des suspicions médico-légales ou un recours judiciaire, qui blessent les soignants, comme par une rupture de reconnaissance des droits réciproques garantis à tous. Ainsi en est-il encore de la dynamique de

---

316 Lhuilier, 2006

317 Honneth, 2000, citant George Herbert Mead, 1934

318 Honneth, 2010

la reconnaissance lorsqu'elle est rompue entre les soignants et les parents dans la relation de soin. Cette logique met au jour les trames de considérations morales symboliques, sous les auspices de la reconnaissance, comme soutien habituel pour les soignants de « la continuité de soi » au travail. Elles restituent en grande partie les effets négatifs que la mort périnatale peut avoir sur les soignants à leur travail. Les défauts de reconnaissance, dans ce cadre, entraînent une souffrance qui donne lieu à des mouvements de mobilisation, en vue de l'atténuer ou de la recouvrir. Ce qui, du point de vue de la psychodynamique du travail, concerne les stratégies de défense, individuelles ou collectives, mises en œuvre pour s'en dégager.

Chapitre VI : Restaurer la reconnaissance au travail par des traitements symboliques

« L'essence de l'homme, l'essence qui lui est particulière, n'est directement reconnaissable que dans la relation vivante » Martin Buber, 1980, p.115

1. Restaurer avec l'aide du dispositif psychologique

« Parler » de ce qui met à l'épreuve ou génère du malaise dans l'activité, pour aller mieux et pouvoir retravailler dans de meilleures dispositions, est une stratégie unanimement reconnue par les soignants : *« je pense que c'est humain quelque part d'avoir besoin de parler des situations dans lesquelles on se trouve pas bien, quand on rumine les choses, ça tourne ça tourne ça tourne et tant qu'on n'en a pas parlé, on n'arrive pas à s'en débarrasser »*[SFRomy]. Cette stratégie a les mêmes vertus au travail que dans la vie privée. Certains soignants en font explicitement le parallèle.

Sauf exception, tous les soignants reconnaissent cependant, qu'il leur est difficile de parler, à l'extérieur du travail, de cette réalité douloureuse vécue au travail, impossible à partager : *« c'est trop compliqué de parler avec les gens avec l'extérieur, parce que les gens à l'extérieur, ils sont des fois un peu effrayés, atterrés de ce qu'on raconte parce qu'ils ne peuvent pas imaginer ça »*[SFPia]. D'autant plus que, dans le contexte social actuel, le thème de la mort tend à être évacué de la sphère publique vers des espaces réservés, ceux de l'intime ou ceux de l'univers hospitalier. Ce *« tabou sur la mort »*[SFPia] rend la parole d'autant plus difficile : *« ce n'est pas des choses dont on parle à un dîner entre amis »*[OBLaure]. Elle risquerait d'éclabousser l'image communément véhiculée d'un métier valorisant, à travers l'agrément et la beauté des naissances. L'attitude globale des soignants montre même une tendance à éviter d'en parler avec leurs proches : *« bien séparer ma vie personnelle et professionnelle, de ne pas rentrer peinée du travail, des choses comme ça pour ne pas empiéter sur ma vie personnelle, c'est quelque chose comme ça que je fais tout le temps »*[OBOlga]. Des stratégies personnelles sont évoquées, tels les trajets professionnels, qui font effet de *« sas de décompression »*[OBOlga]. Elles sont investies de différentes manières, pour tenter de protéger la vie privée du travail : *« Quand je sors de garde, quand je suis dans le métro, dans le train, je revois toutes mes patientes, je revois toutes les conduites de la veille. C'est-à-dire que quand j'arrive chez moi j'ai déjà clôturé le sujet de la garde et je suis contente ou pas de ce que j'ai fait »*[OBSarah]. Pour aller mieux au travail, le recours à la psychologue[319] semblerait aller de soi, puisqu'elle est dédiée au travail psychique sous toutes ses formes, spécifiquement à l'intérieur de l'institution hospitalière, en direction des patientes et de leur famille. Spécialiste des traitements symboliques, aguerrie aux problématiques de la dynamique psychique individuelle, elle est ce recours bien connu des soignants dans d'autres spécialités médicales confrontées à la mort, notamment en oncologie.

Pour autant, les bénéfices supposés d'une aide psychologique, envisagée facilement par les soignants, sages-femmes et obstétricien(ne)s, dans ces épreuves liées à la mort périnatale, vont de pair avec l'évitement ou le refus du dispositif, lorsqu'il paraît possible, voire lorsqu'ils y sont incités. En dehors d'une consultation isolée pour une sage-femme, aucun des 31 autres soignants n'a suivi cette proposition ; tout comme ils soulignent que, dans ce contexte, leurs collègues font de même. Cette aide, *« pour pas garder pour soi, pour exorciser je pense… c'est assez violent donc pour pas que ça nous ronge, que ça sorte »*[SFJane], semble paradoxalement inappropriée. Cette solution se concrétise, généralement, par la psychologue du service, alors qu'elle ne leur semble pas adaptée : *« et puis la psychologue du service, c'est compliqué aussi de se confier à quelqu'un du service, des fois, hein […] à la limite c'est pas la bonne personne parce que c'est souvent, en plus, cette psychologue qui va aller voir la femme à qui c'est arrivé, même si c'est peut-être pas notre responsabilité, donc c'est très très compliqué »*[SFPia].

La qualité et la spécificité de l'intervention de la psychologue du service sont reconnues par les soignants, mais ils l'envisagent pour eux-mêmes comme une confusion avec leur place et leur rôle : *« ben elle ne peut pas tout, enfin… je pense que c'est difficile pour elle de s'occuper à la fois des soignés et des soignants, oui, ça fait beaucoup (rire). Sûr qu'une psychologue extérieure serait bienvenue »*[OBLaure]. Même avec la plus grande bienveillance de la psychologue, l'entretien clinique en face à face renvoie le soignant, *ipso facto*, à la place du sujet malade ou en souffrance et, de ce fait, accentue douloureusement les remises en question personnelles par cette individualisation. Tout comme il amplifie le poids de la culpabilité par les regards portés sur soi, à travers cette investigation. Les problématiques liées au travail sont, par là, non seulement individualisées mais, par l'accent mis sur la dimension intrapsychique, particulièrement difficile à soutenir, lorsque se profile à l'horizon l'investigation d'une attribution causale de la mort survenue. Pour les mêmes raisons, ce recours ne peut pas être investi, lorsqu'il s'agit de prévenir les conséquences d'expériences potentiellement traumatiques, pour les soignants, sous forme d'un *débriefing* psychologique, au moyen de la verbalisation des émotions et des faits survenus.

---

[319] Dans toutes les situations, il s'agit, pour les soignants, d'une femme.

Les soignants ne font pas mention, non plus, d'une démarche auprès de la médecine du travail ou auprès d'une consultation de souffrance au travail. En somme, tout se passe comme si rien n'était réellement prévu par l'institution, dans l'organisation du travail. Soit, pourrait-on supposer, parce que cette pensée est refoulée institutionnellement, puisqu'elle laisserait entendre que les soignants sont vulnérables. Soit, parce que la qualité de l'expert tout désigné, en telle situation, est déjà toute trouvée, avec le recours à la psychologue du service. Bien que cette éventualité aille dans le sens de la mode actuelle des réponses sollicitées par désignation d'experts, notamment ceux du soin face à toute problématique sociale, elle se fait en toute méconnaissance des possibilités d'intervention de ladite psychologue. Elle porte, en effet, sur une confusion des cadres, puisque la psychologue fait partie de l'équipe et qu'elle se voit ainsi assignée à une place impossible, sous la forme d'une injonction paradoxale. Or, elle ne peut pas être « juge et partie », affectée elle-même par son appartenance à l'équipe et, néanmoins, sollicitée pour la prendre en charge de façon individuelle ou collective. En outre, sa formation clinique initiale, exclusivement centrée sur le sujet, ne la « prépare pas à l'investissement du travail comme médiation entre l'économie psychique et le champ social »[320]. Car d'autres enjeux se nouent, dans l'articulation entre le social, le privé et l'intime, liés au travail, avec des dynamiques de groupe indissociables, qu'elles soient institutionnelles ou professionnelles, et des dimensions étrangères à ses prises en charge habituelles, centrées sur les difficultés intrapsychiques.

La psychologue a, toutefois, toute sa place au sein de la communauté de travail, non pas en tant qu'expert, mais en tant que partenaire participant aux efforts collectifs de *« restauration d'une capacité de pensée et d'action référées aux situations concrètes de travail »*[321]. Par là, elle sera susceptible de soutenir l'expression, la circulation et la régulation des émotions qui, dans ces contextes, sont aussi intenses, envahissantes que contradictoires et déstabilisantes. Certaines remarques de soignants vont dans ce sens, lorsqu'une sage-femme constate combien elle aura profité d'un échange, non pas *« avec la psychologue, mais avec la collègue »,* autour d'un café, tandis que plusieurs sages-femmes et obstétricien(ne)s mentionnent des échanges avec la psychologue, sur des temps plutôt informels, comme une aide précieuse face à des situations de travail très concrètes, notamment concernant l'IMG ou la présentation d'un enfant mort à ses parents. Cette activité de la psychologue dépend, malgré tout, de sa disponibilité tout comme d'un jeu possible dans l'organisation du travail et des tâches, afin qu'elle puisse, elle aussi, « circuler » au sein de l'activité réelle des collègues soignants.

---

320 Lhuilier, 2010, p.52
321 Lhuilier, 2010, p.52

L'investissement de ce que René Roussillon appelle les *« interstices »*[322] institutionnels peut s'avérer précieux, dans ce contexte, tant ils participent à la vitalité du collectif de travail. Ces *« lieux institutionnels qui sont communs à tous [...] Ce sont des lieux de passage, même s'il arrive qu'on s'y attarde, des lieux de rencontre, des temps qui s'insinuent entre deux activités professionnelles définies, structurées et vécues comme telles »*[323]. Ils font partie de ces lieux où la rigidité des rôles, des hiérarchies et des tensions, s'atténue, laissant plus de place aux enjeux de la subjectivité au travail, grâce à davantage de mutualité dans les échanges entre soignants.

Même si le recours à l'aide psychologique n'est pas investi par les soignants, sous la forme institutionnelle, il constitue cependant, une stratégie supplémentaire parfois nécessaire, afin de pouvoir continuer à l'investir, lorsqu'il y a « *vraiment des choses dont on peut ne pas se remettre* »[OBDavid]. Les soignants connaissent, en général tous, au moins une sage-femme ou un gynécologue-obstétricien(ne) qui a quitté un service, abandonné la salle des naissances, ou même arrêté de travailler dans cette spécialité, après un ou plusieurs événements dramatiques. D'ailleurs, durant le temps de la recherche, une obstétricienne interviewée a cessé brutalement de prendre des gardes, tandis qu'une sage-femme expérimentée aura pris un congé sabbatique, se déclarant *« usée par les responsabilités* ». L'aide psychologique individuelle reste envisageable, mais comme une démarche privée, extérieure au travail, lorsque celui-ci garde une valeur traumatique, notamment lorsqu'il a des retentissements sur la vie privée : *« De temps en temps quand ça revient je me dis que peut-être il faudrait consulter, enfin juste pour vraiment que ça passe. Et je pense que ça ne passera pas, on n'oublie jamais* »[SFEva].

2. Restaurer avec l'aide de la communauté de travail

Pour les soignants, l'aide la plus efficace pour dépasser les épreuves liées à la mort périnatale vient, en quelque sorte, d'abord du travail lui-même, en partie grâce aux échanges avec les parents. Mais d'abord, et avant tout, elle vient des pairs de même rang ou partageant la même activité, associée, toutefois, à la dynamique de la communauté de travail : *« dans le milieu professionnel tu parles à des gens qui ont déjà vécu la même expérience, donc une personne qui a vécu la même expérience à une autre, enfin, t'as de l'aide qui arrive »*[SFPia]. Car, dans toutes ces situations, ce qui est problématique pour les soignants, c'est d'abord les questions du travail, même si elles s'enchevêtrent avec l'expérience douloureuse de la mort. Et, de fait, recourir, en premier lieu, à leurs collègues du métier ou de l'équipe répond à un

---

322 Roussillon, 2000, p.165
323 Roussillon, 2000, p.164

impératif du travail lui-même, puisqu'ils partagent le même contexte, les mêmes objectifs, les mêmes épreuves et les mêmes valeurs dans l'activité. Ce qui est mis à l'ouvrage dans les échanges avec les pairs, c'est un problème lié au travail qu'ils sont à même de comprendre, de questionner, d'élaborer dans ses contextes concrets, liés aux choix, aux décisions, ou aux actions pour apporter, aussi, l'aide la plus cohérente. L'expertise reste commune et partagée : *« Qui a le droit de définir en quoi consiste une erreur ou un échec ? Les conclusions, sur ce point, sont assez claires : le groupe des collègues (les gens qui s'estiment exposés comme sujets aux mêmes risques de travail) défend régulièrement avec opiniâtreté leur propre droit à définir les erreurs et à décider, dans chaque cas particulier, si l'une d'elles a été ou non commise »*[324].

De ce point de vue, l'évitement par les soignants du dispositif de l'entretien psychologique semble cohérent. Un évitement qui apparaît protecteur, à visée défensive, car leur souffrance pourrait s'en trouver aggravée. Ce dispositif, en lui-même, ressemblerait plutôt à une aide profane inadaptée au problème professionnel, là où seul un collègue peut comprendre les enjeux du travail d'un autre collègue : « *On doit s'attendre également à ce que ceux qui sont soumis aux mêmes risques de travail se forgent un système commun de justifications qu'ils se répètent les uns aux autres pour garder courage, et à ce qu'ils constituent des défenses communes vis-à-vis du monde profane* »[325]. Cette perspective s'éloigne d'une psychopathologie du travail, où les soignants seraient en position de victimes, même « secondes », tandis qu'avec les pairs ils retrouvent une place d'acteurs dans l'exploration des difficultés, auxquels ils ont été confrontés dans leur travail.

Comme Axel Honneth le conçoit pour les conflits sociaux, la souffrance devient un moteur pour mobiliser les soignants en vue de regagner leur reconnaissance par la mise en œuvre de stratégies actives. Celles-ci visent à répondre autant aux effets d'un choc ou d'un malaise émotionnel subi, qu'au poids d'un sentiment de non-reconnaissance aussi inacceptable qu'insupportable. Elles se saisissent de la souffrance générée par le travail pour tenter de la contrer, mais surtout pour la transformer. Ainsi, au sein de l'activité, la survenue de la mort périnatale impose généralement un passage, du subir à l'agir, qui pousse les soignants, par sa négativité, à redevenir actifs grâce à la subjectivité et l'intersubjectivité investies dans le travail, en vue de restaurer les pertes de reconnaissance supportées et de recouvrer le plaisir de travailler.

Parler avec les pairs

Les meilleurs interlocuteurs pour parler sont, pour les sages-femmes, les collègues sages-femmes : *« pour moi ça s'est vraiment passé entre sages-*

[324] Hughes, 1996, p.91
[325] Hughes, 1996, p.89

femmes que ce soit avec les collègues de l'équipe ou avec les sages-femmes qui travaillent ailleurs que je connais bien... où rien que le fait d'en parler finalement ça vous fait un peu travailler ça vous libère un peu »[SFNell], constate cette sage-femme, après une mort *per partum* à terme. La mise en discussion du travail réel, au même niveau d'expertise, permet de se dire que celui-ci n'a pas été mal fait : *« en parler entre nous, on essaie de se rassurer de se dire entre nous qu'on a fait tout ce qu'on pouvait faire aussi, qu'on n'a pas fait d'erreurs »*[SFRomy]. N'avoir rien à se reprocher est la préoccupation principale. : *« et puis tout ce questionnement médical au départ qui est important de se dire « est-ce qu'on a fait une faute » ou pas, ça ça revient beaucoup, forcément. On ne peut pas le partager avec un psy »*[SFNell].

Au-delà de cette vérification, lorsqu'il s'agit d'une situation professionnelle inédite à laquelle la sage-femme n'a jamais été confrontée, le contexte prend la valeur d'un nouvel apprentissage par l'expérience : *«justement ce cas a fait qu'on en a discuté avec les autres collègues et de voir à quel point beaucoup de collègues avaient des vécus justement des décès per partum en pensant que c'était le rythme du bébé [confondu avec celui de la mère], plusieurs cas, des jumeaux, pourtant c'est quelqu'un qui a sacrément de l'expérience »*[SFLuce].

Ainsi l'expérience des collègues apporte d'abord une aide professionnelle, centrée sur une difficulté du travail, là où *« ça rassure d'entendre dire « ben j'aurais fait comme toi » »*[SFLise], ou encore *« personne n'aurait fait autrement que vous »*[SFNell]. L'avis des pairs, la reconnaissance d'une activité conforme aux règles du métier, permettent de dissiper le doute sur les compétences et sur l'identité professionnelle. Cependant, la teneur des échanges concerne aussi le vécu émotionnel et relationnel de l'épreuve vécue au travail : *« une plus ancienne peut dire à une plus jeune « je sais que c'est pas facile, mais il faut laisser un peu les choses se faire » ; « c'est quelque chose auquel on est confronté » »*[SFPia]. Pour les sages-femmes, ces temps ne sont pas *« quelque chose de formalisé dans le fait d'en parler »*[SFRomy]. Ces moments, durant lesquels les *« sages-femmes entre elles »* se parlent, sont informels, mais possibles au travail, *« quand on est en garde ensemble en fait »*[SFEva] ; y compris pendant des moments de convivialité comme les repas ou encore lors des relèves de garde, lors des transmissions, parfois en sollicitant des collègues travaillant ailleurs.

La tendance générale, chez les sages-femmes, va vers une certaine facilité à s'adresser aux pairs de même rang, pour mettre en discussion les épreuves liées à la confrontation à la mort périnatale, même les plus pénibles : *c'est vrai qu'entre sages-femmes on peut se permettre mmm on peut se permettre de bien parler de tous les plans »*[SFPia]. Cet aspect est fidèle aux travaux de Philippe

Charrier qui souligne, chez les sages-femmes, « l'importance du contact relationnel collègues »[326].

Certaines sages-femmes mentionnent que cette particularité fait partie du métier, dont elles font usage, « *même si elles ne sont pas au courant (rire) elles se servent de ça* »[SFPia]. Comme si le versant relationnel, où prime l'accompagnement, avait une déclinaison collective avec l'accompagnement des collègues en difficultés. Parfois elles le commentent, comme une conséquence logique de l'entraide qu'elles se portent pour faire leur travail, lorsqu'une « *ancienne* » conseille une plus jeune au travail, lorsque l'une assiste l'autre pour une naissance difficile, une réanimation, un relais de patiente, une urgence, mais surtout pour s'occuper du corps sans vie, dans le cas de la mort périnatale.

Lorsque la question se pose de savoir s'il en est de même pour les obstétricien(ne)s entre eux, les réponses sont hésitantes. Elles sont modulées par la teneur des relations individuelles avec les uns ou les autres, surtout pour les femmes : « *c'est médecin dépendant (rire puis silence)... c'est dans des situations difficiles... qu'ils se remettent en cause, c'est souvent des femmes qu'on voit affectées. Alors peut-être que les hommes ne sont pas moins touchés, mais ils le montrent moins, pas devant nous, pas devant nous, peut-être qu'ils échangent avec leurs collègues médecins [...] Après on va le montrer aussi aux gens avec qui on se sent à l'aise. Moi je ne me sens pas à l'aise avec toutes mes collègues sages-femmes parce que je ne les connais pas... quand je n'ai pas d'affinité, voilà, donc je ne vais pas m'épancher avec ces collègues avec qui je ne me sens pas* »[SFLéa].

Les sages-femmes ne savent pas vraiment « *ce qui se passe entre médecins* »[SFRomy], si les obstétriciens(ne)s échangent entre eux de la même façon, particulièrement concernant cette question. Deux mondes professionnels distincts semblent parfois se côtoyer : celui que les sages-femmes partagent entre elles, et celui des obstétriciens(ne)s, qui leur semble comme étranger à leurs propres échanges : « *il y a ce côté ce qu'on n'a pas trop entre sages-femmes, il y a plus une communauté humaine entre sages-femmes, chez les médecins, il y a un peu cet enjeu peut être un peu politique, d'enjeu de prestige entre eux, des médecins entre médecins. Donc, j'imagine mal un médecin s'épanchant auprès d'un autre médecin [...] alors qu'une sage-femme elle peut le dire plus facilement à une autre sage-femme* »[SFPia].

Les hypothèses formulées laissent entendre qu'il y aurait une plus grande retenue émotionnelle chez les obstétriciens(ne)s, corollaire des enjeux liés à leur position : « *je pense qu'il y a plus une question de pudeur parce qu'ils sont médecins, ils tiennent leur rôle* »[SFEmy]. Tout comme ils auraient, aussi, mieux intégré dans leur pratique d'expert la question de la mort périnatale : « *dans des*

326 Charrier, 2011, p.102

grands centres comme R., je pense qu'ils doivent se dire que cela fait partie du jeu, quoi, j'imagine, je ne sais pas (rire) »[SFEmy]. Néanmoins, sans savoir vraiment quelle est la teneur des échanges sur cette question entre les obstétriciens(ne)s, les représentations que les sages-femmes s'en font semblent tirées de leurs propres projections corporatistes, influencées par leurs relations individuelles professionnelles.

Pourtant les obstétricien(ne)s affirment bien parler eux aussi, entre eux, des situations difficiles dans les épreuves de la mort périnatale. La recherche d'un soutien singulier apparaît ici plus dissociée de la discussion des aspects strictement médicaux : *« pour moi non, alors je ne sais pas quels sont les moyens de défense des médecins, mais c'est souvent peu, peu exprimé [...] on en parle, après c'est vrai que (silence)... je pense qu'on cherche à montrer qu'on n'est pas en faute aux autres, je pense que c'est ça qu'on essaye d'expliquer, mais après est-ce que c'est une recherche de soutien moral, je ne pense pas »*[OBOlga]. Sous cet angle, la mort périnatale apparaît, essentiellement, comme une affaire à éclairer et à comprendre, pour se mettre à l'abri d'une erreur ou d'une faute, ou encore pour modifier, en conséquence, les conduites professionnelles. Débriefer et parler ne renvoient pas d'emblée à la même sémantique, ni aux mêmes enjeux chez les obstétriciens(ne)s que chez les sages-femmes. Apparaître trop affecté serait même risquer de perdre la face et venir menacer l'image professionnelle.

Les obstétriciens(ne)s se tournent néanmoins également vers leurs collègues pour obtenir du soutien émotionnel. Mais cette recherche semble se faire avec davantage de précautions relationnelles, pour *« se permettre de parler »*, afin de pouvoir échanger en confiance : *« sur le moment on en parle de manière informelle avec les gens qui sont concernés par les choses, après il y a dans les équipes des gens avec qui on est très proche, un confrère, une consœur, on est un peu plus amis aussi, on peut se permettre de parler... »*[SFElena].

Là aussi, comme chez les sages-femmes, parler des difficultés du métier avec quelqu'un du métier offre un soutien indéniable : *« oui, en l'occurrence, je me confie à une de mes collègues, plutôt qu'à une sage-femme, après je m'entends très bien avec beaucoup de sages-femmes, mais est-ce que la vision des choses est la même, je ne sais pas, je n'en suis pas sûre en tous cas pour le travail »*[OBAnna].

Parfois l'échange avec des pairs extérieurs peut être privilégié, afin de ne pas trop parler de soi à son travail, comme le confie ce chef de service : *« globalement, je ne parle pas de moi (rire), j'ai le sentiment aujourd'hui de n'avoir jamais autant parlé de moi [...] là on rentre sur un terrain quand même très très privé... et on a un groupe d'amis intra, dans le milieu, avec F.V. (chef d'une maternité niveau 3), de P.L. (maternité type 2), ou d'autres à D. (maternité niveau 3), on est très très proches, on parle volontiers on parle de* *ces choses-là, je pense que ça, c'est des soupapes »*OBJean. Ces échanges, quand ils sont possibles, ne sont pas prévus non plus dans l'organisation du travail, comme c'est le cas pour les débriefings : *« pour le soutien entre nous, c'est plutôt informel, je pense, que quelque chose d'organisé »*OBLaure. À la faveur du débat s'éloignent les risques d'individualisation ou de stigmatisation dans la recherche d'une attribution causale, tout comme se dissipe la solitude qui sépare des autres. Toutefois la valeur de ces échanges tient essentiellement à leur capacité à transformer une expérience personnelle en une expérience collective dans laquelle les autres, ceux du groupe des pairs, se reconnaissent au travail, comme eux-mêmes, concernés et menacés.

Car, sous cette forme, *« les expériences personnelles qui peuvent être représentées et interprétées comme des réalités auxquelles d'autres sujets sont également exposés se transforment en expériences « typiques d'un groupe entier »*[327]. Si, comme telles, *« le sujet est en mesure de les formuler dans un cadre d'interprétation intersubjectif »*[328], elles peuvent fomenter une *« résistance collective »*.

Les difficultés du travail liées à la mort périnatale, reprises et discutées avec les pairs, sont ainsi « reconnues » comme relevant de spécificités liées à la profession et débattues à l'aune de valeurs communes. De plus, *« parler »* permet d'obtenir du soutien émotionnel et affectif, particulièrement face au processus d'attribution causale qui a tendance à isoler les soignants, ou à *« brouiller »* la parole en ce sens, surtout entre sages-femmes et obstétricien(ne)s : *« par exemple, sur un forceps qui se passe mal eh ben y a le côté responsabilité qui l'emporte et là on peut pas s'épancher ni les uns ni les autres, parce que on est un peu tenu par la faute qu'on aurait peut-être pu faire et tout ça et l'épanchement se fait pas quoi. Chacun reste cantonné dans sa « qu'est-ce que j'ai fait pour que ça arrive » et « qu'est-ce que j'aurais pu faire pour que ça n'arrive pas » et la parole elle circule pas très bien quoi »*SFPia. Lorsque la parole circule, la souffrance générée au travail, non seulement libère d'intenses mouvements émotionnels, mais ces derniers peuvent contribuer, en même temps, au dépassement de l'épreuve elle-même. Ce, grâce à leur « remise en sens »[329], lorsqu'ils sont repris avec les autres et traités par l'intersubjectivité partagée. Les émotions fonctionnent alors, tels « des moteurs de la recherche de sens » : « Par ses caractéristiques propres – son caractère spectaculaire, contagieux, sa labilité et son indépendance à l'égard du contrôle de la rationalité – l'émotion est un opérateur important d'établissements de liens, de transferts ; entre les expériences, entre les personnes, entre les images et les mots, entre les vécus corporels et les événements… » [330]

---

[327] Honneth, 1992, 2000, p.271
[328] Honneth, p.273
[329] Almudever, Michaëlis, Aeschlimann, Cazals-Ferré, 2012, p.88
[330] Almudever, Michaëlis, Aeschlimann, Cazals-Ferré, 2012, p.86

Ce travail émotionnel, fourni collectivement, participe de la restauration de leur reconnaissance pour les soignants et les soustrait au poids d'une affaire trop personnelle. Parler et débattre, avec les pairs, des épreuves auxquelles soumet la mort périnatale, situe chaque soignant face à l'autre comme un partenaire de travail duquel il dépend et à qui il peut s'identifier. Un partenaire qu'il reconnaît justement dans les blessures de la reconnaissance qui lui sont infligées, mais qui pourraient aussi bien être les siennes, comme le remarque une gynécologue-obstétricienne : *« ils se sont tous dit heureusement que j'étais pas de garde ce jour-là »*[OBAlix]. Si bien, qu'au travail, il est possible d'entendre *« la déception personnelle comme quelque chose qui n'affecte pas seulement le moi individuel, mais aussi de nombreux autres sujets »*[331]. Ainsi la parole renforce-t-elle les liens de solidarité et de reconnaissance mutuelle, dans lesquels chacun trouve l'assurance ou la réassurance de son identité professionnelle qui doit, en permanence, être entretenue. La reconnaissance s'y restaure et s'y entretient à la manière d'un véritable « holding » du soignant en contexte de travail ; tout comme Donald Winnicott l'envisageait pour la mère vis-à-vis de son bébé. En même temps qu'elle constitue le ciment de la *« bonne équipe »*.

La reconnaissance, fonction d'accordage de l'équipe

Avec la mort périnatale, de façon générale, les blessures de la reconnaissance au travail, par leur négativité, font écho à la force d'une dimension subjective du rapport au travail, devenue défectueuse. Elles rendent compte, en négatif, d'une économie structurelle et fondamentale, habituellement présente, qui soutient le travail par l'engagement de chacun dans une intersubjectivité partagée. Cette dimension, tel un espace vital, demande à être entretenue et animée concrètement pour les soignants, tel un accordage de chacun avec tous. Mise à mal, elle exige d'être restaurée dans sa vitalité, notamment pour retrouver le sentiment de sa propre valeur au travail, comme membre à part entière d'une communauté de travail. La restauration de la reconnaissance est d'autant plus facilitée qu'elle était déjà efficiente, initialement, dans une équipe où l'activité procure aux soignants de la satisfaction au travail et un sentiment d'appartenance. Cette vitalité est manifestée par ce que les soignants appellent une *« bonne équipe »*, caractérisée par une *« bonne ambiance »*.

Dans les équipes où règne cet esprit d'ensemble avec de bonnes relations collectives au travail, où parler *« apporte de la cohésion »*, se développe un effacement des frontières trop hiérarchiques ou corporatistes, grâce à une dynamique collective plus générale au service de tous, comme de chacun, pour

---

[331] Honneth, 2000, p.273

faire face aux épreuves liées à la mort périnatale. Sont mentionnés des temps d'expression et des discussions possibles, du travail, qui ne se limitent pas aux considérations médicales des situations prises en charge. D'autres moments d'échanges sont rapportés par les soignants, pris sur le temps passé ensemble au travail, notamment durant les gardes, lorsque c'est possible. Les temps de convivialité sont particulièrement prisés, parfois après les heures de travail, en fin de journée ou encore les petits déjeuners ou les repas pris ensemble. Une équipe de province organise même, régulièrement, des activités de randonnée commune sur le temps du week-end. Ces espaces de discussion vont au-delà de l'organisation relationnelle prescrite par la division du travail et des tâches. Ils permettent des liens et des activités non prescrites qui engagent des solidarités et des coopérations autour de ce qui est fait et vécu au travail, dans le partage des valeurs et des difficultés rencontrées. Ils participent à « *la fonction de contenance symbolique de l'équipe, en ce qu'elle permet à chacun de s'approprier un cadre de pensée (par-delà le sens commun et les clivages), d'identifier des repères partagés par l'explicitation des consensus et dissensus réglant les pratiques quotidiennes, d'être reconnu par ses pairs et par la hiérarchie pour la qualité et l'utilité de son travail* »[332]. Ils déterminent ainsi la vie et la continuité d'un véritable collectif de travail capable d'entretenir les enjeux hautement symboliques de la reconnaissance dans l'activité des soignants.

Car l'œuvre de reconnaissance n'est jamais un processus abouti une fois pour toutes. Elle suppose, en permanence, l'entretien d'une dialectique de la mutualité comme de la réciprocité ? à l'aune des activités concrètes et réelles engagées au travail.

La « bonne équipe »

Si l'équipe idéale, c'est-à-dire la *« bonne équipe »*, est difficile à définir objectivement par des caractères constitutifs bien explicités, elle se repère pour les obstétricien(ne)s par les effets du travail collectif à travers le *« partage des valeurs », « les compétences »,* la communication dans *« le respect du travail de chacun »* et surtout par *« la confiance ».* Ce que les sages-femmes rapportent, de la même façon, pour la place qu'elle occupe sur leur propre scène de travail : « *la confiance qu'on a les uns envers les autres et le fait que, oui, on s'entende bien et qu'on aille dans le même sens* »[SFLuce]. Une gamme de qualités morales et relationnelles semble indispensable, au-delà des compétences médicales requises, dont le principe actif relève surtout de la reconnaissance au travail. Elles ont trait à la subjectivité individuelle et collective, qui ne s'appuie plus seulement sur un principe d'expertise et de hiérarchie. À la « tête » de ce

[332] Minary, 2006, p.93

groupe constitué, se trouve le chef de l'équipe globale, selon la métaphore corporelle groupale symbolique de René Kaës[333].

Il est, de cette façon, celui qui permet à chacun de se penser comme inclus dans un ensemble de professionnels qu'il réunit, autour de valeurs partagées, dont il est le garant symbolique, autant qu'il l'est, en dernier lieu, pour l'activité médicale. De ce fait, pour les obstétriciens(ne)s en cas de difficultés, le chef de service est le premier dont ils attendent du soutien : *« c'est quelqu'un qui soutient toujours son personnel c'est une qualité qui est énorme et qui pour moi est essentielle chez un chef de service »*[OBDavid]. L'autorité du chef de service vient confirmer celle des obstétriciens(ne)s de l'équipe par la reconnaissance de leurs compétences autant que leurs difficultés au travail, d'autant plus lorsqu'il les préserve, comme chef, de perdre la face devant le reste de l'équipe. De cette façon le bon chef de service propose une image contenante de tout ce que, par ailleurs, le gynécologue-obstétricien(ne) doit supporter et ne pas laisser paraître auprès de l'équipe, dont il est le meneur, lorsqu'il est de garde.

De son côté, dans son discours, l'obstétricien chef de service s'identifie réciproquement à son équipe, comme à chacun de ses membres, à travers *« une chaîne de responsabilité »* : *« c'est mon équipe, c'est ma responsabilité, clairement »*[OBJade]. Quel que soit le maillon, les grandes difficultés de l'équipe se répercutent directement sur lui, alors que son rôle majeur est celui de la protéger. C'est aussi ce que l'équipe semble attendre, en retour, contre toutes formes d'attaques, externes ou internes, notamment toute mise à mal de la reconnaissance, comme face à *« l'incurie des médias »*[OBJean], pour *« protéger du médico-légal, ça c'est mon rôle de chef de service »*[OBLoïc], ou encore face à *« une administration qui demande des résultats en termes de qualité des soins »*[OBJean]. Mais aussi face aux patients eux-mêmes : *« ici il y a des lettres tout le temps. Le chef de service ne nous dit pas tout, mais il reçoit des lettres pour des choses futiles, mais ça ébranle quand même »*[OBMarie]. Trouver des formes d'accordage, pour l'équipe et ses membres, semble être l'activité principale de ce chef particulier : *« c'est ce boulot de liaison qui est psychiquement épuisant pour le chef de service »*[OBJade].

Ces accordages déterminent la qualité de la vie d'équipe, sur fond de travail collectif. Lorsqu'elle est de bonne qualité, les obstétriciens(ne)s et les sages-femmes partagent des représentations communes autour d'un état mental qui ressemble tantôt à un *« esprit de famille »*, tantôt à un *« esprit de progrès »*, ou un *« bon esprit »*, qui soutient la coopération et la solidarité au travail : *« en obstétrique, oui. Travailler à l'hôpital, s'il n'y a pas une bonne équipe, ça ne va pas. Quand on ne s'entend pas bien avec les autres, on ne peut pas bien travailler, donc justement on ne peut pas partager les moments difficiles »*[OBLaure].

---

[333] Kaës, 1993

Chez les obstétriciens(ne)s, l'importance de l'équipe est mise en avant, tel un credo : *« Je pense que la gynéco-obstétrique, le travail c'est complémentaire entre tout le monde plus qu'une autre spécialité, le chirurgien il doit faire dans son coin, l'orthopédiste aussi, le pédiatre, tout le monde est dans son coin sauf la gynéco-obstétrique »*[OBSarah]. L'équipe nécessite la coordination de tous, pour être efficace lors d'interventions communes, notamment dans les situations d'urgence où le gynécologue-obstétricien(ne), chef de garde, a *« besoin de prendre le potentiel de chacun, on sait qu'est-ce qu'on peut faire et à qui on peut demander quoi... quand on connaît bien son équipe c'est un peu comme un chef d'orchestre »*[OBMaya].

Par ailleurs, s'il a un rôle de prescripteur, l'activité réelle du gynécologue-obstétricien(ne) lui échappe partiellement,[334] dans la mesure où elle est sous la dépendance de celle d'autres professionnels. L'équipe est, à la fois, son auxiliaire professionnelle, extension de son pouvoir d'action, en même temps que le garant de son propre rôle : *« c'est un rôle qui n'existe pas en soi s'il est isolé (insiste sur ce mot) s'il est seul »*[OBAlix]. C'est pourquoi, pour s'assurer ou se rassurer au mieux de cette part imprévisible dont ils sont tributaires, les obstétriciens(ne)s soulignent l'importance de la « bonne équipe », à laquelle ils pensent contribuer : *« c'est aussi le rôle du médecin dans ce cas-là de donner le rôle à chacun de souder l'équipe et d'emmener les gens avec sa décision aussi. »*[OBMarie]. Du côté des sages-femmes, la notion d'équipe s'entend d'abord par l'inclusion dans un groupe de pairs, avant de se référer à l'équipe globale. Il s'agit de se sentir *« intégrée »* dans *« une équipe de sages-femmes soudées, vraiment solidaires »* ; ce qui laisse espérer du *« soutien »* de la part des collègues, si besoin. Les termes utilisés renvoient aussi à la métaphore corporelle d'un « corps » professionnel, dont l'état d'esprit, « l'esprit de corps »[335], vient étayer le travail collectif, comme fondement d'une bonne entente dans le vécu au travail : *« La complicité, je trouve est primordiale dans une équipe de sages-femmes »*[SFEmy].

Cette coopération avec les pairs, sur fond de reconnaissance, est davantage mise en avant chez les sages-femmes que chez les obstétriciens(ne)s. Une raison en est sûrement l'organisation de travail par équipes, où l'obstétricien est souvent seul de garde en salle des naissances, alors que les sages-femmes sont fréquemment en binôme, voire plus.

Cette coopération, chez les sages-femmes, est manifeste par l'intégration des nouvelles collègues, qui sont souvent *« chapeautées »*. Ce *« boulot »* supplémentaire, sous la forme d'un compagnonnage, vise à constituer un accordage avec des équipières capables de *« se seconder l'une l'autre »*. La

---

334 Freidson, 1970

335 Kaës, 1993

surcharge de travail, suite à l'augmentation du nombre d'accouchements dans les maternités, fait d'ailleurs craindre à certaines la mise à mal de ce fonctionnement, alors que les jeunes sages-femmes, *« déjà usées après trois-quatre ans de carrière »*[SFEmy], fuient rapidement la salle des naissances, au détriment de l'expérience apportée.

La reconnaissance et l'accordage sages-femmes-obstétricien(ne)s

Sur cette scène, la dynamique de la reconnaissance harmonise les dépendances réciproques entre sages-femmes et obstétricien(ne)s, au profit de la satisfaction au travail, du sentiment d'appartenance à un collectif, comme du risque d'individualisation et de fragilisation des liens professionnels dans la survenue de la mort périnatale. Car, par ces dépendances dans l'activité hospitalière, sages-femmes et obstétricien(ne)s se situent dans une complémentarité indispensable. Là où la sage-femme doit pouvoir compter sur le gynécologue-obstétricien(ne) lorsqu'elle ne peut plus intervenir, alors qu'elle même reste maîtresse de la scène sur laquelle il va entrer et du rôle qu'il va devoir jouer : *« en règle générale, vu que c'est le dernier maillon de la chaîne, il faut qu'ils [les obstétricien(ne)s] montrent qu'ils peuvent rassurer tout le monde, c'est le dernier maillon, c'est le... on le voit bien quand il y a des gynécologues qui ne sont pas, sont un peu comme ça, un peu perdus, on va se dire « oh là là ça peut pas aller », il est pas assez fort »*[SFElena].

Lorsque obstétricien(ne)s et sages-femmes s'entendent sur la gestion des rôles, en toute reconnaissance, le travail d'équipe est plutôt vécu dans une complémentarité rassurante, où le gynécologue-obstétricien(ne) peut s'identifier à l'activité de la sage-femme, en continuité de la sienne : *« je dis toujours « la sage-femme elle est là, c'est à peu près tes yeux aussi ». Il vaut mieux m'appeler par excès que de ne pas m'appeler, parce qu'on a peur de m'appeler et de me déranger »*[OBSarah]. Pour son entrée en scène, l'obstétricien(ne) dépend bien des initiatives de la sage-femme : *« c'est qu'ici comme médecin de garde en gynéco je suis tout seul, alors s'il y a quelque chose qui m'échappe, peut-être que les sages-femmes vont s'en apercevoir, mais il faut qu'elles osent me le dire. »*[OBSam]. Parfois jusqu'à assimiler une part de son activité avec la sienne, dans un partenariat, où les frontières fluctuent sans conflictualité : *« il y en a je sais très bien je leur fais une confiance aveugle et je sais très bien que si elles me disent non, mais là ça va aller mmm y a plein de choses qui se passent très vite parce qu'on se connaît bien »*[OBMarie]. Si bien que le gynécologue-obstétricien(ne) attend, parfois, de la sage-femme, sur son propre terrain, une sorte d'aide à la décision pour tenir son propre rôle : *« moi j'aime bien les sages-femmes qui poussent quoi « voilà maintenant ça suffit, machin », moi j'aime bien qu'on me dise les choses franchement »*[OBFred].

Ce partenariat peut s'inscrire dans la solidarité d'équipe au profit de la reconnaissance et de la bonne entente.

Car cette complémentarité peut s'avérer aussi simple que paradoxale et particulièrement sensible avec la question des « appels », lorsque la sage-femme doit passer le relais au gynécologue-obstétricien(ne) : *« je me pose beaucoup la question, parfois, est-ce que j'appelle maintenant, est-ce que j'attends encore un peu, il est trois heures du matin, je vais me faire envoyer sur les roses si j'appelle maintenant, voilà, on se pose beaucoup la question de savoir si c'est le bon moment d'appeler, s'il faut attendre un peu, je me suis déjà fait reprocher d'avoir appelé un peu tard [...] Je n'ai jamais eu de gros soucis non plus, mais, donc je m'en fiche un peu plus maintenant qu'il y a trois-quatre ans de me faire engueuler pour avoir réveillé un médecin pour pas grand-chose. »*[SFRomy].

La satisfaction au travail, pour les sages-femmes, comme pour les obstétricien(ne)s, va de pair avec une bonne coopération dans le travail commun : *« Il faut connaître la sage-femme avec qui on travaille, parce que d'autres sont là qui vont vous appeler à différents moments, y en a qui peuvent appeler bien en amont dès qu'il y a un souci, d'autres très tardivement quand c'est déjà bien tard et c'est pour ça qu'il faut qu'on sache avec qui on travaille »*[OBAlix]. Connaître l'autre et sa façon de travailler, la reconnaître pour une complémentarité additionnelle, plutôt que conflictuelle entre sages-femmes et obstétricien(ne)s, est l'espace d'une construction intersubjective, une « aire » non matérielle indispensable au travail, particulièrement dans les situations d'urgence, là où, comme dit cette obstétricienne, *« il faut apprendre comment trouver l'autre, c'est presque un peu « limbique »[336] on va dire »*[OBAlix].

Reconnaissance et logiques genrées entre sages-femmes et obstétricien(ne)s

Une bonne entente d'équipe, sur fond de reconnaissance mutuelle, entre sages-femmes et obstétricien(ne)s, atténue quelque peu des rapports historiques restés profondément genrées, constatés par cet homme sage-femme : *« (rire, silence) les hommes médecins et les femmes sages-femmes il y a encore... les mecs masculins et supérieurs à la femme en gros c'est un peu ça voilà. Mais un mec médecin avec une sage-femme mec y a ce contact homme-homme qui fait que il fait gaffe à ce qu'il va dire [...] c'est je ne sais pas, mais c'est moi qui dis ça comme ça, mais c'est ce que j'ai un peu observé quand même »*[SFGaby]. Chez les sages-femmes, ces logiques sont typiquement décrites, socialement, comme féminines, alors que chez les obstétriciens(ne)s, en revanche, elles sont typiquement masculines. Ces caractéristiques restent d'une incontestable

---

[336] Dans le cerveau le système limbique joue un rôle majeur pour la régulation émotionnelle et la mémoire.

actualité dans le travail quotidien, non seulement à travers les récits rapportés, mais encore à travers les mouvements sociaux et les revendications professionnelles des sages-femmes. Le fait que les sages-femmes soient presque toutes des femmes, avec un travail dédié au féminin dans son essence, entre maternité et sexualité, entretient ces rapports de genre et l'identification d'un métier avec la condition féminine elle-même. D'autant plus que les aléas du métier, au sein de la profession médicale, comme du point de vue de la reconnaissance sociale, en portent les mêmes stigmates.

En contrepoint, le métier de gynécologue-obstétricien(ne), qui se féminise toujours davantage, avec désormais trois quarts de femmes parmi les internes de la spécialité[337], conserve un « esprit de corps »[338], marqué par des stéréotypes de genre fortement masculins, même s'ils sont atténués avec l'intérêt porté au savoir-faire des femmes et des sages-femmes. D'un point de vue global, malgré tout, les femmes médecins modulent leur activité sans que, pour autant, les rôles sociaux des hommes et des femmes ne soient vraiment reconfigurés[339].

Cette réciproque dépendance, entre sage-femme et gynécologue-obstétricien(ne), ressemblerait à un véritable tableau de couple conjugal[340], avec sa conflictualité, ses alliances et ses négociations, sur fond de maintien d'une subordination de la figure féminine à la figure masculine, à travers la subordination des activités sages-femmes à celles de l'obstétricien(ne). Le partage des rôles et du pouvoir apparaît en faveur de la perpétuation d'une domination masculine, devenue genrée dans la profession des obstétricien(ne)s fortement féminisée : *« c'est pas tant la patho et la physio, c'est la présence du médecin qui vient empiéter sur la sage-femme, c'est, on fait quelque chose y a un médecin qui arrive dans la salle, c'est même pas de la pathologie, mais c'est « qu'est-ce que vous faites là », c'est des choses comme ça qu'on vit »*[SFPaul]. Suivant cette perspective, le métier de sage-femme s'apparente à celui d'une activité genrée fidèle à la règle des trois « K », celle des rôles dévolus aux femmes dans la société patriarcale traditionnelle. *Kinder-Küche-Kirche*, cette allitération germanique, traduit par *Enfants-Cuisine-Eglise*, renvoie la femme aux activités domestiques, d'éducation et de dévotion. Soit, pour la sage-femme, vers la mère et l'enfant une fois né, vers l'intendance des soins élargis au « care », vers la gérance des affaires médicales, une « cuisine » médicale, où elle sert, aussi, de petite main avec, cependant, toute la ferveur relationnelle demandée par son métier.

---

[337] Bulletin DREES 2016 des épreuves classantes nationales 2014, consulté le 21 novembre 2016, URL : https://drees.social-sante.gouv.fr/IMG/pdf/fiche13-3.pdf
[338] Kaës, 1980
[339] Hardy-Dubernet, 2005
[340] Knibiehler, 2007

L'obstétricien, et tous les hommes obstétriciens sans exception, apparaissent fidèles aux qualités viriles genrées, en particulier avec une plus grande contenance des émotions, même lorsqu'elles pointent derrière la distance affective de mise. L'émotion exprimée revient aux femmes gynécologue-obstétriciennes, mais surtout aux sages-femmes de façon générale, même s'il est probable que les entretiens menés avec une chercheure, elle-même sage-femme de profession, et femme, ait favorisé cette tendance. Pour les sages-femmes, au demeurant, la composante compassionnelle [341]du métier renvoie ici, encore une fois, à un rôle traditionnellement attribué aux femmes par la société. Néanmoins, tout laisse à penser que chez les obstétricien(ne)s, derrière cette « mise en scène de soi »[342], l'écart entre *« ce qui est ressenti et ce qui est montré »* constitue *« un effort, un travail émotionnel d'autant plus éprouvant que les prescriptions et les modes d'organisation du travail n'en permettent que rarement l'expression »*[343]. Dans les épreuves de la mort périnatale, les obstétricien(ne)s semblent pris dans des « *investissements subjectifs* » contradictoires, voire qui s'imposent à eux, tel un paradoxe, entre l'assignation au rôle et le mouvement subjectif qui accompagne le partage émotionnel de la mort avec les parents, où *« ils retiennent leurs affects pour faire face aux exigences de leur fonction »*[344].

En salle des naissances, les typologies genrées sont également manifestes et redondantes. La position d'expert du gynécologue-obstétricien(ne), le montre actif et puissant, voire capable de sauver femme et enfant. La sage-femme y apparaît comme non « émancipée » dans son activité, lorsque le gynécologue-obstétricien(ne) peut vouloir dominer celle-ci au moyen de la sienne propre. À travers le contrôle de l'activité sage-femme, c'est aussi, d'une certaine manière, l'activité du travail corporel que les femmes fournissent elles-mêmes qui est mis sous tutelle : *« Le médecin il rentre dans la pièce, il fait un TV [toucher vaginal], il s'en va. Je ne sais pas ce que le médecin a dans sa tête, mais moi ce que je vois c'est qu'il n'a que du médical à ce moment-là. Nous on va tenir le haricot parce que la dame elle vomit dedans et qu'elle va mal à ce moment-là, nous on va aussi faire le TV, on va aussi faire l'accouchement […] le médecin il a pas à tenir le haricot, à tapoter l'épaule, à tenir la main ou alors je le vois très rarement parce que pendant que le médecin, c'est une image, il a le forceps, il ne touche pas à la dame. Alors que nous on n'est pas là-dedans »*[SFPia].

Le rapport que le gynécologue-obstétricien(ne) entretient avec le corps des femmes est médiatisé par les gestes d'expertises cliniques et par les

---

[341] Molinier, 2006
[342] Goffman, 1968
[343] Ulmann, 2012, p.47
[344] Ulmann, 2012, p.48

instruments. Tandis que la sage-femme, même si elle en vient à faire les mêmes actes médicaux que lui, entretient un rapport pris dans l'assistance corporelle des femmes et la proximité relationnelle liée au « prendre soin ».

C'est pourquoi une des sages-femmes pense que *« les sages-femmes elles sont plus à égalité avec leurs patientes en fait, il n'y a pas de prise de pouvoir oui disons, oui, de prise de pouvoir médical entre les sages-femmes et les femmes »*[SFElsa]. Inévitablement, plus que celle de l'obstétricien(ne), l'activité sage-femme est associée à la vie féminine physiologique ordinaire, la plus intime et spécifique, la plus cachée et la plus secrète, soit aux œuvres de la sexualité ordinaire des femmes.

Mais dans le discours des soignants, ce thème est totalement absent, comme il l'est généralement en maternité, où nul ne voit d'indécence devant leur corps, ainsi dévoilé et montré dans ses parties et son fonctionnement les plus intimes. Aucun soignant n'évoque la particularité de ces métiers, qui pour se consacrer à la vie et à la naissance, s'intéresse de manière constante aux parties génitales et reproductrices des femmes et à leur sexualité, comme si cette incontestable évidence était aussi la moins dicible.

Par un clivage protecteur de toute mise en scène obscène, le corps vivant est épuré du corps désirant de la sexualité, avec sa vitalité, au profit de la mise en valeur de l'activité la plus noble, la naissance. Cette opération, telle la régulation d'un « négatif psycho-social »[345], semble indispensable aux soignants, afin qu'ils puissent travailler, autant qu'elle l'est pour les patientes, afin qu'elles puissent recevoir les soins dont elles ont besoin. Les basses œuvres du métier, le sale boulot lié au commerce de l'activité professionnelle avec le sexe et la sexualité des femmes, sont relégués derrière le prestige professionnel du gynécologue-obstétricien(ne), comme au cœur de l'activité sage-femme elle-même, derrière la belle image de la naissance.

Cependant, avec la proximité et l'assistance relationnelle, l'imaginaire du métier sage-femme peut se trouver plus facilement associé à une promiscuité corporelle avec le corps féminin, déformé, dégoûtant ou souffrant, éclaboussé par cette scandaleuse intimité féminine, où le sang, les pertes et les déchets ont toujours valeur de flétrissure, d'altération et d'aversion.

L'assistance apportée par la sage-femme à la femme, dans l'expression de la puissance de ses capacités corporelles propres, pousse le corps de celle-ci sur le devant de la scène, tout en sollicitant des pensées conscientes ou inconscientes plus proches de scénarios troublants : celui d'un corps désirant, porteur du plaisir et de la souffrance, dévoilant la vulnérabilité de toute existence par cette vitalité qui, en donnant la vie promet, en même temps, la mort. L'obstétricien(ne), par contre, tout en travaillant sur la même scène, profite d'un imaginaire du métier, qui par lui-même, subvertit quelque peu ce tableau

---

345 Lhuilier, 2011

d'une sexualité, devenue trop visible, à travers cette vie physiologique du corps des femmes, dévoilée par la maternité. Sa capacité virile d'intervention et d'action, estompe quelque peu cette mise en scène, grâce au relief pris par la figure de l'expert.

D'ailleurs les pertes, le sang, et les fluides corporels n'ont pas ici la même valeur symbolique lorsqu'ils tiennent, d'abord, des conséquences de son intervention plutôt que des simples pertes du corps féminin lui-même, laissées au soin compassionnel de la sage-femme. Il est probable que l'activité sage-femme, trop fortement associée au corps désirant des femmes et de leur sexualité, supporte d'autant plus socialement des rapports genrés, avec le même poids et les mêmes résistances à leur évolution que celles opposés à la condition des femmes.

Toutefois, incorporés dans l'activité des sages-femmes et des obstétriciens(ne)s, avec ses hiérarchies et ses rapports de pouvoir, ils peuvent venir exacerber leur dépendance réciproque. Là où, par contre, seule la reconnaissance mutuelle peut venir les tempérer pour alimenter des complémentarités, la solidarité et la coopération, au profit de la bonne ambiance dans l'équipe.

La « bonne équipe », l'exemple du diagnostic anténatal

Deux équipes d'un CPDPN témoignent des bénéfices, dans l'activité, apportés par la dynamique de la reconnaissance mutuelle au travail. Pourtant, dans le cadre de l'IMG, les difficultés au travail planent en permanence avec l'ombre de la mort et celle du « sale boulot ». S'il ne peut se transformer en bel ouvrage, du moins sa charge négative peut-elle être atténuée par les alliances intersubjectives construites, sans cesse renouvelées, entre les soignants comme avec les parents. Cette forme de résistance, développée ensemble, soutient les professionnels, dont le gynécologue-obstétricien(ne) qui porte la part la plus lourde avec cette expertise devenue, pour lui, paradoxale. Que ce soit pour les décisions à prendre sur le versant de l'activité du diagnostic et des attestations à délivrer : *« je refuse des interruptions de grossesse et dans ces cas-là il vaut mieux être en phase avec toute l'équipe, mais c'est un travail de plusieurs années, c'est-à-dire qu'à force de travailler ensemble on sait exactement comment on fonctionne les uns avec les autres »*[OBJules] ; que ce soit dans les temps où l'expertise fait le jeu des incertitudes, des compétences, voire de la culpabilité : *« l'autre fois j'ai fait une échographie sur un bébé avec un retard de croissance gravissime avec une estimation de poids très petite on a pris une décision d'IMG sur mon estimation de poids, il était plus grand que ce que j'avais estimé, il était quand même très petit il était très malade, donc cela ne remet pas en cause la décision, mais j'étais quand même effondrée »*[OBMarie].

L'accent est mis sur les capacités d'échanges, d'expression émotionnelle et surtout d'élaboration, toutes considérées comme les principales ressources nécessaires à la régulation individuelle et collective, face aux difficultés de l'activité. Une *« sorte d'accordage affectif »* ou *« d'harmonisation affective »* qui sous-tend celle-ci dans le travail, au sens où Daniel Stern l'entend[346], concernant les influences réciproques du bébé et de sa mère : *« Le diagnostic anténatal tout se fait en binôme avec la sage-femme et on a sûrement... quand je parle et que quand je suis du coup un peu trop émue, etc. que si voilà je n'arrive pas à enchaîner, etc. elles prennent le relais c'est très naturel et comme ça on se partage un peu »*[OBMarie]. Cependant la construction et l'entretien de ces accordages, subjectifs et émotionnels, ne se fait pas grâce au savoir et à l'expertise médicale, ni sur injonction d'un travail prescrit : *« on va passer beaucoup de temps à l'hôpital, beaucoup d'heures, donc il y a les gardes, à trois heures du matin on se retrouve à discuter [...] on se retrouve plein de fois [entre obstétricien(ne)s] en fin de journée là tous dans nos bureaux, on va se raconter des trucs on a tous des personnalités très différentes, mais il y a une complicité, il y a du respect, et puis dans l'équipe aussi... et je pense que tout le monde fonctionne un peu comme ça, oui après il y a des gens qui vont être moins impliqués dans le diagnostic anténatal, qui sont moins là-dedans, mais je pense on est tous... on est tous touchés quand il se passe quelque chose de triste de grave et on s'en parle entre nous, oui je pense qu'on a trouvé dans cette façon de communiquer ensemble un peu de soutien »*[OBMarie]. Ces accordages trouvent leur origine et leur maintien dans l'activité réelle elle-même, dans ces espaces qui permettent de communiquer et d'échanger sur le travail : *« il n'y a rien de prévu d'institutionnalisé. Non à nouveau ce qui est important, c'est le temps qu'on prend avec les autres, moi j'aime bien déjeuner avec l'équipe, voilà prendre du temps quoi. C'est plus décousu que dans un groupe de parole qui est fait pour ça avec une psychologue qui est dans l'attention particulière, qui renvoie des choses »*[OBJules].

Cette cohésion d'équipe, peut conduire à une sorte de « savoir-faire », dans l'expérience du côtoiement de la mort, avec l'activité IMG. Reconnue par les soignants extérieurs au CPDPN, ceux qui sont confrontés en permanence à la mort périnatale peuvent être sollicités auprès de ceux qui le sont moins : *« parce que certains collègues qui ne sont pas du tout dans le diagnostic anténatal et l'interruption médicale de grossesse et s'il y a une mort en salle de naissance, très vite, ils m'appellent [...] c'est toujours, je ne sais pas comment on fait les papiers, quoi, et en réalité ce qu'ils souhaitent c'est qu'on soit présent, justement, qu'on soit présent qu'on les accompagne eux et qu'on fasse un bout de chemin avec la patiente. Bien sûr qu'on va présenter les papiers à la patiente, mais leur demande n'est pas celle-là, leur demande c'est d'être présent et justement d'avoir une, comment dire, une certaine stabilité*

[346] Stern, 1989

émotionnelle au moment où tout le monde est dans le mouvement des émotions quoi »[OBJules].

Cette parole partagée, face aux épreuves imposées par la mort périnatale, qu'elle soit inattendue ou programmée, peut créer des liens de solidarité, nés des difficultés rencontrées au travail : *« parce que ça reste des moments très forts, même après, c'est des moments on s'en souvient »*[OBOlga], souligne cette gynécologue-obstétricienne.

Cette solidarité collective, sur fond de reconnaissance au travail, se dresse, tel un rempart, face à l'expérience que représente la mort périnatale tragique : *« Si dans ces cas-là l'équipe ne te soutient pas (reniflement) je pense qu'on peut tout à fait détruire une carrière. Parce que ce genre d'accident aigu ça peut arriver à tout le monde en obstétrique »*[OBAlix]. Alors qu'elle impacte toute l'équipe, lorsque tous sont *« pris par cette situation, vraiment ça se ressent dans l'ambiance de l'équipe »*[SFRomy], son dépassement apparaît fortement lié à l'activité subjective et intersubjective, dans sa capacité à fournir un étayage symbolique susceptible de contenir ce qui est fait et vécu au travail.

C'est pourquoi, lorsque *« l'organisation du travail permet le libre jeu du fonctionnement mental »*, il en devient ainsi la *« meilleure soupape »*[347]. La survenue de la mort, sous la figure de la mort périnatale, trouve, ainsi, une per-élaboration, qui s'entend comme une véritable « pairs-élaboration », capable de reprendre, comme de donner du sens aux différentes dimensions auxquelles renvoie la mort.

Néanmoins, du point de vue individuel, les résonances que le vécu de la perte peut venir solliciter chez chaque soignant, en tant que sujet au travail, porteur d'une histoire personnelle, ne sont pas indépendantes d'aspects *« très personnels et pas professionnels »*, selon les mots d'une sage-femme. Si la résolution, plus ou moins réussie, de l'entretien ou de la restauration de la reconnaissance au travail, reste sous influence de cette dimension strictement intra-psychique, le fondement de sa dynamique se situe ailleurs. Elle dépend essentiellement des conditions de travail auxquelles les soignants ont à faire, notamment celles de la communauté de travail. Mais les échanges avec les parents sont, eux aussi, déterminants.

3. Restaurer la reconnaissance dans l'alliance avec les parents

Les atteintes de la reconnaissance, consécutives à la mort périnatale, sont susceptibles d'altérer l'alliance contractée dans le soin en transformant *« le pacte de confiance »* en *« pacte de méfiance »*, entre parents et soignants[348]. Les

---

[347] Dejours, 1993, p.161

[348] Ricoeur, 1996, p.26

obligations légales s'y conjuguent étroitement avec les motivations morales, là où la reconnaissance se tisse avec la relation de soin, en même temps que dans le collectif de travail.

La reconnaissance, à l'aune de la culpabilité

S'agissant de la mort, la culpabilité fait toujours partie du cortège des sentiments qui l'accompagne, tandis qu'elle n'épargne ni les parents ni les soignants dans ces morts périnatales dramatiques. Le temps du déni, qui refuse d'en intégrer la survenue, fait retour sur les événements la précédant, et analyse sans relâche ce qui aurait pu être fait différemment pour l'empêcher d'advenir.

La culpabilité s'y développe au sein de considérations parfois aussi rationnelles qu'irrationnelles, alors que les voies de la reconnaissance mutuelle entre soignants et parents s'y délitent.

Cependant, la culpabilité entretient un rapport indispensable avec l'altérité[349], là où ce qui arrive à l'autre affecte en retour. Par là, s'instaure la possibilité d'une autre forme de partage, grâce à la reconnaissance. Elle concerne ici le partage de la même condition, non plus sociale, mais ontologique, de la dimension existentielle humaine commune. Elle réunit, alors, parent et soignants dans cette intersubjectivité qui les fait se reconnaître *« réciproquement comme mortels*[350], en faisant l'expérience de la mort ensemble, qu'elle soit celle d'une expérience survenue au travail, pour les soignants, ou qu'elle soit liée à leur vie personnelle, pour les parents.

La rencontre se resserre en cet espace qui circonscrit ce qui fonde l'humanité dans sa substance, celui d'une même subjectivité vivante et désirante, où le rapport à soi s'inscrit inconditionnellement dans le rapport à l'autre. C'est ainsi que peut se comprendre l'impact émotionnel de la détresse des parents sur les soignants, lorsqu'il faut annoncer une mort périnatale, accompagner le travail, l'accouchement, ou s'occuper d'un corps sans vie. Dans cet espace, où la mort entremêle les culpabilités autant que la reconnaissance intime, au-delà de l'asymétrie de la relation de soin, se restaure l'alliance par le partage. Celui qui scelle l'humanité de chacun par la réciprocité.

Le contexte de l'IMG, particulièrement, montre cette voie d'une subversion possible, de la culpabilité partagée entre soignants et parents. Ici aucun « tribunal extérieur », légal ou professionnel, n'accuse les soignants. Avec Paul Ricoeur, c'est plutôt du jugement d'un *« tribunal intérieur »* qu'elle relève, celui du regard porté sur soi-même dans ce qui est fait à l'autre, lorsqu'il entre

---

349 Ricoeur, 1998
350 Honneth, 2000, p.85

en résonance avec un interdit fondamental, celui de tuer, ou encore avec la faute morale, qui vient trahir l'idéal professionnel ou les valeurs personnelles. Ces mouvements psychiques intersubjectifs permettent aux soignants de localiser, résolument, le sentiment de culpabilité, essentiellement chez les parents, à travers la participation active du soutien qu'ils leur apportent. S'il est entendu qu'il ne s'agit pas de soigner, au sens habituel en médecine, du moins les actes professionnels engagés tentent-ils de soulager d'une souffrance intense en réintroduisant, grâce à eux, la dimension humanisée du « prendre soin », puisque les parents *« sont dans un désespoir absolu et ils trouvent que les mains qu'on leur tend, je pense, ont un impact extrêmement puissant »*[OBJade].

Ainsi le soin compassionnel se substitue-t-il au soin curatif pour circonscrire la pensée de la faute associée à ce sentiment. Ce traitement réintroduit, par ailleurs pour les soignants, une frontière claire dans l'assignation des places : *« en fait moi ce que je me dis c'est que ce qui leur arrive à ces gens mmm c'est pas de ma faute, enfin, voilà ça leur arrive et par contre je peux les aider et faire en sorte que cela fasse le moins mal possible [...] on se dit alors voilà ils ont vécu quelque chose de terrible, mais on les a aidés pour traverser ça »*[OBMarie].

Toujours est-il que la culpabilité apparaît, de la sorte, comme une partie de la réalité psychique partageable entre les soignants et les parents, grâce à la reconnaissance mutuelle. Une culpabilité partagée, où celle des soignants, consciente ou non, trouve une voie de soulagement dans l'effort d'apaiser celle des parents. Cette dynamique, sous-tendue par les phénomènes d'identification, fait le jeu complexe des liens intersubjectifs, tout en rendant possible, pour les soignants, le traitement de leurs propres mouvements psychiques. Les vécus coupables, qui pourraient ressembler fortement à ceux des parents, sont ainsi projetés sur eux, externalisés et repris en charge.

Cette dimension introduit un travail émotionnel qui soutient l'activité, où l'émotion n'est pas simplement vécue sur un mode passif, compris comme « être affecté ». Elle peut être réintégrée sous la forme d'une participation affective à la souffrance de l'autre et à son soulagement, possible avec l'identification à l'autre dans la rencontre clinique. La psychanalyse, avec Mélanie Klein (1957), appelle cette stratégie défensive particulièrement efficace, l'identification projective : *« on ne peut pas porter des décisions comme ça de mort seule, je pense que c'est important de partager le poids de la décision, même pour le couple qui fait la demande au départ de l'IMG je pense que c'est important qu'eux aussi puissent se décharger et puis aussi on leur dit vous faites la demande et c'est comme ça, mais c'est parce que nous on pense que c'est grave, on essaie de les décharger d'une culpabilité déjà très importante et qu'ils vont garder de toute façon, mais qu'ils se sentent soutenus dans cette décision.... »*[OBMarie].

La culpabilité, chez les soignants, peut rester un vécu singulier et tenace, jusqu'à se transformer en cette culpabilité incommensurable, insaisissable dans ses limites : celle où le regard sur soi laisse peu de place à une quelconque réhabilitation. Le sentiment d'être « coupable de tout » obère ainsi toute autre pensée, comme le rappelle Paul Ricoeur, en faisant référence à l'œuvre de Fiodor Dostoïevski, pour évoquer cette notion de « culpabilité infinie ». Très explicitement, une sage-femme en parle, tout en associant cette culpabilité à une mise en garde face à *« un sentiment de toute-puissance »,* qui ferait *« penser qu'on contrôle tout »*. Mais elle aussi au manque de soutien et de reconnaissance témoigné par une partie de l'équipe médicale. Elle confie les efforts déployés dans sa vie privée, face à ce qui est devenu une affaire personnelle, plutôt qu'une épreuve du travail liée à une mort périnatale.

Toutefois cette sage-femme désigne, en même temps, la voie d'une issue plus individuelle à cette culpabilité écrasante, celle de la responsabilité, qui renvoie au rapport à autrui et qui en limite la mesure : « *Il s'agit de remonter cette pente pour aller vers la responsabilité qui, elle, implique toujours un autre. Un autre, face auquel je suis responsable, mais aussi un autre qui me dit que je suis responsable* »[351]. En effet « *l'essentiel est de ne pas considérer la culpabilité seule, mais toujours dans le couplage culpabilité-responsabilité : le côté subjectif de la culpabilité et le côté d'altérité de la responsabilité* »[352].

Dans ces situations dramatiques, en cette mort partagée avec les parents, les liens de reconnaissance, souvent à distance de l'événement, apportent une indéniable restauration aux soignants. En se référant à la responsabilité, les soignants peuvent accepter de reconnaître individuellement, ou collectivement que, même si *« c'est toujours un enchaînement de choses »*, ils sont acteurs de ce qui s'est contextuellement passé dans leur travail, vis-à-vis de l'autre, avec les conséquences qui en découlent : *« c'est ce que j'ai fait et je sais pourquoi j'ai fait ainsi »*, dira une sage-femme. La culpabilité est alors à la mesure de cette activité réelle, à laquelle ils peuvent se référer face aux parents : *« en regardant objectivement les faits, malheureusement j'aurais pas pu faire autre chose »*, dira cette obstétricienne. De cette façon la responsabilité, *« c'est assumer, mais toujours vis-à-vis d'un autre, en nous mettant toujours dans un rapport à autrui. La responsabilité est la riposte, et éventuellement la guérison, au sentiment de culpabilité pathologique qui, lui, est enfermé dans la solitude »*[353].

C'est ainsi que la responsabilité remet en scène la réciprocité, avec des rapports de reconnaissance mutuelle dans les épreuves de la mort périnatale, au même titre que peut le faire le débat de ces difficultés avec les pairs dans le collectif de travail. La culpabilité incommensurable est une production de la

---

[351] Ricoeur, 2007, p.34

[352] Ricoeur, p.40

[353] Ricoeur, 2007, p.16

subjectivité solitaire, coupée des autres et centrée sur elle-même. Tandis que la culpabilité associée à la responsabilité est à taille humaine, à la mesure des échanges entretenus avec l'autre ou les autres, par une alliance de réciprocité. L'expérience de la mort, loin d'une solitude qui sépare des autres, peut alors être partagée humainement, autant avec la communauté de travail qu'avec les parents. Cette situation semble faire particulièrement écho à l'IMG. L'alliance entre les parents et l'équipe médicale les fait avancer, ensemble, vers la mort dans les différents temps de son accomplissement. Dans la reconnaissance mutuelle de cette réalité et de sa portée, le choix difficile des parents trouve un équivalent dans le geste fœticide douloureux de l'obstétricien(ne), où la référence à la responsabilité assumée est une donnée indispensable pour celui-ci, afin qu'il puisse supporter *« la violence du geste ».*

La reconnaissance à l'aune de l'enfant sans vie

Avec la mort périnatale, la présentation du corps sans vie, sous la figure d'un enfant mort, prend l'allure d'un carrefour, où convergent les aléas de la peur et ceux de la reconnaissance au travail. Sur la scène d'une tragédie où la mort a fait son œuvre, dans une même unité de temps, de lieu et d'action, elle en représente, pourtant, un autre dénouement possible. Dans cette présentation, éviter la mort est impossible. Les soignants ne peuvent que s'y confronter, par un face à face inexorable, lorsqu'il s'agit de rapporter un tableau qui signifie qu'elle vient d'avoir lieu, qui plus est sous la figure d'un enfant. Car toutes les manipulations, tous les atours rassemblés avec soins, toutes les pièces concrètes établies, comme les empreintes, photos, bracelets de naissances, mèches de cheveux prélevés, sont au service de l'établissement de ce dévoilement. Minutieusement, tous les efforts de composition tendent vers une révélation qui témoigne, non plus de la mort, mais d'une mort, celle d'un d'enfant porteur d'un projet parental, d'une filiation et d'une histoire singulière, présenté à ses parents comme tel.

Dans cette apparition, c'est le visage de l'humanité qui cherche à être retrouvé, où l'annonce est faite, « un enfant est mort » ; là où, en salle des naissances, la clameur quotidienne annonce, dans la joie, « un enfant est né ». Certaines sages-femmes témoignent qu'elles s'adressent elles-mêmes à l'enfant que représente le corps sans vie, pour lui parler, tant elles se sentent convoquées à entrer dans une dimension proprement subjective, tantôt à haute voix, tantôt sous forme d'un dialogue interne et silencieux. Ce corps n'est, alors, plus seulement une chose, puisqu'il advient, tel un partenaire capable de les interpeller : *« dans l'instant de la contemplation, ce n'était pas une chose entre les choses, un phénomène entre les phénomènes, c'était l'unique présence »*[354].

Sur cette scène du travail, tout est purement symbolique. Le fait que cette tâche soit surtout dévolue aux sages-femmes ne fait qu'en renforcer la force symbolique. Car la sage-femme, dans les représentations, est étroitement associée aux soins de la mère et de l'enfant. Sa présence sur scène, avec dans ses bras un enfant, qu'elle aura examiné, pesé, lavé, habillé, dont elle se sera occupée et qu'elle vient présenter aux parents, atteste du tableau d'une véritable naissance. Les parents y trouvent la confirmation de leur maternité, leur parentalité pour un enfant qui a été et qui n'est plus. En salle des naissances, cependant, les mots prononcés, la présence réciproque, les choses données, reçues et rendues dans cet espace symbolique, restaurent la relation de soin, en ce que les soignants y recouvrent une forme de reconnaissance, même si l'enfant n'a pas vécu.

Réciproquement, les parents reçoivent la pleine reconnaissance du fait qu'il a été, mais qu'il est perdu. Cet espace sollicite, là aussi, un champ d'expérience beaucoup plus vaste que le matériel ou de simples opérations rituelles. S'y déploie, au travail, cette « aire transitionnelle » capable de s'intercaler et de se saisir à la fois du subjectif et de l'objectif. Cette sorte d'entre-deux paradoxal, compris entre le « subjectivement conçu » et « l'objectivement perçu »[355], laisse libre jeu à la créativité et à l'intersubjectivité partagée. Le corps du tout petit n'en représente que le support concret visible, à la manière dont Donald Winnicott le conçoit pour l'objet transitionnel. En ce temps particulier, qui *« reprend un peu le droit de l'humanité »*[SFPia], parce qu'elle est *« relancée »,* le « sale boulot », peu attrayant de la toilette d'un corps sans vie, se transforme pour les sages-femmes en noble tâche, gage d'une humanité sauvegardée, malgré l'enfant qui n'est pas advenu. Elles y retrouvent un beau rôle, qui leur redonne une capacité d'action, en dépit des sentiments d'échec ou de culpabilité que la mort périnatale peut venir générer.

Par la force d'un traitement symbolique, cet enfant bien qu'il ne soit pas advenu, n'est pas rien, car il aura été, un moment, présenté au monde et accueilli comme tel, par les parents, comme dans l'activité habituelle dédiée à la naissance. Si, normalement, le traitement d'une dépouille témoigne de la personne qui a été, de sa vie, de son existence et de son histoire, la force symbolique d'une telle présentation au monde arrache une existence au néant pour donner, ne serait-ce qu'un court instant, une mémoire à un enfant, porteur d'un projet de vie et d'avenir.

Malgré la mort, l'humanité reprend son rang, enracinée dans sa dimension intersubjective, capable de rétablir les frontières nécessaires à toute existence

[354] Buber, 1969, p.68
[355] Winnicott, 1975, p.44

humaine, qui doit s'inscrire entre un début et une fin, entre la vie et la mort. Souvent, seules face aux parents, les sages-femmes ne sont, pourtant, pas seules face à la mort, ni au petit mort. La solidarité collective au travail veille à trouver des arrangements imprévus, afin que les moments les plus pénibles ne soient pas supportés dans la solitude, ou que la charge de travail ne soit trop lourde. La peur, face à la mort, s'apprivoise ensemble, mais d'une autre façon que celle suscitée par la crainte de sa survenue dans l'activité dédiée à la vie, dans la mesure où elle n'est ni évitée ni reléguée sous la forme d'un clivage hors de l'activité habituelle. La peur est simplement subvertie, avec la mort elle aussi, par l'équivalent d'un rite funéraire qui permet de « surmonter l'horreur du cadavre ».

Car « le cadavre est inquiétant, non pas seulement parce qu'il se corrompt et qu'il est source de pollution, mais aussi parce qu'il occupe une étrange place intermédiaire entre la chose inerte et la personne vivante »[356]. Alors, se demande une sage-femme, « *est-ce que tout doucement on réintroduit le rituel de la mort dans les hôpitaux, alors évidemment qu'on le réintroduit dans les hôpitaux puisque la mort maintenant c'est à l'hôpital, ce n'est plus à la maison alors est-ce que ce n'est pas une espèce de courant ?* ».

De nombreux éléments portent à croire que la mise en place de telles pratiques, au sein de l'activité, n'est pas juste une mode qui tend vers une « psychologisation du deuil »[357]. Surtout à une époque où la mort disparaît considérablement de l'espace public, tandis que son traitement devient plus personnel et plus privé. Même si les enjeux psychologiques sont évidents, ces pratiques ne semblent pas non plus la simple conséquence de la « légitimation d'un discours », venant des soignants, psychologues, médecins, ou tout particulièrement des sages-femmes, qui « précède voire accompagne toute justification empirique »[358].

Loin de résulter d'une « attente professionnelle diffuse »[359], qui aurait conduit ces professionnels à faire accepter ces pratiques aux parents, elles profitent à un « renforcement des systèmes symboliques qui encadrent et guident les pratiques », pour permettre de faire face à « une réalité appréhendée comme dangereuse, car ressemblant trop aux fantasmes »[360]. Elles répondent, par ailleurs, aux enjeux actuels dans la naissance avec le relief pris par chaque projet d'enfant. Un fœtus perdu, même petit, n'est plus passé sous silence comme dans un passé récent.

Ce traitement symbolique, dont la reconnaissance mutuelle est le fondement, se montre capable d'humaniser les faits biologiques comme de

---

[356] Dastur, 2005, p.15
[357] Dastur, 2005, p.20
[358] Memmi, 2011, p.116
[359] Memmi, p.112
[360] Lhuilier, 2005, p.88

donner une signification à la science et la technicité médicale qui, en elles-mêmes, par leur nature dogmatique, ne produisent ni sens ni valeurs[361]. Sur la scène de la naissance, où la pensée de la mort est secrètement omniprésente, où une lutte acharnée lui est vouée, prendre acte de sa survenue par un « traitement » qui l'intègre dans les pratiques, circonscrit un périmètre dans l'activité réelle qui admet son existence. La mort est à la fois reconnue, mais aussitôt subvertie dans sa violence, comme le dit une sage-femme : *« c'est quand même très apaisant tout ce qu'on fait pour les parents qui finalement apaise aussi les soignants, c'est évident, ça c'est évident »*[SFPia].

Pour les soignants ce constat assouplit quelque peu la pression d'une idéologie qui dénie la mort, lorsque dans la salle des naissances elle peut être reconnue, non loin de sa réalité pour toute existence humaine. Les sages-femmes organisent une coexistence similaire, dans leur travail, lorsqu'elles se répartissent l'activité de telle sorte qu'elles puissent *« switcher »* le moins possible entre la vie et la mort. Non escamotées, leur application et leur intégration à l'activité commune, demandent une élaboration qui influence l'activité de chacun. L'équipe entière sait qu'elles ont eu lieu et peut s'y référer, tandis que *« tout le monde joue le jeu »,* toutes professions confondues.

Ces processus, qui s'étayent sur le traitement corporel du tout petit ne sont pas définis à l'avance et, de ce fait, sans cesse à réinventer pour les soignants à la rencontre des parents, dans leur travail individuel et collectif, pour chaque situation. Alors que l'activité augmente sans cesse en charge, dans la naissance elle-même, à l'endroit de la mort, les efforts fournis, individuellement et collectivement, pour construire à chaque fois la disponibilité nécessaire pour ces nouvelles pratiques, en dit long sur l'indispensable nécessité pour tous, parents et soignants, de les faire vivre. Car, *« il n'y a de mort vraie que socialement reconnue »,* constate l'anthropologue Louis-Vincent Thomas[362].

Même si ce partage reste circonscrit aux échanges des parents avec les soignants, ou pour ces derniers, à leur lieu de travail, il est l'espace d'une socialisation qui les réunit tous, pour organiser ce que Hans-Georg Gadamer appelle un *« refoulement de la mort ».* Ces pratiques, face à la mort, reconnues et partagées collectivement, se fondent avec des processus millénaires, indispensables au désir de vivre dans toute existence humaine, car : « *Il semble que la nécessité de réhabiliter le refoulement de la mort, inhérent à la vie elle-même, doive aller de soi pour les vivants* »[363].

---

[361] Gadamer, 1998
[362] Thomas, 1975, p.52
[363] Gadamer, 1998, p.77

4. Restaurer la reconnaissance pour supporter la peur au travail

La mort périnatale fait ressurgir une dimension constamment refoulée dans l'activité ordinaire, celle de la peur : *« Du coup, on est allé très vite à la césarienne et ça s'est super bien passé. Non, j'avoue, jamais je ne pense jamais à la mort, pour ça il faut rester positive »*[SFAude]. La pensée de la mort, omniprésente, mais tenue secrète avec la peur, n'est pas formulée et même refoulée des représentations trop explicites : *« parce qu'est-ce qu'on surveille en salle de travail si ce n'est l'arrivée d'un gamin qui est en train de décélérer, qui est en train de mourir en gros, parce qu'on ne te dit pas on dit jamais, oui on surveille le monito quand tout va bien, mais sous-entendu quand même « quand ça va décélérer il y a un moment où ça va arrêter de décélérer, mais ce moment-là, il va être mort le gamin »*[SFPia]. Une peur que les soignants doivent pourtant surmonter quotidiennement, afin de pouvoir travailler ou re-travailler, particulièrement en situation d'urgence : *« la mort qui rôde. On n'y pense pas du tout. Sur le moment, on n'y pense pas [...] on pense à agir, réanimer le bébé, tenir les parents au courant, appeler tout le monde qu'il faut »*[SFInès].

La peur au travail est connotée négativement par les soignants. Elle concerne toutes les conséquences désastreuses pour le travail, et les soignants eux-mêmes, auxquelles la survenue de la mort pourrait les exposer. Elle ne peut donc pas être confondue avec l'angoisse, qui a trait à la dynamique intrapsychique individuelle liée à l'histoire personnelle, indépendamment du contexte du travail. En obstétrique, *« il faut pas avoir peur. Si on a peur, il faut arrêter immédiatement. On peut être du coup néfaste »*[OBAlix], affirme une gynécologue-obstétricienne, tandis que plusieurs sages-femmes affirment qu'elles ne pourraient pas travailler en salle des naissances si elles avaient peur.

Collectivement, dans l'équipe, la peur est signe de faiblesse et d'inadaptation professionnelle. Elle désigne un soignant sur lequel on ne peut pas compter, voire même potentiellement dangereux pour le travail des autres, surtout s'il s'agit du chef, soit le gynécologue-obstétricien(ne). À la place de la peur, de façon générale dans leur travail, les soignants évoquent, plutôt, la confiance qui leur vient du collectif de travail et qui renforce celle qu'ils ont en eux-mêmes. Les satisfactions liées aux naissances semblent supplanter la peur, et la mettre à distance, alors que tous les soignants savent paradoxalement que les risques ne peuvent pas tous être totalement contrôlés. La reconnaissance y joue, cependant, un rôle essentiel, lorsque *« la peur relative au risque que suppose une tâche peut-être en quelque sorte modulée par le rapport à la satisfaction »*[364]. Certains soignants laissent même entendre combien les naissances dans le stress et *« l'adrénaline »*, ressemblent à des temps d'ordalie qui conjurent la peur, avec cette obstétrique qui pourrait presque avoir l'effet

---

[364] Dejours, 1980, p.111

d'une *« drogue »*. Cependant, dans des situations concrètes, avec la mort périnatale, la peur refait surface, y compris dans le discours des soignants. Les sages-femmes, encore une fois, en témoignent plus spontanément, alors que les obstétriciens(ne)s la constatent plutôt chez les autres, sauf pour la mort maternelle. Deux d'entre eux disent la retrouver « déplacée », à la faveur du parcours professionnel, dans leur vie privée, sous forme d'inquiétude pour les proches, plutôt que dans le travail. Car il semble bien qu'il soit indispensable, pour les sages-femmes comme pour les obstétriciens(ne)s, de travailler en salle des naissances sans avoir *« la peur au ventre »* en allant en garde.

Tenir la peur à distance est une stratégie défensive commune pour ceux qui exercent l'obstétrique, mais chaque métier a des solutions spécifiques pour y parvenir, suivant sa propre idéologie défensive : *« Seule la participation de tous à la stratégie défensive en assure l'efficacité symbolique. Personne ne doit avoir peur. Personne ne doit laisser paraître. Personne ne doit rester en marge de ce code professionnel. Personne ne doit refuser la contribution individuelle au système défensif »*[365].

Ainsi les sages-femmes semblent occuper leur champ de pensée plutôt par l'idée que « tout va bien se passer malgré tout », tandis que les obstétriciens(ne)s l'occupent par tout ce qu'il y a « à faire » dans la gestion des problèmes médicaux. D'ailleurs, du côté de l'IMG, la concentration sur cette gestion permet de désamorcer les motions affectives trop pénibles, ainsi qu'une forme de peur de soi face à ce que représente le geste fœticide.

Travailler dans la peur est une charge psychique trop lourde qui épuiserait les soignants et gênerait l'activité : *« je l'évacue parce que si on y pense enfin moi la façon dont je fonctionne ça va petit à petit m'envahir et je changerais ma pratique parce que ce serait lié à la peur »*[OBAlix], constate une obstétricienne. Lorsque la peur refait surface avec la mort périnatale, les soignants sont amenés à développer des stratégies qui visent à la neutraliser ou à la remettre à distance, faute de quoi, pour l'éviter, ils sont parfois contraints de quitter le lieu de son éclosion, la salle des naissances. Ainsi, de façon transitoire ou définitive, les soignants se rassurent en augmentant la surveillance médicale, les interventions, ou tout simplement en évitant les mêmes situations cliniques : *« Dans les 15 jours qui ont suivi [...] finalement ils avaient peur de cette situation-là parce que ils ont tous césarisé à tout va »*[OBAlix]. Néanmoins, ces stratégies sont insuffisantes pour contenir la peur lorsqu'elle s'avère trop intense.

En témoigne le recours à des stratégies d'efficacité purement symbolique pour la contrer. Toutes les considérations, concernant les coups du sort, le fait d'attirer le malheur en portant la poisse ou le mauvais œil, n'ont pas seulement comme objectif de pouvoir mettre le soignant hors de cause dans l'irruption de

---

[365] Dejours, 1980, pp.89-90

la mort au travail, en l'attribuant au destin. Outre qu'elles réintroduisent du sens, restaurent une logique, même sous des perspectives irrationnelles, elles laissent comprendre, aussi, que ce n'est pas de l'activité qu'il faudrait avoir peur, mais du hasard ou du destin qu'il faut se méfier.

C'est dans le soutien et la reconnaissance mutuelle que les soignants mettent vraiment leur peur à distance, lorsqu'ils se revivent à nouveau capable de travailler sans peur, avec les autres, aidés, soutenus et reconnus par eux : *« Je pense que si je n'avais pas fait d'autres accouchements derrière, j'aurais eu du mal à revenir juste la peur, le stress que ça recommence, la poisse comme on dit (rire) »*[SFEva]. La satisfaction, née de l'activité réelle *hic et nunc*, collectivement partagée, est un puissant remède pour les soignants contre la peur. Le simple fait de se retrouver, immédiatement après une mort, face à une naissance vivante procure une aide instantanée, venue directement du travail, au-delà de la difficulté de switcher entre les deux : *« je me souviens aussi avoir fait rapidement un accouchement derrière, je m'occupais d'une patiente qui accouchait et c'était du physiologique, tout le monde allait bien, ça s'est bien passé et avant de me lancer sur l'accouchement je me suis dit « je ne sais pas si je vais y arriver » parce qu'on était encore tous un petit peu choqués de ce qui venait de se passer et en même temps ça a fait du bien à l'équipe de voir un enfant qui va bien après »*[SFNell]. De cette manière, le soignant retrouve l'indispensable étayage du groupe, et n'est pas laissé seul, là où toute solitude se fait souvent au bénéfice de la peur. La peur au travail s'efface ainsi derrière la satisfaction procurée par l'activité, notamment grâce à la reconnaissance mutuelle, dépendant très étroitement de la vie d'équipe que partagent les soignants.

5. La reconnaissance au travail à l'aune de la temporalité

La trace la plus tangible de la réciprocité de ces rapports de reconnaissance mutuelle, est donnée par les relations soignants-parents, à distance de la mort périnatale. De ce fait, pour les soignants, le pacte n'est pas rompu : *« et moi aussi ça m'a un peu réparée... que dans leur douleur ils ont continué à me faire confiance. Et voilà ils sont pas détruits... alors bien sûr ils ont cherché s'il y avait faute ou pas faute sur tout le parcours euh et c'est absolument normal [...] Et ils ont demandé à me rencontrer et quand même cette femme a été à nouveau enceinte elle a voulu que je la suive et là moi je lui ai expliqué que moi je ne voulais pas prendre cette responsabilité que je ne voulais pas alors que a priori il n'y avait pas de souci... d'ailleurs elle a eu un deuxième enfant »*[OBAlix].

Pour les soignants, qui auront été éprouvés le plus douloureusement dans la confrontation à la mort périnatale, ce sont les parents qui leur apportent indéniablement le dégagement le plus opérant : « *Ce qui m'a le plus aidée en fait dans toutes ces histoires, c'est la rencontre avec les parents [...] oui et vice versa je pense. C'est-à-dire c'était le fait de parler avec eux, de dialoguer avec eux de leur expliquer, de les aider à accepter, à accepter, de dire ce que je pensais avec une assez grande franchise de... même de répondre à la question du premier couple (silence) « est-ce qu'il y a eu une faute ? »*[SFElsa].

De la même façon, pour l'IMG, les soignants rapportent, que la plus signifiante des reconnaissances vient, pour eux, des parents. Le travail réellement fait auprès d'eux, dans toute sa complexité, y reçoit une rétribution symbolique par la gratitude que ces derniers leur expriment, parfois longtemps après : *« je peux dire que les plus belles lettres que j'ai reçues, les plus grandes gratifications, les plus grands remerciements c'est les couples que j'ai accompagnés pour une IMG [...] ben je pense que les gens comprennent qu'ils sont dans une situation un peu particulière et que l'équipe met en place des choses... parce que c'est un choix d'équipe et parce que je pense que dans leur détresse ils se sentent vraiment accompagnés... il n'y a pas de valeur ajoutée »*[OBJade]. Ces témoignages donnent sens particulièrement à ce que l'obstétricien(ne) doit faire et supporter dans l'activité IMG.

Mais les morts périnatales inattendues sont, elles aussi, à l'origine de telles satisfactions professionnelles, au-delà des joies et des gratifications des naissances : *« Et la plus belle lettre que j'ai eue de ma vie et hhhh la la (elle a les larmes aux yeux) c'est presque un souvenir plus fort qu'une naissance presque, vraiment comment ils allaient faire pour que les faire-part étaient prêts, tout ça, enfin vraiment c'était très fort. Eh bien ça quelque part ça m'a aussi... (elle change de ton de voix) réconciliée ça m'a un peu... dire « oui je suis capable d'encaisser ça ». Grâce à ça ben les gens ils peuvent compter sur moi, quoi quand c'est dur, quand il y a un truc de mort eh bien je suis là quoi, y a pas de souci, je peux parler à une femme qui a son enfant mort in utero de son enfant mort, je peux lui montrer voilà je ne dis pas que ça ne me fait rien hein attention, je ne suis pas passée dans le protocole, je ne suis pas passée dans le protocole « on le bel enfant on lui fait la photo » comme on nous le serine »*[SFPia].

Une sage-femme remarque, particulièrement pour l'IMG, que la place ingrate à laquelle elle semble reléguée, loin d'y voir l'abandon d'un sale boulot, elle y voit un privilège, grâce à la reconnaissance que les parents peuvent exprimer : *« un privilège (silence) malgré tout je pense parce que ça nous apporte beaucoup, c'est drôle parce que j'ai reçu là ce week-end, samedi, ça m'émeut d'ailleurs, une lettre d'une patiente (elle pleure), je trouve ça magnifique parce que je l'ai accouchée il y a deux ans c'était une IMG et là elle vient d'accoucher et (voix chevrotante) elle a une petite fille qui va bien et elle voulait me remercier de mon accompagnement et ça me fait superplaisir, ça m'a vraiment émue cette lettre quand je l'ai lue et elle est passée par une autre collègue, une sage-femme libérale pour trouver mon adresse, pour me l'envoyer, j'ai trouvé ça vraiment... très fort »*[SFEmy].

L'alliance n'est pas rompue lorsque, les parents, longtemps après, souvent à la naissance d'un autre enfant, remercient *a posteriori* chaleureusement de l'aide apportée, ou donnent simplement des nouvelles de leur vie avec d'autres enfants. L'alliance reçoit ainsi une confirmation concrète, par son inscription dans une continuité temporelle qui fait sens. Ce qui laisse les soignants, sages-femmes et obstétricien(ne)s, dans d'intenses émotions qui restituent quelque chose de ces temps *« très forts »* du partage réciproque de la mort périnatale. Ils dépassent le sujet de l'expérience et le sujet connaissant, lorsque parents et soignants se reconnaissent dans le partage de la même humanité.

Avoir *« des nouvelles »*, en ce sens, permet à la vie de reprendre le dessus. Et lorsqu'après une mort périnatale, l'histoire continue avec une naissance vivante, le travail qui lui est dédié s'en trouve, lui aussi, réhabilité.

Conclusion

« J'adore mon métier. Mais quand les gens disent « c'est le plus beau métier du monde », c'est un peu se voiler la face sur certaines choses. Les gens ne se rendent pas compte qu'il y a cette face un peu plus négative du travail où on est confronté au deuil, que tout bascule d'une minute à l'autre, que c'est quand même stressant comme travail »[SFAude].

Pour les soignants, de toute évidence, lorsque la mort survient avec la naissance et qu'elle prend le dessus, le sentiment d'échec, de faute, la peur et la culpabilité sont au rendez-vous, avec le cortège des atteintes à la reconnaissance et à l'identité professionnelle.

Tout se passe comme si les soignants se trouvaient être en défaut, alors qu'ils sont confrontés à la douleur des parents. Plus son retentissement est grand, plus toute l'activité au travail se trouve réinterrogée, y compris lorsqu'elle est dédiée à la naissance. Avec la mort, cependant, il est difficile d'échapper à un questionnement existentiel qui n'avait pas lieu d'être lorsque la joie, le plaisir ou la satisfaction, procurée par le travail, se suffisaient à eux-mêmes.

L'expérience de la mort n'épargne ni les parents, ni les soignants en cette épreuve, où *« la peine du souffrir n'est pas le symétrique exact de partager le plaisir »*[366]. Parents et soignants sont, alors, renvoyés à un autre « travail », pour partie similaire : celui d'une activité subjective et intersubjective, individuelle et collective qui, par sa force symbolique, doit leur permettre d'accepter la mort grâce au partage. Pour les parents, ce sera dans leur vie propre, tandis que, pour les soignants, cette acceptation touche à leur travail. Ce sera accepter que leur activité dédiée à la naissance soit aussi, parfois, par nécessité, une activité dédiée à la mort, qui ne soit pas une disqualification de leurs qualités ou de leurs compétences professionnelles.

Cette possibilité, pourtant vitale, reste étroitement liée à leurs conditions de travail, dont dépendent aussi les conditions de leur reconnaissance professionnelle. Les politiques actuelles menées dans les institutions hospitalières sont productivistes, visant la rentabilité financière et quantitative. L'augmentation du nombre des naissances dans les maternités, certaines suppressions ou regroupements, ainsi que la réduction des personnels et du temps de séjour, imposent aux soignants un défi épuisant, où ce productivisme se fait inéluctablement au détriment de la qualité du travail. Les épreuves traversées

[366] Ricoeur, 1990, p.223

par les soignants, dans la mort périnatale, témoignent d'une activité qui ne pourra jamais se réduire à un simple acte de soin. Elles demandent du temps pour être dépassées, que ce soit pour les soignants eux-mêmes, comme auprès des parents.

D'autant plus que l'indispensable humanité, à laquelle elle les assigne ensemble, vient réinterroger les conditions de la naissance elle-même. Partager l'expérience de la naissance, comme partager l'expérience de la mort, entre soignants, ou entre soignants et parents, s'inscrit toujours ailleurs que dans la simple division du travail et des tâches, des rôles et des hiérarchies. Quel espace reste-t-il pour une telle démarche, forcément éthique, lorsque les seules considérations économiques à court terme l'emportent ? Et cela, malgré des travaux, de plus en plus nombreux, qui témoignent de leurs effets dévastateurs sur la santé des soignants.

Cet ensemble de questions sollicite des enjeux sociaux bien plus vastes, qui touchent à la scène politique autant qu'au débat citoyen. Ils ne peuvent pas être laissés à la seule discrétion des soignants et du corps médical. Ce sont pourtant bien les parents-citoyens, aidés de professionnels, qui ont provoqué une prise de conscience collective de l'impact délétère du deuil périnatal et ont impulsé des changements législatifs et sociaux, tout comme l'apparition de nouvelles pratiques chez les soignants. Ce mouvement d'ensemble a conduit vers une humanisation de la mort dans la naissance, où la pratique de l'IMG elle-même peut être subvertie par un supplément d'humanité qui atténue quelque peu la violence qu'elle suppose pour tous.

De la même façon, actuellement, parmi les usagers de la naissance, s'instaure un débat qui ré-interroge les conditions de la naissance, pour réclamer son « humanisation », à côté de celle réclamée pour la mort. L'idéologie obstétricale et son emprise sociale, y compris sur le travail des soignants, s'y trouvent encore une fois questionnées, avec la demande puis l'ouverture de Maisons de naissance et d'unité dites « physiologiques ». En effet, ces lieux supposent que la pensée de la mort dans la naissance soit acceptée et non envisagée comme un accident échappant aux tentatives de contrôle instituées. Un pas est franchi, lorsque, par des alternatives reconnues pour la naissance, la mort peut être pensée comme faisant partie de la vie, susceptible de survenir, malgré tout, en chacun de ces lieux, même avec beaucoup de garanties.

L'aporie de la responsabilité de sa survenue, cette impasse qui pèse, parfois, par une culpabilité incommensurable sur les soignants, s'en trouve quelque peu levée, là où il est possible de signifier que, dès la naissance, l'existence humaine doit s'avouer mortelle.

La mort n'apparaît plus, alors, comme une vulnérabilité inscrite par une défaillance dans le corps des femmes, dont il faudrait se protéger, qu'il faudrait pouvoir corriger ou contrôler, grâce à une accumulation de moyens matériels, techniques et humains. De ce fait, le débat social et médical concernant la mort périnatale s'inscrit aussi très sensiblement au cœur de celui des conditions faites à la naissance, avec une médicalisation forcée. En desserrant l'articulation stricte à l'idéologie du risque et l'omniprésence de la question de la mort dans les conditions de la naissance, les perspectives de la division du travail entre le normal et le pathologique, se remodèlent, à leur tour, pour faire place à une conception moins strictement scientifique et scientiste de la naissance. Elle s'adresse à l'activité des soignants comme à l'organisation micro et macrosociale de leur travail.

Dès lors que *« le corps vivant n'est pas un objet »*[367], mais un *« tout vécu par le sujet »*[368], avec une normativité propre liée à son *« pouvoir de « faire face à » »*, les enjeux liés à la naissance, pour chaque femme, se déclinent, surtout, par le respect *« à pouvoir réaliser toutes ses capacités »*[369].

Ce débat, ouvert sur la médicalisation autant que sur ses alternatives, s'adresse à la question de la santé dans les conditions de la naissance, là où le corps somatique *« donné »,* mais aussi *« produit »* grâce aux ressources de la normativité propre, est aussi un corps *« subjectif »,* car porté par un sujet[370]. La question de la santé s'ouvre, ainsi, sur la primauté faite au vécu dans la naissance, au-delà de toute médicalisation. Loin de stigmatiser l'activité des soignants, le débat sur l'humanisation de la naissance inclut, nécessairement, celui qui touche à l'humanisation du travail des soignants. Pas plus que leurs patients, ils ne sont des sujets désincarnés, sans histoire singulière, sans valeurs, exerçant à leur travail un savoir médical sans émotions et sans affects.

Car, pour eux, à leur travail, face aux parents, les épreuves traversées réclament, elles aussi, une indispensable humanisation pour donner sens à une expérience, vécue au travail, alors même qu'elle ne peut être réduite à aucune science explicative.

Le recours à la subjectivité et à l'intersubjectivité partagée s'avère incontournable pour restaurer des significations, face à des événements fondamentaux, en ces temps d'intense vulnérabilité, qu'il s'agisse de la naissance ou de la mort, qu'il s'agisse des soignants ou des parents, grâce à la réciprocité dans les échanges.

Cet espace, que Martin Buber appelle la sphère de l'*« Entre-deux »*[371], dépend de relations vécues concrètement, *« en toute présence »,* qu'elles soient individuelles ou collectives. S'il échappe à toute réelle objectivation, cet entre-deux n'en est pas moins un espace d'élaboration et de créativité, où la vie humaine reprend pleinement ses droits, au cœur du travail des soignants, au

---

367 Canguilhem, 2002, p.68
368 Canguilhem, 2002, p.82
369 Canguilhem, 2002, p.91
370 Canguilhem, 2002, p.68
371 Buber, 1980, p.113

cœur de la vie des femmes et de leur famille, au cœur de ces problématiques indissociables de toute existence humaine. Celles qui se manifestent dans la confrontation à la mort, mais qui se saisissent aussitôt de la vie, là où naître et mourir en sont les passages indissociables.

Cet espace de riposte et de dépassement est, en ce lieu, fondateur d'actes de vie, grâce au partage. Des actes de vie, toujours et malgré tout, porteurs d'espoir, passeurs d'humanité, et que symbolise, avec force, le roseau vert du passeur d'eau d'Émile Verhaeren[372], tant ce :

« tenace et vieux passeur
Garda tout de même, pour Dieu sait quand,
Le roseau vert entre les dents »

[372] Verhaeren, 1917, p.10

Note méthodologique

L'analyse du matériel fourni par les entretiens des soignants s'inspire de la *« méthode de comparaison continue en analyse qualitative »,* développée par Anselm Strauss (1967), pour la sociologie qualitative et interactionniste. Mais aussi de son modèle de la trajectoire d'un événement qui s'intéresse à *« toute l'organisation du travail déployée à suivre ce cours, ainsi qu'au retentissement que ce travail et son organisation ne manquent pas d'avoir sur ceux qui s'y trouvent impliqués »*[373]. Il a permis d'explorer les choix et les motivations professionnelles des soignants, ainsi que les différentes figures de la mort auxquelles ils sont confrontés.

Autour du déroulement temporel de la trajectoire modèle, sont articulés tous les événements liés au travail pour les soignants, aussi bien en amont qu'en aval de la mort périnatale, tout en les associant au contexte de sa survenue et à l'âge de la grossesse. Trois ensembles différents apparaissent : soit la trajectoire de la mort périnatale de l'IMG qui prend la figure d'une mort attendue, où l'activité des soignants a comme objectif son anticipation et son accomplissement ; la trajectoire de la mort périnatale en dehors du cadre de l'IMG, qui prend la figure d'une mort périnatale inattendue, qu'elle survienne *in utero, per partum* ou dans la période néonatale précoce ; et la trajectoire de la mort maternelle, qui est apparue, dans le discours des soignants, comme inséparable dans l'activité des soignants, de la mort périnatale elle-même, que ce soit dans leur imaginaire ou dans leur vécu.

32 professionnels exerçant en maternité et en salle des naissances, soit 16 sages-femmes, réparties à parts égales avec 16 obstétricien(ne)s, constituent la population des soignants rencontrés, sur 12 structures différentes entre Paris, l'Île-de France et la province : pour Paris, elles concernent deux maternités de type 1, trois de type 2 et une de type 3 ; pour l'Île-de-France, elles concernent une maternité de type 3 et une maternité de type 2. Pour la province, elles concernent deux maternités de type 2 et une maternité de type 1. À ces différents établissements, il y a lieu d'ajouter une maison de naissance parisienne pour une des sages-femmes. Pour solliciter les soignants, le réseau offert par l'activité professionnelle de la chercheure-praticienne fut suffisant.

En fonction des maternités, les premiers contacts furent pris directement, grâce à l'entremise d'autres professionnels, sages-femmes ou obstétricien(ne)s, ou encore indirectement, par l'intermédiaire de la sage-femme coordinatrice de la maternité. Presque tous les obstétriciens(ne)s auront été rencontrés pendant leur travail, entre deux temps d'activité ou sur la pause-déjeuner. L'impression

[373] Strauss, 1992, p.143

laissée fut celle d'un intérêt certain ou encore de la bonne volonté, malgré un rythme de travail tendu. De ce fait, le temps disponible pour l'entretien dépassera rarement une heure. Les sages-femmes, par contre, proposèrent souvent un temps hors travail pour l'entretien, même si la maternité resta le plus souvent le lieu de rencontre.

La grande majorité des entretiens se faisant sur le lieu de travail des soignants, les sages-femmes, mais surtout les obstétriciens(ne)s seront très souvent en tenue professionnelle, la blouse de travail. Tous les professionnels ont accepté que leur entretien soit enregistré et retranscrit avec des données rendues anonymes. Les prénoms des soignants présentés sont, de ce fait, tous fictifs.

TABLEAU DE PRESENTATION DES SAGES-FEMMES (SF)

SF	Homme/Femme	Maternité	Lieu	SF depuis	Expérience professionnelle
Aude	femme	Type	Province	1 à 5 ans	Type 1 et 2
Gaby	homme	Type 1	Ile/ France	5 à 10 ans	Type 1 et 2
Elena	femme	Type 2	Province	5 à 10 ans	Type 1 et 2
Elsa	femme	Type 1	Paris	10à 15 ans	Type 1
Emy	femme	Type 3	Paris	> 20 ans	Type 1 et 3
Eva	femme	Type 2	Paris	1 à 5 ans	Type 2
Inès	femme	Type 1	Province	15 à 20 ans	Type 1 et 2
Jane	femme	Maison de naissance	Paris	5 à 10 ans	Type 1 et 3
Léa	femme	Type 3	Paris	> 20 ans	Type 2 et 3
Lise	femme	Type 1	Ile/ France	1 à 5 ans	Type 1 et 2
Luce	femme	Type 2	Paris	10 à 15 ans	Type 2
Nell	femme	Type 2	Paris	5 à 10 ans	Type 2 et 3
Paul	homme	Type 2	Paris	10 à 15 ans	Type 2 et 3
Pia	femme	Type 2	Paris	> 20 ans	Type 2
Romy	femme	Type 2	Ile/ France	5 à 10	Type 2
Yan	homme	Type 3	Province	< 1 an	Type 1, 2, 3

TABLEAU DE PRESENTATION OBSTETRICIEN (NE) S (OB)

OB	Homme/Femme	Maternité	Lieu	OB depuis	Expérience professionnelle
Alix	femme	Type 1	Paris	10 à 15 ans	Type 1 et 2
Anna	femme	Type 2	Paris	1 à 5 ans	Type 2 et 3
David	homme	Type 2	Paris	1 à 5 ans	Type 2 et 3
Fred	homme	Type 1	Ile/France	> 20 ans	Type 1 et 2
Jade	femme	Type 3	Ile/France	> 20 ans	Type 1, 2 et 3
Jean	homme	Type 2	Paris	15 à 20 ans	Type 2 et 3
Jules	homme	Type 3	Paris	> 20 ans	Type 1, 2 et 3
Laure	femme	Type 1	Paris	5 à 10 ans	Type 2 et 3
Lili	femme	Type 2	Paris	5 à 10 ans	Type 1, 2 et 3
Loïc	homme	Type 2	Province	> 20 ans	Type 1, 2 et 3
Marie	femme	Type 3	Paris	10 à 15 ans	Type 2 et 3
Maya	femme	Type 2	Paris	15 à 20 ans	Type 1, 2 et 3
Olga	femme	Type 2	Province	10 à 15 ans	Type 2 et 3
Rose	femme	Type 1	Paris	> 20 ans	Type 1 et 2
Sarah	femme	Type 3	Ile/France	43	Type 1, 2 et 3
Sam	homme	Type 2	Province	15 à 20 ans	Type 2 et 3

BIBLIOGRAPHIE

Akrich M., Pasveer B.1995. La sécurité de la naissance en France et aux Pays-Bas : coordonner par la technique ou par l'organisation? *Revue française d'administration publique*, n° 76, p.575-584.

Akrich M. 1998. Soins périnataux : avantages et inconvénients du fonctionnement en réseau, *Journal de gynécologie obstétrique et biologie de la reproduction*, vol.27, n°2, p197-204.

Almudever B., Michaëlis N., Aeschlimann M.-P., Cazals-Ferré M.-P. 2012. Le pouvoir d'agir à l'épreuve de la souffrance au travail : émotions, recherche et construction de sens, *Psychologie du travail et des organisations*, vol.18, n°1, p.81-95.

Amos T. 2010. Outcastes and medical practices in Tokugawa, Japan, *Early Modern Japan*, vol.18, p.5-25.

Anzieu D.1975-1984-1996. *Le Groupe et l'Inconscient. L'imaginaire groupal*, Paris, Dunod.

Anzieu D. 1985-1995-2006. *Le Moi-Peau*, Paris, Dunod.

Ariès P. 1975. *Essais sur la mort en Occident*, Paris, Seuil.

Azria E. 2012. L'humain face à la standardisation du soin médical, *La vie des Idées* [en ligne], URL : https://www.laviedesidees.fr/L-humain-face-a-la-standardisation-du-soin-médical.html

Baills-Talbi N., Dasen V. 2008. Rites funéraires et pratiques magiques, dans *Nasciratus, infans, puerulus vobis mater terra. La muerte en la infancia*, SIAP, Castille, Espagne, p. 595-618.

Bacqué M.-F., Merg-Essadi D. 2013. Des corps immémoriaux. Devenir du corps de l'enfant mort autour de la naissance. Deuil social et psychologique des parents, *Corps* (revue du CNRS), n° 11, p.57-68.

Barlet M., Marbot C. 2016. *Portrait des professionnels de santé, Édition 2016*, coll. Panoramas de la DREES-SANTE, avril 2016 ou n° 134.

Beauvalet-Boutouyrie S. 1999. *Naître à l'hôpital au XIXe siècle*, Paris, Belin.

Bechtel G. 1997. *La sorcière et l'Occident. La destruction de la sorcellerie en Europe, des origines aux grands bûchers*, Paris, Plon.

Bellamy V., Beaumel C. 2014. *Statistiques d'état civil sur les décès 2013*, INSEE, résultats n°159, Société.

Bernard J. 1952. État de la Médecine, *Les Temps Modernes*, Paris, Gallimard, n°83, p. 527-540.

Binant P. 1991. *Les sépultures du paléolithique*, Paris, Ed. Errance.

Boltanski L. 2004. *La condition fœtale. Une sociologie de l'engendrement et de l'avortement,* Paris, Gallimard, NRF Essais.

Bowlby J. 1961. Childhood Mourning and its implications for psychiatry, *American Journal of psychiatry,* n° 118, p.481-498.

Braudel F., Labrousse E. 1970-1993. *Histoire économique et sociale de la France*, Tome 2, Paris, PUF.

Bréart G., Crépin G. Séance du 20.11.2010. Mortalité maternelle et mortalité périnatale des enfants nés à terme en France, Rapport du groupe de travail, *Bulletin de l'Académie Nationale de Médecine,* vol. 194, n°8, p.1581-1599.

Buber M. 1938, trad. 1962-1980. *Le problème de l'homme*, Paris, Aubier Montaigne, coll. Philosophie de l'esprit.

Buber M. 1923, trad. 1969-1981. *Je et Tu*, Paris, Aubier Montaigne, coll. Philosophie de l'esprit.

Cain A.C., Cain B.S. 1964. On replacing a child. *Journal of the American Academy of child Psychiatry*, n°3, p.443-456.

Canguilhem G. 1965-1992-2003-2009. *La connaissance de la vie*, Paris, Vrin.

Canguilhem G. 1965-1977-2009. *Idéologie et rationalité dans l'histoire des sciences de la vie*, Paris, Vrin.

Canguilhem G. 1966-1999. *Le normal et le pathologique*, Paris, PUF.

Canguilhem G. 2002. *Écrits sur la médecine*, Paris, Seuil.

Carlin N. 26.03.2014. *Relation de soin, la confiance à l'épreuve du droit*, Thèse de philosophie sous la direction de D. Folscheid, Université Paris-Est Marne-la-Vallée.

Carricaburu D. 2007. De l'incertitude de la naissance au risque obstétrical : les enjeux d'une définition, *Sociologie et sociétés*, vol. 39, n°1, p.123-144.

Cesbron P. (sous la direction de) 2006. La vie d'avant la vie. L'anténatal, *Revue spirale*, n°36, Toulouse, Eres.

Charrier P. 2007. Des hommes chez les sages-femmes. Vers un effet de segmentation ?, *Sociétés contemporaines*, vol.67, n°3, p.95-108.

Charrier P. 2011. *Les sages-femmes en France,* Rapport de recherche, Université de Lyon Centre Max Weber, UMR 5283, CNRS.

Charrier P., Clavandier G. 11 décembre 2013. Prénommer pour faire exister. Le prénom sous le prisme de la naissance, colloque INED, *Noms et prénoms : établir l'identité dans l'empire du choix*, INED, Paris.

Clot Y., Lhuilier D., 2010. *Travail et santé. Ouvertures cliniques*, Toulouse, Erès, coll. Clinique du travail.

Crocq L. 1998. La cellule médico-psychologique. Sa création, son organisation, ses interventions, *Annales Medico-Psychologiques*, vol.156, n°1, p.48-54.

Dastur F. 2005. *Comment affronter la mort ?*, Paris, Bayard.

Dastur F. 2007-2010. *La mort. Essai sur la finitude*, Paris, PUF, coll. Épiméthée.

Dejours C. 1980-1993. *Travail, usure mentale*, Paris, Bayard.

Dejours C., Molinier P. 1994. De la peine au travail, *Revue Autrement*, Série Mutations, n° 142, p. 138-151.

Dejours C. 1998. *Souffrance en France : La banalisation de l'injustice sociale*, Paris, Seuil.

Dejours C. 2001. Subjectivité, travail, action, *La pensée*, n°328, p.7-19.

Dejours C. 2005. *L'évaluation du travail à l'épreuve du réel. Critiques des fondements de l'évaluation*, Paris, INRA.

Dejours C., Gernet I. 2009. Évaluation du travail et reconnaissance, *Nouvelle revue de psychosociologie*, vol.2, n°8, p.27-36.

Delaisi de Parseval G. 1997. Les deuils périnataux, *Etudes*, vol. 387, n°5, p.457-466.

Delattre V. 2008. Les sépultures de nouveau-nés au moyen-âge : L'hypothèse d'un sanctuaire à répit précoce à Blandy-les-Tours (France, Seine et Marne), dans *Nasciturus, infans, puerulus vobis mater terra. La muerte en la infancia*, SIAP, Castille, Espagne, p.183-210.

Deliège R. 1995. *Les intouchables*, Paris, Imago.

Ditz S. 2001. Betreuung von Frauen mit einer Totgeburt, Besonderheiten der Artz-Patientin-Beziehung, *Der Gynäkologue*, vol. 34, n°3, p.212-219.

Dumont L. 1966. *Homo hierarchicus. Le système des castes et ses implications*, Paris, Gallimard.

Dumoulin M. 1994. *Le mort-né est-il considéré comme une personne humaine par les soignants de la maternité?* DEA d'Éthique Médicale et Biologique. Université René Descartes, Paris V.

Dumoulin M., Valat A.-S.1997. L'enfant mort en maternité : de l'échographie aux funérailles, dans R. Frydman, M. Flis-Trèves (sous la direction de), *Mourir avant de n'être*, Paris, Odile Jacob, p. 109-138.

Dumoulin M., Picard H. 2007. Le tout petit et la crémation, *Études sur la mort*, vol. 132, n°2, p. 55-64.

Falconnet G., Lefaucheur N. 1977. *La fabrication des mâles*, Paris, Seuil, coll. Points-actuels.

Foucault M. 1963. *Naissance de la clinique*, Paris, PUF, coll. Galien.

Foucault M. 1976. *Histoire de la sexualité. La volonté de savoir*, Paris, Gallimard.

Foucault M., Barret-Kriegel B., Thalamy A., Fortier B., Beguin F. 1979. *Les machines à guérir. Aux origines de l'hôpital moderne*, Bruxelles, Ed. Pierre Mardaga, coll. Architecture + archives.

Foulon C. 2014. L'effroi de soi, dans l'Interruption Médicale de Grossesse, *Le Carnet Psy*, vol. 185, n°9, p. 25-31.

Francisque-Michel, 1847. *Histoire des races maudites de la France et de l'Espagne*, Paris, Ed. A. Franck.

Fraiberg S., Adelson E., Shapiro V. 1975. Ghost in the nursery. A psychoanalytic approach to the problems of impared infant-mother relationships, *Journal of the academy of child psychiatry*, vol. 14, n°3, p.387-421, trad. fr.1999, *Fantômes dans la chambre d'enfants*, Paris, PUF, coll. Le fil rouge.

Fray H-M. 1910. *Lépreux et cagots du sud-ouest. Notes historiques, médicales, philosophiques, suivies de documents*, Paris, Ed. Honoré Champion.

Freidson E. 1970. *Profession of medecine. A study of the Sociology of Applied Knowledge,* Dood, Mead & compagny, New-York, trad. 1980, *La profession médicale*, Paris Payot.

Freud S. 1915-1986. Deuil et mélancolie, dans *Métapsychologie*, Paris, Gallimard, p.145-171.

Freud S.1915-1981. Considérations actuelles sur la guerre et la mort, dans *Essais de psychanalyse*, Paris, Payot, p. 219-274.

Freud S. 1920-1981. Au-delà du principe de plaisir, dans *Essais de psychanalyse*, Paris, Payot, p. 41-115.

Gadamer H.-G. 1994. Die Erfahrung des Todes, *Über die Verborgenheit der Gesundheit*, Frankfurt/Main, Suhrkamp, p. 84-94, trad. 1998, L'expérience de la mort, *Philosophie de la santé*, Paris, Grasset-Mollat.

Galam E. 2009. La souffrance du soignant mis en cause par un patient, *Responsabilité*, vol.9, n°36, p.20-23.

Gamelin-Lavois S., Maria B. 2014. *La naissance autrement : Choisir son projet de naissance,* éditions Jouvence France, coll. Les maxi pratiques.

Gélis J. 1977. Sages-femmes et accoucheurs : l'obstétrique populaire aux XVIIe et XVIIIe siècles, *Annales. Économies, Sociétés, Civilisations*, 32e année, n°5, p.927-957.

Gélis J. 1984. : *L'arbre et le fruit. La naissance dans l'occident moderne VIe – XXe siècle*, Paris, Fayard.

Gélis J. 1988. *La sage-femme ou le médecin. Une nouvelle conception de la vie*, Paris, Fayard.

Gélis J. 2006. *L'enfant des limbes. Mort-nés et parents dans l'Europe chrétienne*, Paris, Audibert.

Gélis J. 2009. Louise Bourgeois, une sage-femme entre deux mondes, *Histoire des sciences médicales,* vol. 43, n°1, p.27-38.

Girard R. 1972. *La violence et le sacré*, Paris, Grasset.

Guerreau A., Guy Y. 1988. *Les cagots du Béarn*, Paris, Minerve.

Grenn M. H. 2008. *Making women's medicine masculine: The rise of male authority, Pre-modern gynaecology*, Oxford, Oxford University Press.

Hanus M. 1982. Objet de remplacement, enfant de remplacement, *Revue française de psychanalyse*, vol. 46, n°6, p.1133-1147.

Hanus M. 1997. Deuils normaux, deuils compliqués, deuils pathologiques. *Frontières*, vol. 9, n°3, p. 5-9.

Hardy-Bubernet A.-C. 2005. Femmes en médecine : vers un nouveau partage des professions ?, *Revue des affaires sociales*, La Documentation française, n°1, p. 35-58.

Hatem M., Sandoll J., Devane D., Soltani H., Gates S. 2009. Midwife-led versus other models of care for childbearing women, *Cochrane-Database of systematic reviews*, URL: https://www.ncbi.nlm.nih.gov/pubmed/18843666

Hecquet P. 1708-1881. *De l'indécence aux hommes d'accoucher les femmes et de l'obligation aux femmes de nourrir leurs enfans*, Bruxelles, Editeurs Gay et Douce.

Hirsch E. 2001. Sens et enjeux du soin, *Etudes sur la mort*, vol.120, n°2, p. 57-67.

Hogue C.J.R., Parker C.B., Willinger M., and others. 2015. The Association of Stillbirth with Depressive Symptoms 6-36 Months Post-Delivery, *Paediatric and perinatal epidemiology*, vol.29, n°2, p. 131-143.

Homei A. 2003. *Modernising midwifery: the history of a female medical profession in Japan, 1868-1933*, Center for the history of science, technology and medicine, University of Manchester.

Honneth A. 1992. *Kampf um Anerkennung. Zur moralischer Grammatik socialer Konflikte*. Frankfurt/Main, Suhrkamp, trad. fr. 2000, *La lutte pour la reconnaissance*, Paris, Folio, coll. Essais.

Honneth A. 2010. *Das Ich im Wir*, Berlin, Surhkamp.

Houffin-Debarge V., Vasst P. 2008. *Interruption médicale de grossesse. Processus décisionnel et prise en charge*, Collège National des Gynécologues et Obstétriciens Français, Extrait des mises à jour, Tome XXXII, p. 41-62.

Hughes E. C. 1958. *Men and their work*, New York, Free Press, trad. Chapoulie M. 1996, *Le regard sociologique. Essais choisis*, Paris, EHESS.

Jacques B. 2007. De la matrone à l'obstétricien : quel partage des rôles pour les professionnels ?, *La santé de l'homme*, n°391, p.20-22.

Jankélévitch V. 1966. *La mort*, Paris, Flammarion.

Jonas H. 1987. *Technik, Medizin und Ethik*, Berlin, Suhrkamp Taschenbuch.

Jonas H. 2013. *Le principe de responsabilité : Une éthique pour la civilisation de la technologie*, Paris, Flammarion, coll. Champ Essais.

Kaës R. 1980. *L'idéologie, études psychanalytiques*, Paris, Dunod.

Kaës R. 1988. : Alliances inconscientes et pacte dénégatif dans les institutions, *Revue de psychothérapie psychanalytique de groupe*, Paris, Eres, n°13, p. 27-38.

Kaës R. 1993. *Le groupe et le sujet du groupe*, Paris, Dunod.

Kaës R. et col. (sous la direction de) 1996. *Souffrance et psychopathologie des liens institutionnels*, Paris, Dunod.

Kaës R. 1999. *Les théories psychanalytiques du groupe*, Paris, PUF, coll. QSJ.

Kaës R. 2016. *L'idéologie, l'idéal, l'idée, l'idole*, Paris, Dunod.

Kellner K. R. 1981. Perinatal mortality counselling program for families who experience a stillbirth, *Death education*, vol. 5, n°1, p.29-35.

Knibiehler Y. 2007. *Accoucher. Femmes, sages-femmes et médecins depuis le milieu du XXe siècle,* Paris, Ed. ENSP.

Kristeva J. 1980. *Pouvoirs de l'horreur. Essai sur l'abjection*, paris, Seuil.

Ladewig S. 19.05.2010. *Trauerverarbeitung des prä-und perinatalen Kindstodes. Eine Interview-und Internetstudie.* Dissertation zur Erlangung des Grades einer Doktorin der Naturwissenschaften, Universität Carola-Wilhelmina zu Braunschweig.

Laurens C. 1995-2001. *Philippe*, Paris, P.O.L.

Lamont-Brown R. 1993. The burakumin: Japan's underclass, *Early Japan Review,* vol. 263, n°1532, p.136-140.

Laplanche J., Pontalis J.-B. 1997. *Vocabulaire de psychanalyse*, Paris, PUF.

Laude A. 2013. La judiciarisation de la santé, *Questions de Santé Publique*, IReSP, n°20.

Le Breton D. 2013. Face à ce qui reste : ambivalences du cadavre, dans F. Schepens (sous la direction de), *Les soignants et la mort*, Paris, Erès, coll. Clinique du travail, p.57-70.

Lefaucheur N. 1988. La résistible création des accoucheurs des hôpitaux, *Sociologie du travail*, vol. 30, p. 323-352.

Le Grand-Sébille C., Morel M.-F., Zonabend F.1998. *Le fœtus, le nourrisson et la mort*, Paris, L'Harmattan.

Lewis E., Page A. 1978. Failure to mourn a stillbirth: An overlooked catastrophe, *British Journal of Medical Psychology*, vol. 51, 237-241.

Lhuilier D., Cochin Y. 1999. *Des déchets et des hommes,* Paris, Desclée de Brouwer.

Lhuilier D. 2005. Le « sale boulot », *Travailler*, vol.14, n°2, p.73-98.

Lhuilier D. 2006. *Cliniques du travail,* Toulouse, Erès, coll. Clinique du travail.

Lhuilier D. 2010. L'invisibilité du travail réel et l'opacité des liens santé-travail, *Sciences sociales et santé*, vol.28, n°2, p.31-64.

Lhuilier D. 2011. Souillure et transgression : le travail du négatif psycho-social, dans D. Cortal, S. Lelay (sous la direction), *Les travailleurs des déchets*, Toulouse, Erès, p. 35-43.

Lhuilier D., Waser A.-M. 2016. *Que font les 10 millions de malades ? Vivre et travailler avec une maladie chronique*, Toulouse, Erès, coll. Clinique du travail.

Lussier M. 2007. *Le travail de deuil*, Paris, PUF.

Marty P. 1976. *Les mouvements individuels de vie et de mort. Essai d'économie psychosomatique*, Tome II, Paris, Payot.

Mandelbrot L., Girard G. 2008. *Aspects techniques des interruptions médicales de grossesse.* Collège National des Gynécologues et Obstétriciens Français, Extrait des mises à jour, Tome XXXII, p.7-39.

Maubon M. 2011. *Deuil des soignants : une souffrance à penser*, site de la Fondation Œuvre de La Croix Saint-Simon, Centre de ressources national soins palliatifs François Xavier Bagnoud, consultable en ligne, URL : http://docslide.fr/documents/deuil-des-soignants.html

Mauss M. 1923-1924. : Essai sur le don. Forme et raison de l'échange dans les sociétés archaïques, *L'année sociologique,* nouvelle série, Paris, Alcan, vol.1, p. 30-186.

Memmi D. 2011. *La seconde vie des bébés morts*, Paris, EHESS.

Minary J.-P. 2006. Collectifs et cadres de travail dans les impossibles métiers de la relation à l'autre, *Nouvelle revue de psychosociologie,* n°1, p.87-101.

Minary J.-P., Amado G. 2008. Les ambiguïtés de la relation d'aide, *Nouvelle revue de psychosociologie*, vol.6, n°2, p.7-10.

Mitchell Jeffrey T. 1983. When disaster strikes: The critical incident stress debriefing, *Journal of Emergency Medical Services,* vol.8, n°1, p. 36-39.

Molinier P. 2006. *L'énigme de la femme active, égoïsme sexe et compassion,* Paris, Petite Bibliothèque Payot.

Muchembled R. 1993. *Le roi et la sorcière. L'Europe des bûchers (XVe – XVIIIe siècle)*, Paris, Desclée de Brouwer.

Nakagami K. 1988. *Mille ans de plaisir*, Paris, Fayard.

Naïditch M. 2003. La crise des maternités : les raisons d'une faillite prévisible, *Les dossiers de l'obstétrique*, volume 313, n°2, p. 2-4.

Nisand I. 1994. Démédicaliser ou humaniser, *Les dossiers de l'Obstétrique*, n°213, p.15-18.

Nguyen M. 2012. *Les sages-femmes en salle de travail face à l'IMG : enjeux et difficultés rencontrées*, Mémoire de D.E sage-femme, Université Paris Descartes, Maternité Port Royal.

Park K. 2006. *Secrets of women: Gender, Generation and the origins of human dissection*, New York, Zone Books, trad. 2009, *Secret de femmes. Le genre, la génération et les origines de la dissection humaine,* Dijon, Les Presses du réel.

Perren-Klingler G. 2005. *Psychologisches Debriefing : Adaptation und Modifikation*, Institut Psychotrauma Schweitz (IPTS), Visp, Suisse, consultable en ligne, URL : www.institutpsychotrauma.ch/publikationen/psychdebrief.html

Pigeard-Micault N. Saison 2010-2011. La médecine : une profession féminine ? Une histoire de l'entrée des femmes en médecine, Université de Bordeaux, URL : https://www.canalu.tv/video/universite_de_bordeaux/la_medecine_une_profession_feminine_une_histoire_de_l_entree_des_femmes_en_medecine.6975

Porée J. 2009. Le sens de la naissance et de la mort chez Martin Heidegger et Paul Ricœur, *Archives de Philosophie*, vol. 72, n° 2, p. 317-336.

Porot M. 1996. *L'enfant de remplacement*, Paris, Frison Roche.

Ramazzini B. 1700-1713, trad.1778. *Essai sur les maladies des artisans*, Paris, Ed. Adolphe Delahays.

Richard-Guerroudj N. 2014. Le rôle des sages-femmes, une comparaison France-Angleterre, *Les tribunes de la santé*, vol. 44, n° 3, p.85-91.

Ricœur P. 1953. Vraie et fausse angoisse, dans *L'angoisse du temps présent et les devoirs de l'esprit*, textes des conférences et des entretiens organisés par les Rencontres internationales de Genève 1953, vol. 8, Suisse, Neuchâtel, Ed. de la Baconnière, p. 37-61.

Ricœur P. 1990. *Soi-même comme un autre*, Paris, Seuil, coll. Points-Essais.

Ricœur P. 1994. La souffrance n'est pas la douleur, *Revue Autrement*, Série Mutations, p.58-69.

Ricœur P. 1996. Les trois niveaux du jugement médical, *Esprit*, Paris, Seuil, p.21-33.

Ricœur P. 1998-2007. Le sentiment de culpabilité : sagesse ou névrose, dans M. de Solemne, J.-Y. Leloup, P. Naquet, P. Ricoeur, S. Rougier, *Innocence et culpabilité*, Paris, Albin Michel, coll. Espaces libres, p. 13-40.

Ricoeur P. 2004. *Parcours de la reconnaissance*, Paris, Folio, coll. Essais.

Rocle J.-P. 2014. Mort périnatale, répondre aux besoins de ritualité, Actes du colloque Agapa du 22 09 2014, *Mort périnatale. Comprendre et mesurer son retentissement pour mieux accompagner ceux qui y sont confrontés*, Paris, Espace Reuilly, p. 66-70.

Rousseau P. 1995. Les pertes périnatales, la famille, les soignants et la société, *Devenir*, vol. 7, n°1, p.31-61.

Rousseau P. 1998. Deuil périnatal : abord transgénérationnel, *Devenir*, vol.10, n°3, p.35-65.

Roussillon R. 1987-2000. Espaces et pratiques institutionnelles. Le débarras et l'interstice, dans R. Kaës et coll., *L'institution et les institutions*, Paris, Dunod, p. 157-178.

Roux L. 1840. La sage-femme, dans *Les Français peints par eux-mêmes : encyclopédie morale du XIXe siècle*, Paris, éd L. Cumer, tome 1, p.177-18.

Schalck C. 2015. De la bonne santé de la naissance : normalisation ou normativité ? Réflexions sur le normal et le pathologique à partir des analyses de Georges Canguilhem, *La revue Sage-Femme,* vol. 14, n°6, p. 240-245.

Schalck C. 2017. De la subversion de la mort en maternité par les soignants : entre humanité et créativité, dans A. Amado, J-P Bouillaud, D. Lhuilier, A-L Ulmann, *La créativité au travail*, Toulouse, Erès, coll. Clinique du travail, p.161-174.

Schalck C. 11.12.2017. *Le travail des soignants dédiés à la vie face à la mort périnatale : sages-femmes et obstétricien(ne)s*, Thèse de psychologie sous la direction de Dominique Lhuilier, Universités-Cnam, Paris.

Schalck C. 2019. à paraître. Sages-femmes, obstétricien(ne)s : le genre au travail (à paraître), dans *Les conférences ATEMIS*, ESCP-Europe, Toulouse, ed. Octarès,

Schepens F. (sous la direction de) 2013. *Les soignants et la mort*, Eres, coll. Clinique du travail.

Schlegel J. G. 1798. Histoire complète de tous les espèces de forceps et de leviers, dans J.-F. Schweighauser 1801, *Archives de l'art des accouchements considéré sous ses rapports anatomiques, physiologiques et pathologiques*, Strasbourg, Louis Eck imprimeur, Tome 1, p.183-184.

Sichler R. 2010. Anerkennung im Kontext von Arbeit und Beruf, *Journal für Psychologie*, vol. 18, n°2, p.1-37.

Séguy I., Signoli M. 2008. Quand la naissance côtoie la mort : Pratiques funéraires et religion populaire en France au Moyen-âge et à l'époque moderne, dans *Nasciratus, infans, puerulus vobis mater terra. La muerte en la infancia*, SIAP, Castille, Espagne, p.497-512.

Sicart D. 2014. *Les professions de santé au 1er janvier 2014*, DREES, n°189, juin 2014.

Stofft H. 1998. Ambroise Paré, accoucheur, *Histoire des sciences médicales*, vol. 32, n°4, p. 399-408.

Soubieux M.-J. 2010. *Le deuil périnatal*, Bruxelles, Fabert.

Soubrouillard R. 2011. *Le Japon : les « intouchables » de Fukushima*, en ligne, URL : http://www.marianne2.fr/Japon-les-intouchablles-de-Kukushima_a205023.html

Soule M., Gourand L., Missonnier S., Soubieux M.-J., (sous la direction de) 2011. *L'échographie de la grossesse. Promesses et vertiges*, Toulouse, Eres, coll. L'aube de la vie.

Strauss A. 1996. *La trame de la négociation. Sociologie qualitative et interactionniste*, Paris, L'Harmattan.

Thomas L -V. 1975. *Anthropologie de la mort*, Paris, Payot.

Ulmann A-L. 2012. Le travail émotionnel des professionnelles de la petite enfance, *Politiques sociales et familiales*, n°109, p.47-57.

Ulmann A-L. 2015. Apprendre le travail : Les liens entre le savoir et l'action. Regards ethnographiques sur le travail et la formation pour deux métiers de la petite enfance, *La revue de l'Ires*, vol° 85/86, n°2, p. 45-71. Van Gennep A. 1909, rééd.1969. *Les rites de passage*, Paris, Mouton & Maison des sciences de l'homme.

Verhaeren E. 1917. *Poèmes*, Paris, Mercure de France.

Vovelle M. 1983. *La mort et l'Occident, de 1300 à nos jours*, Paris, Gallimard.

Vovelle M. 1974. *Mourir autrefois*, Paris, Gallimard-Julliard.

Weber J-C, Allamel-Raffin C., Memmi D., Rusterholtz T. 2009. Le fœticide, une administration impensable de la mort ?, *Sociétés contemporaines*, vol. 75, n°3, p.15-35.

Winnicott D.W. 1951, trad.1976. Objets et phénomènes transitionnels. Une étude de la première possession non-moi, dans *De la pédiatrie à la psychanalyse*, Paris, Payot, p.169-186.

Winnicott D.W. 1971, trad. 1975. *Jeu et réalité. L'espace potentiel,* Paris, Gallimard, coll. Folio essais.

Witherspoon R. 2012. *Japan's untouchable workers*, April 2012, Socialist Worker, consultable en ligne, URL : http://socialistworker.org/2012/04/02/japans-untouchable-wokers

Wu A.W. 2000. Medical error. The second victim, *BMJ*, vol. 320, p.726-727.

Zolesio E. 2012. *Chirurgiens au féminin ? Des femmes dans un métier d'hommes*, Rennes, Presses Universitaires de Rennes.

Table des matières

SANTÉ
AUX ÉDITIONS L'HARMATTAN

Dernières parutions

LA MALADIE D'ALZHEIMER
Comprendre et communiquer avec le malade d'Alzheimer
Tiphaine Grain
Avec l'augmentation de l'espérence de vie et l'amélioration de la qualité des soins, de nouvelles pathologies ont fait leur apparition de manière fréquente dans la population. C'est le cas pour les pathologies neurodégénéatives comme la démence de type Alzheimer. L'absence de traitement curatif et sa forte fréquence en font un problème de santé publique majeur dont l'abord médicamenteux seul ne suffit pas. La présence des troubles du comportement inhérents à la pathologie est majorée par les difficultés du malade à exprimer ses émotions. Comment le malade peut-il comprendre et s'adapter à son environnement ? Quels sont les outils de communication dont il dispose pour s'exprimer notamment sur le plan émotionnel ? Comment l'entourage peut-il s'adapter pour faciliter la communication et réduire les troubles du comportement ? Cet ouvrage s'adresse tant aux familles qu'au personnel médical et paramédical. Il retrace le parcours du malade d'Alzheimer et de son entourage des premières interrogations au diagnostic puis à la prise en charge. Il propose un regard sur la compréhension du comportement des personnes touchées par cette pathologie et tente de fournir des clefs sur les comportements à avoir en face au malade.
(124 p., 14 euros)
ISBN : 978-2-343-17283-5, EAN EBOOK : 9782140117770

MON COMBAT CONTRE LA DRÉPANOCYTOSE
La grande oubliée
Saboura Dounia Kagne
Cet ouvrage décrypte les problèmes de santé que vivent beaucoup de familles de par le monde, du champ sociétal africain, mais surtout l'histoire d'une famille que l'auteur a choisie de retranscrire pour sensibiliser l'opinion publique. Au regard des problématiques liées à la drépanocytose, l'auteur s'interroge sur l'oubli de cette maladie génétique, héréditaire et très grave qui toucherait près de 120 millions de personnes dans le monde. Elle fait oeuvre de mémoire pour rappeler ce que la drépanocytose peut causer dans le quotidien des familles et donner une lueur d'espoir à ceux qui souffrent en silence.
(Coll. Harmattan Côte-d'Ivoire, 92 p., 12 euros)
ISBN : 978-2-343-16879-1, EAN EBOOK : 9782140117039

PALPITANT
Un parcours patient en cardiologie
Sophie Le Garrec
Hors série
En mai 2017, Sophie Le Garrec subit une opération du coeur avec quelques complications post-opératoires qui prolongeront son hospitalisation de plusieurs semaines. La chirurgie cardiaque est devenue banale et routinière, mais le coeur reste encore associé à un organe majeur et son dysfonctionnement à une gravité patente tant pour le malade que pour son entourage. C'est la narration de son parcours intra et extra-hospitalier durant une année que l'auteure a consignée à partir de nombreuses notes prises au vol des événements, tant médicaux que personnels
(Coll. Conception et dynamique des organisations, 198 p., 20,5 euros)
ISBN : 978-2-343-16775-6, EAN EBOOK : 9782140114564

LES ARTS DE GUÉRIR EN AFRIQUE, DE LA TRADITION À LA MÉDECINE CONVENTIONNELLE

Comprendre...

Jacques Barrier

La guérison en Afrique est plus qu'ailleurs reliée au monde de l'invisible. Cet ouvrage explore toutes les étapes du parcours d'un malade africain, les modes d'intervention du devin, du guérisseur, les outils thérapeutiques notamment les plantes médicinales et les charmes, alors que la médecine conventionnelle est réservée à une élite urbaine. Ces pratiques restent d'actualité, avec des conséquences sociales importantes.

(254 p., 26,5 euros)

ISBN : 978-2-343-16317-8, EAN EBOOK : 9782140113949

PALUDISME ET GRATUITÉ DES SOINS AU MALI

Issa Diallo

Préface de Yaouaga Félix Koné

Au Mali, les enfants constituent l'une des couches les plus vulnérables face au paludisme en dépit de l'existence de la politique de gratuité. Ce livre se propose d'analyser les raisons de la persistance et de l'ampleur du paludisme dans un contexte de gratuité. Pour ce faire, l'auteur interroge le fonctionnement de la gratuité en faisant une articulation entre les difficultés liées à sa mise en oeuvre, les pratiques et les perceptions des acteurs.

(Coll. Études africaines, 268 p., 28 euros)

ISBN : 978-2-343-16860-9, EAN EBOOK : 9782140113093

LA GOUVERNANCE DE LA SANTÉ AU SÉNÉGAL (TOME 2)

Aminata Niang Diene

Ce livre donne un éclairage sur les enjeux institutionnels et territoriaux des politiques de santé au Sénégal. Ce tome 2 propose une analyse des logiques et des pratiques dans l'allocation des ressources sanitaires. Il met aussi en exergue la question des liens entre aménagement sanitaire et développement territorial.

(Coll. Populations, 260 p., 29 euros)

ISBN : 978-2-343-16908-8, EAN EBOOK : 9782140115226

LA GOUVERNANCE DE LA SANTÉ AU SÉNÉGAL TOME 1

Aminata Niang Diene

Préface du Pr Cheikh Ba

Cet ouvrage est une importante contribution à l'analyse des mutations dans la gouvernance de la santé. Ce tome 1 est une mise en perspective historique et géopolitique de la santé au Sénégal. A la suite des considérations théoriques et méthodologiques, l'analyse est axée sur les dynamiques spatio-temporelles, en particulier sur l'offre, la morbidité et l'accès aux soins.

(Coll. Populations, 260 p., 29 euros)

ISBN : 978-2-343-16542-4, EAN EBOOK : 9782140115219

SE MOBILISER CONTRE LE SIDA EN AFRIQUE

Sous la santé globale, les luttes associatives

Sous la direction de Christophe Broqua - Préface de Jean-Pierre Dozon - Postface de Vinh-Kim Nguyen

Dans les pays du Nord, les mobilisations associatives ont marqué très tôt l'histoire du sida. Qu'en est-il en Afrique, le continent le plus touché par l'épidémie ? Bien que des associations spécialisées y existent depuis de nombreuses années, peu d'attention leur a été accordée. Cet ouvrage, le premier d'une telle ampleur sur les dynamiques associatives liées au sida en Afrique, témoigne de l'évolution des formes collectives d'organisation et de résistance face à l'épidémie sur ce continent.

(Coll. Anthropologies & Médecines, 378 p., 38 euros)

ISBN : 978-2-343-16352-9, EAN EBOOK : 9782140111259

LA MALNUTRITION DES ENFANTS DANS LES PAYS DU SAHEL ET DE LA CORNE DE L'AFRIQUE

Défis sociodémographiques et politiques (Burkina Faso, Niger, Sénégal, Ethiopie, Ghana)

Robert Ndamobissi

59 millions d'enfants en Afrique sont durement touchés par la malnutrition particulièrement ceux des pays du Sahel et la Corne de l'Afrique. Parmi les pays les plus touchés, les quatre pays analysés (le Burkina Faso, le Niger, le Sénégal et l'Ethiopie) sont fragilisés à des degrés variés, par un environnement climatique et géoécologique austère, une instabilité du régime politique, un faible développement économique et social ainsi qu'une gouvernance nutritionnelle déficiente causée par le déficit d'engagements politiques, législatifs et financiers réels et les faiblesses des capacités institutionnelles.

(Coll. Études africaines, 268 p., 28 euros)

ISBN : 978-2-343-16234-8, EAN EBOOK : 9782140107580

LE CORPS POLYCHROME COULEURS ET SANTÉ

Antiquité, Moyen Âge, Époque moderne

Evelyne Samama

Sous la direction de Franck Collard et Évelyne Samama

Après avoir aimanté l'attention des médecins qui surinvestirent parfois sur elle dans les temps anciens, la "chromie" corporelle aux infinies variations ouvre aux chercheurs d'aujourd'hui un vaste champ de réflexion. Les contributions ici réunies en parcourent les principaux espaces, au moyen d'approches variées et complémentaires. Divisé en trois sections, le propos s'interroge sur les modes de signification de la couleur corporelle. Puis il explore les aspects pathologiques et physiologiques des maladies, des tempéraments ou des affects "colorants" ou "décolorants", ainsi que les raisonnements tenus pour expliquer ces manifestations chromatiques. Enfin est présenté en fin d'ouvrage l'imaginaire des couleurs corporelles.

(376 p., 39 euros)

ISBN : 978-2-343-15931-7, EAN EBOOK : 9782140105692

EUGÈNE-LOUIS DOYEN

Chirurgien génial et scandaleux de la Belle Époque

Philippe Scherpereel

Doué d'une dextérité et d'une rapidité d'exécution qui en font un chirurgien exceptionnel, Eugène-Louis Doyen s'intéresse à tous les aspects de la chirurgie, à l'infectiologie et à l'asepsie, au cancer et invente une quantité incroyable de matériels de chirurgie et d'anesthésie. Admiré autant que jalousé par ses confrères, il ne sera jamais universitaire malgré ses contributions majeures à l'enseignement par la rédaction d'ouvrages et la création du cinéma médical. Il servira de modèle à des personnages de romans de Marcel Proust et de Léon Daudet, sera l'objet de multiples caricatures et sera partie prenante à plusieurs procès. Personnage flamboyant, inventeur génial, chirurgien exceptionnel, il peut être considéré comme un précurseur de la chirurgie moderne.

(Coll. Médecine à travers les siècles, 114 p., 13,5 euros)

ISBN : 978-2-343-16126-6, EAN EBOOK : 9782140105210

CONGRÉGATIONS CATHOLIQUES ET SANTÉ AU SÉNÉGAL (1819-2018)

Madeleine Sène

Au Sénégal, depuis près de deux siècles, des congrégations catholiques oeuvrent dans des dispensaires ruraux. Ce livre, première synthèse sur le sujet, retrace l'histoire depuis les premiers dispensaires et met en pleine lumière une réalité méconnue. Les enquêtes de terrain quantitatives et qualitatives originales réalisées par l'auteure apportent des informations détaillées sur les caractéristiques sociodémographiques des villages étudiés et les besoins de leurs populations en matière de santé. Elle analyse l'éventail des interventions : lutte contre les maladies endémiques ; éducation sanitaire ; promotion de bonnes pratiques nutritionnelles ; mesures d'assainissement de base ; consultations de médecine générale et de protection maternelle et infantile ; activités des laboratoires d'analyse.

(Coll. Populations, 236 p., 24 euros)

ISBN : 978-2-343-16013-9, EAN EBOOK : 9782140105081

FAMILLE ET SANTÉ EN AFRIQUE

Regards croisés sur les expériences du Cameroun et du Bénin

Honoré Mimche, Yves Bertrand Djouda Feudjo

Cet ouvrage montre que les liens entre famille et santé sont complexes et amène à reconsidérer la place et le rôle de la famille dans la production des soins. Les acteurs familiaux sont porteurs de savoirs, de logiques sociales et d'expériences dans la prise en charge de pathologies, et participent à la production et à la régulation du système des soins. Actrice du système de soins, la famille en est aussi productrice et consommatrice. Elle interagit et détermine les divers modes de production.

(Coll. Études africaines, 340 p., 35 euros)

ISBN : 978-2-343-15511-1, EAN EBOOK : 9782140103070

QUAND L'HÉRÉDITÉ BOUSCULE LA FAMILLE

Enfants drépanocytaires, les parents témoignent

Doris Bonnet, Marie-Hélène Buc-Caron, Frédéric Galactéros

La drépanocytose, maladie génétique grave, liée à une mutation de l'hémoglobine, est malheureusement très fréquente en France et dans le monde. La naissance d'un enfant atteint fait dévier les familles vers un chemin chaotique, dangereux et bien mal tracé. Même avec les progrès continuels des soins, une grande incertitude pronostique persiste qui tient pour une bonne part aux conditions d'accès réel aux soins optimisés. Ainsi il est aujourd'hui impératif de donner la parole aux familles confrontées à cette maladie et à ses complications.

(Coll. Sciences et Société, 156 p., 17 euros)

ISBN : 978-2-343-15279-0, EAN EBOOK : 9782140102738

LES MÉDICAMENTS GÉNÉRIQUES

L'évolution d'un produit copié vers une version innovante

Fereshteh Barei

Cette étude a pour but de comprendre comment des compagnies pharmaceutiques génériques orchestrent et promeuvent la stratégie d'innovation dans leur portefeuille de produit, en assurant la création de valeur en vue d'une présence durable sur le marché.

(124 p., 14 euros)

ISBN : 978-2-343-15467-1, EAN EBOOK : 9782140101373

JEAN ET CHARLES-GUILLAUME VIGUERIE

La chirurgie toulousaine aux XVIIIe et XIXe siècles

Pierre Aubry

Avec la collaboration de Bernard-Alex Gaüzère

Jean Viguerie (1747-1802), fils de paysan illettré, est parti, encore adolescent, de son village natal des Hautes-Pyrénées pour se rendre à Montpellier, où avait été fondée en 1181 la première école française de médecine. Pourquoi a-t-il embrassé une carrière de chirurgien-barbier qui devait le conduire à la maîtrise en chirurgie, grade le plus élevé des chirurgiens de robe longue au XVIIIe siècle ? Son fils Charles Guillaume devint docteur en chirurgie et fut nommé à la mort de son père chirurgien en chef de l'Hotel-Dieu de Toulouse.

(Coll. Médecine à travers les siècles, 144 p., 17,5 euros)

ISBN : 978-2-343-15830-3, EAN EBOOK : 9782140102714

LES AVANCÉES CLINIQUES ET THÉORIQUES DE LA SOPHROLOGIE

Xxxxixe Congrès de la Société Française de Sophrologie - Sous la direction de Jean-François Fortuna et Claude Chatillon - Avec la collaboration de Claudie Terk-Chalanset

A l'occasion du cinquantenaire de la Société française de sophrologie cet ouvrage est la résultante de toutes les avancées théories et cliniques. Ont été travaillés principalement : les traumatismes et l'apport des neurosciences dans leur compréhension, les troubles de l'attachement, l'empathie corporelle, l'efficacité des techniques de sophrologie. Sans oublier les discussions sur les états d'anxiété, le stress post- traumatique, le burn-out ou la blessure d'attachement.

(Coll. Société Française de Sophrologie, 102 p., 12,5 euros)

ISBN : 978-2-343-15135-9, EAN EBOOK : 9782140099991

Structures éditoriales du groupe L'Harmattan

L'Harmattan Italie
Via degli Artisti, 15
10124 Torino
harmattan.italia@gmail.com

L'Harmattan Hongrie
Kossuth l. u. 14-16.
1053 Budapest
harmattan@harmattan.hu

L'Harmattan Sénégal
10 VDN en face Mermoz
BP 45034 Dakar-Fann
senharmattan@gmail.com

L'Harmattan Cameroun
TSINGA/FECAFOOT
BP 11486 Yaoundé
inkoukam@gmail.com

L'Harmattan Burkina Faso
Achille Somé – tengnule@hotmail.fr

L'Harmattan Guinée
Almamya, rue KA 028 OKB Agency
BP 3470 Conakry
harmattanguinee@yahoo.fr

L'Harmattan RDC
185, avenue Nyangwe
Commune de Lingwala – Kinshasa
matangilamusadila@yahoo.fr

L'Harmattan Congo
67, boulevard Denis-Sassou-N'Guesso
BP 2874 Brazzaville
harmattan.congo@yahoo.fr

L'Harmattan Mali
Sirakoro-Meguetana V31
Bamako
syllaka@yahoo.fr

L'Harmattan Togo
Djidjole – Lomé
Maison Amela
face EPP BATOME
ddamela@aol.com

L'Harmattan Côte d'Ivoire
Résidence Karl – Cité des Arts
Abidjan-Cocody
03 BP 1588 Abidjan
espace_harmattan.ci@hotmail.fr

L'Harmattan Algérie
22, rue Moulay-Mohamed
31000 Oran
info2@harmattan-algerie.com

L'Harmattan Maroc
5, rue Ferrane-Kouicha, Talaâ-Elkbira
Chrableyine, Fès-Médine
30000 Fès
harmattan.maroc@gmail.com

Nos librairies en France

Librairie internationale
16, rue des Écoles – 75005 Paris
librairie.internationale@harmattan.fr
01 40 46 79 11
www.librairieharmattan.com

Librairie l'Espace Harmattan
21 bis, rue des Écoles – 75005 Paris
librairie.espace@harmattan.fr
01 43 29 49 42

Lib. sciences humaines & histoire
21, rue des Écoles – 75005 Paris
librairie.sh@harmattan.fr
01 46 34 13 71
www.librairieharmattansh.com

Lib. Méditerranée & Moyen-Orient
7, rue des Carmes – 75005 Paris
librairie.mediterranee@harmattan.fr
01 43 29 71 15

Librairie Le Lucernaire
53, rue Notre-Dame-des-Champs – 75006 Paris
librairie@lucernaire.fr
01 42 22 67 13

www.ingramcontent.com/pod-product-compliance
Lightning Source LLC
LaVergne TN
LVHW010924061026
849535LV00007B/2224